ANTIBIÓTICOS

y

APOCALIPSIS

ISBN-13:
978-1543207620

ISBN-10:
1543207626

Autor: El Tábano
Alberto Ricardo Llorente Bousquets

Dedico este libro a los cientos de millones de personas envenenadas con los tratamientos antimicrobianos, tratamientos inadecuados e inapropiados en una gran extensión de los casos, según encuestas realizadas entre los médicos en los Estados Unidos, envenenamientos cuyas manifestaciones han sido daños en cualquier parte de su economía, unos superados por nuestra extraordinaria capacidad de recuperación, otros indelebles o los han llevado a la sepultura.

Los antimicrobianos son venenos que producen ciertos microorganismos para defender su entorno de otros microorganismos que buscan usurparlos, estos venenos hacen que los microorganismos usurpantes desarrollen defensas alterando su ARN, con lo que toda vez que desarrollan este lo transmiten a otros individuos aún siendo de diferente especie, produciendo así resistencias con lo que hacen inútil el tratamiento.

Ojalá que esto sirva para que meditemos sobre los peligros de millones de tratamientos recetados sin la suficiente justificación terapéutica y no nos dejemos llevar por la publicidad emanada de la voracidad de la industria de la farmacia.

Lo peor no es lo que está pasando sino lo que estamos elaborando que es la extinción paulatina pero irreversible de la especie humana como lo han declarado muchos científicos e instituciones tan respetables como la OMS

dependiente de las Naciones Unidas y para la gente lega lo voy a demostrar en un lenguaje sencillo y dedicado a una humanidad que engañada por los comerciantes más voraces y en medio de una legalidad que manejan a su antojo en todo el mundo lo hacen solo para acrecentar su capital en la forma más irresponsable.
Toda esta información es real y la he vaciado aquí en forma novelada para que el lector profano pueda entenderla y asimilar el tremendo drama al que se está enfrentando la humanidad, donde su capacidad de restablecerse se ha hecho nula a la larga por los mecanismos alterados de su sistema inmune, lo peor es que la base de toda esta supuesta terapia ha sido la voracidad de la industria de la farmacia y de gobiernos corruptos o indolentes con que exponen a sus ciudadanos al exterminio más atroz.

Índice

*Prólogo

Cuando en 1928 el Doctor Fleming estudiando cepas de estafilococos en Londres observó un moho que había contaminado uno de sus cultivos causaba lisis en las bacterias que lo circundaban así encontró el camino para tratar esta patología; en 1946 este hecho dio inicio a la lucha por la antibiosis infecciosa lo cual despertó un inusitado interés en los laboratorios de la farmacia ávidos por alcanzar el predominio del pastel de utilidades que crecía a pasos agigantados, dándose las más feroces dentelladas tanto entre ellos como contra la humanidad doliente; actualmente nos encontramos con que ese hecho inicialmente benéfico a la humanidad mientras se realiza con cautela, por el abuso tanto de los laboratorios como por la obnubilada prescripción de los antimicrobianos realizada por los médicos, ha alcanzado el crecimiento de microorganismos patógenos farmacoresistentes a tal grado que tiene amenazada a la humanidad con una catástrofe tal que el Apocalipsis ya se ve que nos alcanza con la lucidez del Apóstol bíblico San Juan; sin embargo la elevada cantidad de utilidades emanada de esta lesiva práctica se mantiene fomentada por los industriales de la farmacia y la tolerancia de los gobiernos que permiten su nefasta abusiva práctica en la que un escaso porcentaje es útil a la humanidad mientras su abusivo recetario es innecesario; el desarrollo de esta novela está cimentada en epidemias que fueron tratadas con antimicrobianos sin ninguna seguridad y la práctica de la homeopatía cuya plaga se recreó en la Sierra Huichol en México pero en realidad la llevó a cabo el Doctor Samuel Hahnemann en Alemania exitosamente, sin los peligros de la farmacoresistencia que ya nos amenaza a la especie humana; la forma novelada en que hice esta descripción es para que el lector profano vea con cierta facilidad la verdad sobre esta calamidad a la que nos avecinan los industriales de la farmacia.

Si un hombre daña a una persona inofensiva, pura e inocente, el mal recae sobre ese insensato, lo mismo que cuando arroja polvo contra el viento.

El Dhammapada de Buda.

*Búsqueda de sustancias activas para medicamentos

El Doctor Robert Cyrus se encontraba en aquel momento llegando al polvoriento caserío en la base de la gran montaña, había llegado después de escalar el interminable paraje cuesta arriba con sus bultos a la espalda de un grupo de burros e indígenas los que iban acompañando al científico en la imponente cordillera de los Andes.

Al encuentro con la aldea lo primero que vio fue que entre casa y casa en la sierra en cada una de ellas había piedras amontonadas de tal forma que soportaran no caerse de acuerdo a antiguas costumbres para marcar la propiedad, estos incipientes cercados delimitaban el dominio de cada indígena, donde se encontraba en la propiedad de sus gallinas o algún puerco para poder comer en esta paupérrima ranchería, ahora se tropezaba la vista con una sierra atiborrada de maravillosos tonos de hermosa verdura a lo lejos, en ese interminable juego de matices que ornamentan la grandiosa falda de la cordillera andina siempre imponente por su desbordante serenidad que absorbe el pensamiento.

Robert Cyrus mientras se iba acercando al caserío al verlo la asustadiza población la cual estaba corriendo a esconderse apenas aparecieron para evitar las agresiones a las que los tienen acostumbrados a tales actitudes en las muchas poblaciones a las que acudiera a lo largo de su vida de científico; se acercó a un anciano, el único que no se intimidó y a él se presentó con una cortesía que no conocía el indígena, pues estaba acostumbrado a ser tratado a gritos por los 'racionales' que de cuando en cuando iban a su caserío, y ofreciéndole un chocolate al honorable viejo al que había acudido en demanda de auxilio e información le extendió un sobre con la petición oficial de ayuda, la cual iba firmada por el secretario de la presidencia nacional.

El anciano se encontraba tejiendo su cesto de varas con inusitada habilidad, mientras su rostro de milenaria tristeza contaba con tantas arrugas como la cordillera al frente y con su afabilidad impenetrable dejó su tarea para atender a los recién llegados.

Robert pedía información para encontrarse con el cabeza del caserío, este era un título más bien honorífico, pues de acuerdo a la costumbre, el jefe no contaba con ingreso alguno ni por los aldeanos ni por el gobierno, por su trabajo realizado al frente del caserío.

El anciano se levantó de su quehacer y visto de espaldas ahora, este anciano parecía de mucho menos edad que la que expresaba su arrugado rostro pues todavía contaba

con una espalda juvenil y su negra cabellera apenas contaba algunos hilos plateados; los ancianos ojos del anciano con viejas cataratas maduras miraban fijamente a Robert y mientras no acertaban a dar respuesta al documento dado que no sabía leer, sin embargo la petición de la jefatura le dio un punto de común razonamiento.
Mientras los asustados nativos al ver que el venerable anciano hablaba con los desconocidos, algunos de los naturales fueron perdiendo el temor a los extraños y atisbando, decidieron acercarse, mientras otros regresaban ya, cautelosamente de entre las breñas, a las que habían huido para evitar la posible transgresión; éstos son tiempos difíciles y la dolorosa experiencia les enseñaba a desconfiar de los desconocidos; por los cercados de los vecinos asomó más de una cabeza y entre las empalizadas de las chozas atisbaban las mujeres llenas de un temor agudo y curiosidad un tanto rayana en aguda patología.
Ellos eran indios olvidados de la civilización, se encontraban con las carnes resecas, estaban requemados por el constante sol al que se exponen todo el día en los campos de una infame labranza, no obstante eran el florecido botón de una raza con pasado de grandeza y ésta la manifestaban sus hermosas mujeres de negras guedejas trenzadas a la espalda, donde a pesar de la endémica anemia producto de una criminal dieta del todo

insuficiente, no dejaban de impresionarlo por la inexpresiva hermosura como tallada en bronce viejo.
Tenía el Doctor Cyrus aún la carta en las manos en la cual demandaba que le dieran toda clase de facilidades para alcanzar las plantas medicinales de su cometido, en las últimas vegetaciones de los Andes a donde ahora se dirigirían después de descansar sus cansados huesos, iban con su historia dibujada en los muchos sudores y polvos del camino accidentado, cuesta arriba.
Diligente el milenario anciano, tal vez sin edad, con su inexpresivo rostro de mirar directo y franco al escuchar del intérprete el objeto de tal visita, se calzó el sombrero y los presidió en la comitiva rumbo al viejo jerarca de la población.
Fueron llevados por el anciano ante la vieja casona la cual se encontraba llena de olores rancios dado el trabajo de este funcionario, el cual contaba con una tienda añosa y descuidada adonde llegaban las recuas de sierra adentro y entre estos rancios olores sobresalía el picante fermento del aguardiente de su orgullosa elaboración, pero de una pésima calidad; las especies y los cueros crudos, la jarcería y muchos otros productos que las recuas afanadas se ocupan del trasiego por toda la andina sierra.
Esta propiedad formaba la orgullosa riqueza del jerarca del caserío el cual, después de que leyera la carta llena de sellos y firmas oficiales, les ofreció un tejaban viejo y sin

protección al frío que baja constantemente, este viento que sopla inclemente y los iba helando, pero sin embargo el lugar les daba las seguridades y consideraciones ante toda la población con lo cual era ya un importante avance en la comitiva.

Este flamante representante de la ley era sabedor de las consecuencias que para su raza ha tenido siempre el no atender una orden, sobre todo cuando viene de los "hombres de razón" por lo cual se dispuso a darle el cumplimiento adecuado a la misiva.

Mientras decursaban las presentaciones protocolares entre el representante de la ley por un lado y el de la industria farmacéutica por el otro, hizo su presencia el ocaso del día en una acuarela fantástica del crepúsculo avanzado que se opacó abruptamente; la sombra de los cerros les llegó de repente, sin esperarla apenas iba avanzando como una gran mancha oscura que fue a tapar también el lejano valle; ese crepúsculo iridiscente y fantástico le daba la impresión a Robert de la grandeza de una naturaleza cósmica, cada vez que podía disfrutar el maravilloso espectáculo lo hacía lleno de admiración pues siempre han sido pocas las palabras de cualquier lenguaje para describirlo.

Cyrus mientras tanto veía ahora como las gallinas al sentir el fin del día, presurosas comenzaban a buscar las ramas de los árboles altos del lugar para dormir protegidas del peligro, los cerdos largos y de puntiagudos hocicos, de razas que no han sido mejoradas en siglos, procuraban ya el refugio en los aleros de las chozas al pie de los polvorientos corrales.

La fría noche se derrumbó pesada y silenciosa sobre el caserío, pasando de zona de penumbra a una oscuridad plena, donde iba apareciendo majestuoso el diamantinado celaje; desapareció de la consciencia de los humildes espectadores de éste evento cósmico el verde lejano de las serranías, las que se recortaban sobre el cielo cada vez más difusas, a medida que el imperio de la noche arrebataba al sol su pretendida diafanidad.

Los objetos pronto se fueron convirtiendo difusos ante la sensibilidad de los espectadores, sin más señuelo ahora para sus ojos que la luz de los fogones de las chozas diseminadas en todo el caserío, éstos iban rayando verticalmente las junturas de las empalizadas ennegrecidas, por los constantes humos de estas paupérrimas habitaciones.

Son a todo lo largo de nuestra América, los maravillosos anocheceres de ranchería indígena desde inmemoriales tiempos, cuando ellos eran los dueños absolutos de todo, esta inmensidad de tierra que por la fuerza les arrebataran los zafios conquistadores, masacrando su prestigiosa ascendencia y dejándoles para su supervivencia, sólo las pobres tierras de labranza, magras y resecas, a las cuales hay que arañarles con yunta o arcaicos sistemas de coas para que en el difícil rito de la labranza, puedan obtener de la madre tierra su mezquino alimento.

Mientras desandaban el camino rumbo al tejaban ofrecido por el jerarca a Cyrus, al oscurecer y a la puerta de una choza mientras la familia desarrollaba afanada las tareas para la mañana siguiente, se escuchaba a un indio viejo, el cual teniendo entre las piernas una sucia arpa, más vieja aun que él, tocaba un ingenuo acorde monótono y sugerente de alguna danza sin artificio ni composición apenas.

En los ojos nebulosos del viejo que presidía la comitiva no podía leerse absolutamente nada, era como un ídolo inexpresivo el cual iba doblado por los años y el sufrimiento, los labios jalados hacia abajo por sus inenarrables congojas de antiquísimos ayeres, en ese corte facial de quien llora perennemente insuperables sufrimientos; adentro de su casa el brasero de piedras rasgan nubes de oloroso humo agradable de anís silvestre y trementina quemada, mientras a lo lejos la música mezclada con el crepitar de la leña, hizo a Robert pensar en Dios todopoderoso hacedor de esta maravilla.

A su llegada al tejaban prestado sentado en un banco viejo y sucio, Cyrus pensó que en las noches de lluvia, mientras en las charcas hacen coro las ranas, sin duda puede

distinguirse el sabio discutir de éstas quitándose afanadas la palabra y las notas apagadas del arpa del anciano.
Mientras Robert abría unas latas de conservas para cumplimentar su sustento, observaba a las mujeres del caserío que se afanaban cocinando el alimento magro a base de maíz, papas y frijoles, mientras su descendencia desgranaba diligente las mazorcas de maíz que servirán para el sustento de todos en los días que se avecinan; en las puertas de éstas humildes chozas de milenaria arquitectura, diseñadas desde que llegaron los ahora indígenas de América se ven los bultos grises por la oscuridad de la noche de los hombres apostados en cuclillas, en la entrada de sus casas, ellos se encuentran atareados en el afilar de sus machetes, tejer sus atarrayas, en reparar algún apero de labranza o simplemente descansando, están reponiendo las necesarias fuerzas para la sudorosa brega del día siguiente, en ese afanoso arañar a la tierra madre, en el altar del trabajo infame que les arranca la vida prematuramente, por la magritud de sus alimentos y la tremenda tarea que la labor demanda; para ellos no hay momentos de ocio.
Hay una labor para cada persona de la comunidad, a lo lejos se alcanzaba a ver a otras mujeres que ya vuelven del río donde hacen su labor agorera las fuentes claras, sonando como besos que se dieran los chorros del cristalino líquido al chocar constante en amoroso saludo;

ellas vienen subiendo agiles con la tinaja en la cabeza y se apresuran para no desvelar a su marido, pues es menester levantarse antes que los gallos, para ganarle al sol en la jornada y evitar así las fatigantes asoleadas.

Allá a lo lejos y como dando su toque especial al caserío también escuchamos el grito de la gallina silvestre y el ladrar afanado del perro milpero.

La paupérrima y polvorienta ranchería está escondida como muchas más, en las encrucijadas de los caminos resecos entre cerros de yerba mala y espinos que lastiman al que los toque, éstos son de una topografía totalmente accidentada por lo que es menester conocer bien para no tropezarse con ellos en la oscuridad de la noche.

Ya comido y un poco descansado, Robert se encaminó a buscar cubrir sus diferentes necesidades y se detuvo en una puerta a pedir agua y fue en ese momento que el perro furioso mientras anunciaba con rabiosos ladridos al intruso acató a su dueño y rezongando cedió el paso a su amo y dueño del jacal.

Dada la naturaleza de estos reconocidos descendientes de los lobos salvajes, su naturaleza muestra desconfianza y rencor a Cyrus pues no hay indio que no tenga perro y todos en conjunto comunican su afanada desconfianza; dada la pobreza de sus dueños todos ellos son flacos, enjutos, pero con todo y sus prominentes costillares producen un temor como jauría, aunque estos son fieles representaciones de esta miseria tradicional de sus dueños que iniciara ya cinco siglos atrás y al parecer seguirá por muchos años mas tal vez hasta el fin de los tiempos.

Terminado el rito de la comida, es menester preparar pronto sus bolsas de dormir -piensa Robert después de su cena- dado que el caserío duerme temprano y la mañana también inicia sus actividades antes que el sol en ese bregar incesante de los labradores rumbo a su labor, y ellos también debían continuar con sus afanadas actividades de búsqueda y recolecta de las plantas de curativos poderes reputados por toda la raza indígena, y a la que los laboratorios farmacéuticos ahora les han prestado inusitada atención.

Ahora la polvorienta ranchería a Cyrus se le antojaba de un ambiente como el de las noches entenebrecidas por los espantos que colman las incontables leyendas pobladas de temores en todo nuestro querido continente.

Los dueños de las chozas han vivido aquí siempre pero tienen miedo pues han visto muchas pavorosas fantasías, andarines y aparecidos, pues ellos vuelan más que andar ya que no tienen piernas y solo el bulto camina provocando un temor espantoso que eriza los espinazos; los lugareños cuentan los milagros y cierran luego la puerta -le comenta el guía a Robert el cual enriquecía así su ya enorme bagaje de estos sin iguales conocimientos.

Por las calles ya desiertas a estas horas de la noche vagan sombras perdidas de fantasmas con ojos vacíos -continuó el guía mientras en su rostro se asomaba el temor insano a lo sobrenatural.

En la vieja ranchería, antes que la perezosa alba manche de pitahaya el firmamento, los indígenas van anunciando el amanecer apresurado con el brillo de sus fogones, estos vislumbran todo el entorno a través de las empalizadas de las casas cuyas paredes hechas de pajarilla ya desleída, va dejando los carrizos sin la argamasa que deja pasar el frío viento que baja de la serranía, las mujeres comienzan a alistar amorosas lo que será el desayuno y el almuerzo de sus queridos esposos y los hijos que pueden van a ayudar a ganar el sustento de la familia por medio de la labranza y otras actividades variadas afines.

Los afanados hombres todavía en medio de la penumbra, afilan el machete en las piedras de grano clavadas en la tierra del patio o preparan algún implemento que les será de valiosa ayuda en ese labrar arcaico con palos, azadas y raras veces bueyes o burros.

Cuando son llamados por su compañera para desayunar, toman los primeros alimentos sentados y devotos junto a la lumbre que descansa en medio de tres piedras; tal parece que el padre de familia rumia lentamente sus tristezas, sin decir palabra, meditando en eso que parece orar en silencio, pide a Dios en el viejo rito de la preservación de la especie humana y mientras él alimenta su cuerpo y su alma, su mujer acomoda cuidadosa en una cazuela para tal fin, los magros alimentos que le servirán a su compañero en medio de la dura faena agrícola.

En el depauperado caserío ya cantan ruidosos los gallos, y a luego por las veredas, todavía en medio de la penumbra de la noche que no ha terminado, parten los labradores que van en silencio a la penosa labor cotidiana.

En la faena diaria y agotadora que jóvenes aún los hace viejos, éstos naturales trabajan agachados en mitad de los surcos, arrancan cuidadosos las hierbas parásitas que roban al maíz, la papa y otros alimentos, el jugo sagrado de la tierra, como desarrollando la milenaria tarea que iniciara cuando está orgullosa estirpe de bronce dejara la lanza y la flecha para irse convirtiendo en agricultores, diez mil años atrás, allá por el neolítico.

Después bajo el sol enrojecido que quema las espaldas humilladas, como consuelos únicos reciben de la sierra el eventual soplo que a ratos seca las frentes sudorosas, aunque también tienen su consuelo en el guaje lleno de fresca agua, que besando como recompensa humedece los labios resecos mientras sacian su sed voraz.

El sol ahora peina la llovizna de la mañana primaveral sobre el verdor del bosque, y el amarillo sazón de los maizales hace llenar de ilusiones a este sojuzgado campesino, el cual pensando en su prole abrillanta sus negros ojos mientras el fruto de su trabajo le sopla al oído cosas buenas.

-si taita Diosito quiere, tendremos buena cosecha -piensa orgulloso de su labor.

Después, cuando llega la cosecha, los indios, con secular habilidad se organizan afanosamente para recoger con toda prontitud los benefactores frutos que les da la sagrada tierra, a veces a manos llenas y otras cuando está enojada por los pecados de algunos, les deja solo desolación y miseria, pero ahora que la cosecha se presenta generosa hay alegría, y hasta las mujeres regresaran encorvadas y felices bajo el peso de la carga por un lado, y del vástago lactante por el otro.

La flor del maíz no fue más bella que la última mañana de tus candorosos ojos -expresaba silenciosa la multitud indígena agradeciendo a taita Dios su bondad de este año de abundancia.

Al siguiente día mientras la población desarrolla sus afanes cotidianos lo dedicó Cyrus a organizar su próxima jornada hacia el punto en el que le informaban los guías prestados por el anciano, encontrarán las buscadas plantas meta de todos sus afanes.

A la aurora del tercer día a pesar de estar todo preparado, sin embargo no pudieron salir hacia la encomienda dado que era de fiesta y por lo tanto los cargadores se negaron a salir hacia el paraje donde trabajaría Cyrus, por lo cual tuvo

que dedicarse a observar el desarrollo multicolor de la misma, tan llena de tradiciones, que le pareció intrigante.
Los cohetones desde el amanecer tronaron festivamente en el cielo diáfano y frío de la serranía, mientras el interminable vientecillo que bajaba de las colinas obligaba a subirse el cuello de las chamarras, para no morir de frío.
Al cabo de una peregrinación a través del caserío mascullando ave-marías reverentemente, la población multicolor se reúne en la iglesia centenaria para escuchar la santa misa que oficia el cura que cada domingo viene y ahora por ser día de fiesta está en la iglesia desde temprano.
Los llamativos listones de colores chillantes, embellecen las negras guedejas de las hermosas indias que orgullosas cuelgan hasta más abajo de los hombros y sus hombres con traje de gala consistente en su tradicional calzón blanco y huaraches nuevos las llevaban del brazo orgullosos de su querencia.
Mientras están en la misa en la pretérita iglesia de toscas dimensiones, un infeliz epiléptico es víctima de una espantosa crisis y en tanto él se debate en medio de alarmantes convulsiones, con los ojos volteados hacia atrás, la lengua con peligro de atorar la respiración e indecibles contracturas musculares que lo obligaban a las más extrañas posiciones, un grupo de fervorosos feligreses, cumpliendo con los sagrados preceptos de la hermandad

que predica el prelado, le sacan a palos y pedradas el diablo que se le ha metido en el cuerpo.

-esto es inhumano -dijo Cyrus al jefe de la policía- el cual cumpliendo con sus sagradas obligaciones, cuida que los golpes no sean dirigidos a la cabeza.

-está científicamente comprobado -informó a Cyrus el policía- que cuando el diablo entra en el cuerpo se producen este tipo de alteraciones.

Justificó gravemente el fiel servidor público y continuó con su importante cuidado.

Al parecer la medieval costumbre que nos heredara la santa inquisición de superponer un fanatismo irreconciliable con cualquier forma de razonamiento, prevalece aún en estas apartadas poblaciones donde la cultura y la ciencia tardan centurias en llegar y cuando llegan lo hacen totalmente deformadas.

Al moribundo se acercó un hombre de voz autoritaria y apenas levantó la voz, todos se alejaron del convulso para dar paso al recién llegado; éste llevaba colgadas conchas de embrujar, y esto le daba sin la menor discusión la distinción respeto y hasta un miedo secular encima de toda duda.

Se trata de un reconocido brujo y curandero cuya autoridad y miedo no es cuestionada por nadie.

Le puso las manos en la cabeza y mientras reza unas oraciones secretas, el enfermo va tornando a la calma, esa

calma de cansancio extremo que sucede a la crisis de la epilepsia.
Tal vez por la intensidad del ataque, por el ataque de la feligresía contra el demonio que se le ha metido o por estar en la última fase, el paciente tras media hora de rito extraño por el no menos extraño curandero y ante la asombrada superchería, el poseído se levantó con espuma en los labios y todavía convulso y fue llevado a la sombra de un frondoso árbol, donde el curandero lo dejó con su madre afligida y agradecida de los oportunos servicios de la muchedumbre y del atinado curandero.
-tienen miedo -explicó a Robert el guía traído de la capital- pues han visto muchos casos de espantos, y terribles aparecidos; cuando pasan estas cosas, cuentan casi en secreto fabulosos milagros y luego para que no entre el maldito a su hogar cierran la puerta con una angustia que les dura toda la noche.
El espíritu religioso tan lleno de aberrante fanatismo entristeció, el paisaje y el corazón de Robert.
Cyrus había tenido en sus correrías por todo el mundo una serie de dolorosas experiencias rayanas en la crueldad y ahora estaba experimentando ante la absoluta ignorancia que manifestaran estos piadosos curanderos, lo mucho que le faltaba a la humanidad para alcanzar su mayoría de edad en este oscuro campo.

Las oraciones al final de la santa misa, todavía se movían en los labios de la población que fervorosa pedía al eterno:
-que Taita Dios guarde mi espíritu bajo la guardia fiel de las montañas.
-dadnos nuestra descendencia -suplicaban las mujeres de mirar de santas- ¡Que la germinación se haga! -rezaban los padres de familia.
-¡que el alba se haga! -completan las plegarias todas, en medio de una súplica al eterno que conmovía.
Y como un himno de gratitud se escucha en todos los corazones, ese latir de agradecimiento y de felicidad - ¡Salve bellezas del día, salve montañas gigantes, espíritus del cielo y de la tierra, gracias por sus bondades dadores de los colores y de la vida! y la súplica continua llena de sagrado amor y súplica ¡Que no haya desgracia ni infortunio, que la mentira en nuestros corazones no entre detrás ni delante!.
-dadles verdes caminos, seguras sendas a nuestros hombres, para que vayan y regresen con bien y ventura -le pidieron fervorosas las mujeres casadas.
El sol doraba la fachada del día festivo y perfumado, el campo florecido inundaba por oleadas enervantes el ambiente, por el camino real se movía en serpenteo sin hacer alto un zumbar de voces alegres, que capitaneaba la orgullosa chiquillería y esto va haciendo que la fiesta se ennoblezca con su presencia bulliciosa.

El día debía continuar con su programa.
La música monótona y chillona pronto atrajo a los indígenas como la miel atrae a las colmenas; la multitud se aglomeró para ver lo que era la iniciación de la fiesta con la bendición del cura el cual con los brazos en alto arrojaba agua bendita a todos, las mujeres formaban un enjambre de cabezas negras y brillantes como tizones de lumbre por sus vistosos listones para llamar la atención al hombre pretendido o al esposo que orgullosas presumían, el sol ya se había alzado en los flancos del pleno día, no obstante los constantes vientos fríos que bajan de la sierra, obligan a estar demasiado cubiertos, ahora la música se antoja cada vez más fuerte y entusiasta.
Había apostados muchos vendedores de manta, algunos de aperos de labranza, otros más vendían hilos de variados colores, también cazuelas de barro, amuletos y otras baratijas que desde un día antes habían llegado de otros pueblos y caseríos para ofrecer sus interesantes mercaderías, pero sin embargo eran muchos más los que instalaron sus puestos del pestilente aguardiente y para atraer compradores comenzaron por darles una prueba a los que se acercaban y momentos después ya se encontraban insuficientes para atender tanta demanda.
El giro que tomó la fiesta fue como la historia de los últimos cinco siglos en nuestra irredenta raza: primero las danzas sacralizadas o festivas, la música autóctona, rítmica

y cansina, en una palabra la tradición, después llegó el embrutecedor alcohol, infame marca de los conquistadores con que humillaron esta noble raza de bronce.
Las primorosas mujeres, esplendor que se niega a la extinción bailan recatadamente, con los ojos bajos van con pasos agiles menudos y cadenciosos extendiendo por delante sus faldas llenas de labrados y vistosos bordados para esta ocasión, evolucionan con gracia y agilidad y al mismo tiempo lo hacen con cierto fervor divino como si fueran a recibir de sus deidades toda la sagrada cosecha de papas maíz y chile por los cuales tanto le habían suplicado al creador; los hombres calzando sus huaraches nuevos van pateando fuertemente la tierra para demostrar su calidad de machos, pero también para que sus dioses miren con agrado esta festividad; van evolucionando en torno a la mujer con un cortejo lleno de pasión y de vida; pero sin embargo los grupos más animados son los que permanecen junto a las ventas del aguardiente, olvidados de éstas bellas tradiciones, cultivando nefastos sus diabólicas borracheras.
Ahora caía Robert en la cuenta de que todos portaban sus largos machetes prendidos a la cintura y esto lo hacían como una prueba de su protección pero también lo estaban haciendo como adorno en todas estas grandes festividades, mostrando su orgullosa valía.

Sin embargo como siempre ha sido el grupo más fanático fue el de los rapaces que se escuchan en las carreras por las empinadas calles y también estaban presentes las voces dulces de las niñas que amorosas juegan en alegres voceos, atrás se ornamentó el polvoriento caserío con la cabellera espesa de sus montañas que compiten cerradamente en hermosura con estas bellas indígenas.

Los cenzontles de la serranía con sus cuatrocientos trinos, regalan a los oídos de la nutrida concurrencia sus interminables plegarias en el cerrado bosque, que a lo lejos se ve imponente y hermoso, en su cerrazón de múltiples matices; también el tuteo de las palomas se mezcla activo con el aullido constante del coyote.

Las eventuales parvadas de multicolores avecillas incendian el horizonte y su bulla compite con la alegre chiquillería.

En tanto los niños que juegan olvidados de sus padres ahora preocupados en la evolución festiva y de la ceremonia, ellos los de la noble chiquillería evolucionan en sus incansables correrías.

Así terminó aquella fiesta tan llena de pasión, fe, plegarias y blasfemias que tanto impresionaron a Cyrus.

Los hilos de la sangre cósmica corrieron de pronto por entre los añosos troncos inyectándoles su misteriosa vida, mientras el rumor se presentó aclarando las voces de las ranas.

El bosque se convirtió de pronto a la distancia en una extraordinaria masa maleable a la fantástica imaginación; era como una masa de pensamientos, cuando nuestra mente en lugar de ver hacia afuera, empieza a ver hacia adentro de nosotros mismos, y reflejamos así nuestro ser atormentado, con el magnífico mundo que nos rodea; ese bosque lejano y místico con ondulaciones de cabellera olorosa que nos invita a la confianza de su portentosa creación, como uno de sus misteriosos hilos de vida del cual estamos singularmente colgados a través de la exuberante naturaleza.

Ahora que la fría humedad baja de la serranía con mayor intensidad, no hay estrellas ni cielo ni camino trillado ya y el barro huele a carne de mujer amorosa en medio de una noche cerrada y tierna.

Un tumulto ensordecedor de ranas sabias de esas muchas que señalan la vida de las charcas crece ahora que se disputan la palabra entre los coros, donde la voz de los niños imperó hasta el crepúsculo.

Desapareció ya el verde oscuro y lejano de las serranías y sus imperecederas nieves plateadas que eternamente las coronan y que ciegan los ojos de los que las miran fijamente como si no les tuvieran el respeto que merecen; esas deidades que habitan desde el principio de los tiempos en su divina morada, en la oscuridad recién aparecida apenas se vislumbran ahora.

Las chozas igual que a la llegada de Cyrus de pronto se convirtieron en pardos conos con un difuso penacho de humo, indicando la orientación del viento frío y persistente, y en el interior las mujeres ya se encuentran preparando el alimento, ahora en la cerrazón de la noche; esos humos milenarios con su sagrado ritual a la vida, aromatizan el firmamento a ocote, carbón y trementina.
Cyrus se había dedicado durante el crepúsculo a vagar por el caserío acompañado de su inseparable guía, así llegó a la casa del que por sus muchos ayeres bien podría ser el cronista de esta milenaria raza tallada en viejo bronce; en los ojillos negrísimos del anciano no podía leerse absolutamente nada y sin embargo su mirar directo y franco, va rememorando el elevado espíritu que llora en el silencio los pasados sufrimientos de su raza sojuzgada.
El les indicó los lugares más adecuados para alcanzar a obtener los palos que buscaban a esas alturas de la sierra imponente, para localizar la sustancia antiparasitaria que sintetizaría el laboratorio donde trabajara Cyrus, para su posterior comercialización.
Se trataba de una planta muy perecida a la quinina de un característico amarillo y que al salvarle la vida a la princesa Cinchona pasado el medioevo se convirtió en el portentoso medicamento que ahora conocemos reconociendo los conquistadores a la fuerza, la sabiduría de estos esplendorosos nativos.

Robert lleno de ese sentimiento de amor hacia nuestros indígenas, le ofreció en regalo un cuchillo de cacería con una variedad considerable de aditamentos y de una calidad del metal que jamás lo hubiera pensado el venerable anciano.

Él con dificultad lo aceptó con áspera reticencia, no quería comprometerse a ejercer ninguna cosa de la cual después pudiera arrepentirse o ser señalado por su gente con ese castigo moral con que sancionan los indígenas a sus compañeros caídos en falta, pero finalmente e insistiendo Robert en que el recibir el presente no lo obligaba a nada, aceptó la preciada prenda, que miraba con cautelosa envidia.

-siempre hemos engañado al indio considerándolo un sub humano y ahora ellos no creen más que en su desgracia -le explicó el guía a Cyrus para informarle de la realidad que se presentaba ante sus ojos.

El anciano tratando de ser explícito sin embargo temía que al no ser las plantas el objetivo de su búsqueda o fueran otras las plantas que pretendieran, aparecieran las represiones que han sufrido desde que el Santo Papa repartiera en zafia Bula, a los veinticinco millones de indígenas diseminados por todo el continente para que se ejecutara contra esta importante parte de semejantes, la más grande carnicería que tuviera memoria la especie humana.

-en nuestra sufrida raza la escala de esa legítima desconfianza la encuentra usted desde la tierra más baja, en los valles, a la orilla de los ríos, hasta la cumbre más alta de las montañas donde estamos ahora -le dijo el guía con cierto rencor que le hervía en el pecho.
-la raza que una vez fuera el orgullo que nos sustenta, ahora después de siglos de infamias, con sus sagradas tradiciones desvirtuadas por afanes religiosos de avasallamiento y de criminal tutela que no les pedimos nunca, con sus rasgos místicos y culturales deshechos y su espíritu flagelado, debilitado por la merced impuesta y que no es otra cosa que un intolerable aherrojamiento explotador que vive el indígena pidiendo a gritos que se le redima.
Cyrus escuchaba mientras meditaba, el inconmensurable problema que había sido originado por conquistas inaceptables, llenas de inenarrables sufrimientos y extinciones de numerosas poblaciones en aras de los más abyectos intereses materiales, de esos malditos religiosos que convirtieran en miasmas los preceptos más caros de Dios al entregarnos a su hijo, ser en el cual ha tenido todas sus complacencias y que por amor a nosotros sufriera el flagelo más ruin y despiadado por sus supuestos seguidores que durante mil trescientos años desvirtuaran sus principios con esta sanguinaria teocracia, y que a este continente llegaron enajenados de amor y respeto a tal

credo religioso, que hipócritas decían venerar utilizándolo como herramienta de su criminal aherrojamiento.
A él sin embargo, como científico, sólo le tocaba ir hasta ese recóndito lugar para sustraer cual ladrón, sin dar a cambio nada, una planta que si bien serviría para curar a un segmento importante de la humanidad, a ellos, a esos indígenas propietarios legítimos del bosque, no les tocaría un sólo centavo del usufructo, todo sería para los laboratorios que en medio de su tráfico intérlope lo habían enviado para aumentar sus criminales conquistas.
Al amanecer iniciarían el camino, en esa búsqueda afanosa; ahora se les adhería un par de guías locales, hijos del viejo los cuales sabían bien dónde conseguir el medicamento; con los consejos del anciano de mirar impenetrable y hablar como si llorara y del poderoso hechicero que se acercó al viejo para ayudarlos.
Al acercarse la madrugada, aún antes de que se asomara la aurora, los guías todavía en medio de la penumbra, ahora afilan el machete en las piedras de grano y preparaban los últimos toques a su precario bagaje, para el viaje de varios días hacia las imperturbables montañas.
Sentados junto a la lumbre mientras se alistan para la fatiga del día, parecen rumiar lentamente en el caserío los campesinos, sin decir palabra; les inquieta la presencia de los extraños buscadores de las medicinales plantas, pero tienen papeles oficiales con muchos sellos que vienen

desde lo más arriba de la presidencia y es mejor tenerles un poco de paciencia.

Ya en otras ocasiones fueron también engañados por buscadores de oro o de mano de obra que después sería llevada a la selva, de donde nunca regresaron; por eso el anciano a pesar de necesitar a sus hijos en el campo, les había enviado juntos, para que se ayudaran en el caso de que los dos extraños los estuvieran engañando.

Poco después por las veredas que se pierden a lo lejos, y todavía en medio de la penumbra, partieron los guías con Cyrus en silencio, con sus zozobras, y sobrecogimientos al acaso.

Al frente iban los dos hermanos, hijos del anciano sin edad, los cuales con golpes al parecer suaves, podaban las ramas cubiertas de espinas capaces de rasgar la cara; a veces también pegaban en los troncos secos, lo hacían temerosos de que en ellos pudiera ocultarse mañosamente la peligrosa víbora que atisba el talón; iban sin carga y con el huipil asido a la cintura para evitar que las ramas se los destruyeran.

Cyrus y su compañero también iban con poca carga apenas lo indispensable para la recolección de las preciadas plantas, algunos alimentos y su saco de dormir; habían dejado sus pertenencias en la casa del anciano el cual en calidad de depositario los cuidaría con celoso respeto hasta su llegada de regreso.

José el mayor de los guías hermanos, cuando apretaba el machete para dar un golpe, el antebrazo resultaba como un nudo de fibras de cobre repujado por el sol y el esfuerzo, ahora su hermano iba a la cola del grupo para darles protección y para evitar cualquier sorpresa.
Los pájaros de gran variedad y colorido cuando pasaban en bullangueras parvadas llamaban la atención por sus increíbles colores cuyas alas tijereteaban el paraje asustados por los intrusos, llenando de admiración tanto a Cyrus y a su ayudante como a los jóvenes a pesar de vivir en un mundo lleno de éstas realidades de paraíso.
El difícil ascenso hacia la cima de la audaz montaña, iba haciéndose agobiante por la constante falta de oxígeno en la mezcla acostumbrada en los pulmones de Cyrus y su compañero, y a medida que ascendían se iba enrareciendo cada vez más haciendo más difícil todavía el camino; iban subiendo constantemente entre espinosos y tupidos bosques, después por cerrados matorrales de vegetación áspera y huraña que en cada descuido les herían la piel en forma dolorosa; mientras los dos hermanos trepaban con agilidad felina en un terreno que parecía su hábitat, Cyrus y su compañero se auxiliaban entre sí, dificultando la marcha dada su lentitud relativa.
A sus flancos se desdoblaba la imponente sierra de los Andes de grandes facetas y con sus hermosas tonalidades verdes que aumentaban su belleza, éstas pendientes que

parecen trampolines de gigantes y cuyos despeñaderos al menor error bien podrían tragarse un ejército completo.

Por sobre los cerros apenas alcanzados con duros esfuerzos, aparecían otros cerros distantes, era toda una sucesión de primorosas alturas magnificando el panorama inconmensurable tan lleno de rugosidades topográficas, como para manifestar la grandeza de una naturaleza que jugaba con ellos a cada momento; a lo lejos se divisaban como en prodigioso nacimiento, los valles y los ríos que parecían víboras plateadas, las cuales al parecer inmóviles estaban calentando su interminable cuerpo al sol.

A la distancia las caminatas parecen fáciles -pensaba Cyrus- pero qué distintas son cuando las piernas se doblan de insoportable cansancio, cuando los accidentes del terreno parecen no tener fin y sin embargo no existe otra alternativa que continuar caminando hasta terminar el recorrido.

Bajo el tremendo calor tan bien surtido de corrientes de viento frío, todo parecía amodorrado, silencioso y profundo, en ese terrible momento no se sabe si son las sienes las que laten queriendo reventarnos la cabeza o si es la montaña que burlona se aleja a nuestros ojos, como si tuvieran mañosa vida, y a cada latido de nuestro corazón se volvieran más lejanas.

Cyrus admirado por la incansable humanidad de estos indígenas mal alimentados y de encogida anatomía por las carencias crónicas y los nutrimentos insuficientes, y que sin embargo desconocían el cansancio, pensaba indignado, dolido por la estafa de "la civilización" a esta noble estirpe de bronce, y en sus fueros morales, admiraba la raza hecha de maíz, con sus tradiciones desvirtuadas, con su grandeza humillada, con sus rasgos fisonómicos impenetrables, su espíritu flagelado debilitado por la servidumbre y el tutelaje explotador de un coloniaje solo comparable con las conquistas más atroces, existente situación de la que por bien de la humanidad misma sólo falta que se les redima.

Hacía varias horas después de varios días de andanza que el camino apenas propio para las bestias de carga había terminado, justo en el pequeño valle donde se asienta el último poblado a las orillas del río, cuyo afluente es tan solo un modesto tributario de otros más importantes, en este terreno de elevada concentración de tributarios del resultado lacustre que baja constantemente de los deshielos de las coronas andinas, plateadas eternamente, como prodigiosas venas dadoras de vida.

Estaban por alcanzar el motivo de su penosa faena la cual consistía en rescatar para la industria de la medicina, las plantas de propiedades antiparasitarias, parecidas a la Quinina que por varios siglos ha dado a la humanidad los beneficios de milagrosas curaciones, desde antes que los

españoles llevaran al mundo el descubrimiento centenario de los indígenas del Imperio Inca.
Pronto se daría por concluido el primer paso para la obtención de Laboratorios Darling, de un nuevo medicamento.
Después en los laboratorios especializados vendría el trabajo de la sintetización de su fórmula química a partir del cultivo de este vegetal en un terreno menos inhóspito para poder finalmente comercializarla, si los resultados clínicos y económicos así lo justificaban.
Todo el poder de los Andes sentía Robert desde los pies, cuando en su fatigoso ascender iba experimentando la grandeza de éstas apoteósicas montañas, dadoras de vida a grandes extensiones geográficas dadas las importantes cualidades emanadas de su topografía, altitud y calidad del terreno.
No sabía con precisión si el corazón le latía con fuerza en los ojos, manifestando una sensación de alejamiento de la sierra que al frente se distanciaba a agigantados pasos, o era que los espíritus de fantásticas leyendas se la iban alejando en medio de sus silenciosas burlas, como lo hacen a los mortales que osan profanarlas.
Mientras vivía la apoteósica experiencia, meditaba las fabulosas leyendas enajenantes y maravillosas.
Como un tiro de chimenea cósmica se elevan los farallones a ambos lados por el tortuoso camino, trayendo los

incansables fríos que descienden como el 'soplo de Taita Dios' haciéndoles sentir su insignificancia ante la montaña inmensa.
Faltaba tan solo un par de kilómetros para llegar al bosque donde descansarían e iniciaría su trabajo Cyrus, bajo la vigilancia de los hijos del anciano de impenetrable semblante; después en el poblado de los guías, el brujo los asistiría para aseverar que fueran las hierbas de la búsqueda, él, dados sus enciclopédicos conocimientos sobre éstos géneros de plantas medicinales, proporcionó junto con el anciano los conocimientos necesarios para la localización de la planta que tanto inquietara a Laboratorios Darling donde trabajaba Cyrus.
-madre de Dios, espíritus del cielo y de la tierra que son dadores de múltiples colores y de la vida toda -rezaban como en un murmullo apenas escuchado, los dos indígenas para pedirle a sus deidades el buen camino y el retorno a la aldea salvos y sanos.
-danos seguras sendas, que no hagan ni nuestra desgracia ni nuestro infortunio, que tu hechicería caiga en los que invaden tus tierras con profanos propósitos.
Llevaban los dos hermanos una concha atada al cuello, de esas que verdaderamente son fuertes amuletos contra los males de la montaña y que con seguridad les protegerían de cualquier mal.

Abajo y a lo lejos, a muchos kilómetros se ven los caminos, estos se van enredando en caprichosas formas y el paisaje entonces aparece en la claridad de las distancias enigmático y triste, cada vez estaban más alejados de todo contacto con la especie humana; ahora eran únicamente ellos y la prodigiosa e inhóspita montaña.
Los dos hermanos trabajaban afanados para hacer la brecha cuesta arriba para permitirles el acceso en forma adecuada, son una máquina incansable, como salida de algún cuento fantástico, son un orgulloso ejemplar de la raza humana.
Los pinos a Robert ahora se le antojan hechos de pestañas de mujeres hermosas y llenas de misterios, en ese compartir la mística indígena de la cual estaba cada vez más compenetrado.
Era menester hacer un alto y prepararse para pasar la noche pues pronto oscurecería y la experiencia de los días anteriores le aconsejaba a Robert detenerse ahora, antes de tener que dormir en algún lugar más inseguro.
De pronto y mientras estaban comiendo en comunión los cuatro excursionistas, la noche se manifestó a sus pies y los follajes por donde habían pasado, reptaban los caminos cada vez más difuminados.
Pasaron la noche en el bosque, mientras bajo las hojas que formaban una espesa alfombra de humus eran removidas por las culebras perdidizas que intempestivas corrían.

Las ondas negras de la noche pronto frotaron los cabellos de esos sueños llenos de sicodelia y excitación ante el maravilloso espectáculo del estrellado cielo, el cual en su cerrazón de estrellas pestañando incansables, los llevaron a dormir y seguir despiertos en ese maravilloso mundo, donde las fronteras de lo irreal se pierden y no existe más que el deliro de los sueños bajo un cielo donde como hembras en celo con sus machos se forman las constelaciones todas, las cuales ahora les regalaban el impresionante espectáculo sideral.

En ese momento Cyrus Tuvo la sensual agonía de sentir que le nacían raíces y mientras se mimetizaba, se confundía con el boscaje lleno de misterios; la noche era tan cerrada que el agua de los ríos al bajar a oscuras se golpeaba en las piedras tropezándose en el curso hacia la falda hermosa de la cordillera; sin embargo el cielo permitía la visión de los escogidos, aquellos a los que los dioses han abierto sus más caros secretos.

Cyrus seguía delirando, tal vez por el inconmensurable cansancio que provoca el desacostumbrado esfuerzo o por la altura en que se encontraban o quizá porque los dioses le dieran la bendición de sus secretos y lo largo de sus raíces innumerables y sin nombres sucedían en una rara sabiduría que destiló su palidez cetrina, y se le desdibujaron los ojos aumentando con esto unas ojeras de color violáceo como los de las pitonisas en sus más misteriosos oráculos.

Ahora en su delirio del cual no podía escaparse, era llevado de la mano de arcoíris la hermosa hija de uno de los dioses de la montaña y a medida que taladraba más hondo en la sabiduría del viaje de su fantasía, más hondo le dolía el corazón por la desesperanza; al final de la agobiante faena, la ruta cansina lo había dejado con mirar de bestia maltratada y la noche en su fantasmagoría estaba cursando ahora llena de novedades quiméricas, de irrealidades y de misterios; era como si estuvieran abriendo las puertas de ciertas ciencias negadas desde inmemorables tiempos al hombre, y sólo se abrían a los grandes iniciados a capricho de deidades sin tiempo ni espacio algunas veces a cada quien.

Antes sentir los cambios de temperatura que inicia el aún lejano calentamiento del día, rasgó la sombra del misterio al abrir los ojos de la sicodelia saliendo de sus adentros hondos con la pupila sin quietud, tan propia de los que han hecho el largo viaje de la sabiduría que se descorre tan sólo una vez en la vida y tan sólo a algunas personas entre millones de semejantes.

Con los primeros asomos que descobijaron la noche, piaron los montes en sus canoras aves que estaban anunciando la entrada del padre día y había que recibirlo con el entusiasmo del milagro que a diario nos bendice, pronto se hizo todo el murmullo del bosque mientras metálicos colores iridizaran el firmamento retrotrayendo del misticismo magnífico a la profana realidad a Robert, que sentía ahora como si se acabara de retirar la madre sabiduría al llegar la aurora; se veía ahora el agua hecha luz temblorosa en cada hoja, en cada bejuco y en cada flor, era un océano de transparentes perlas que iban reventando en la misteriosa atmósfera, sostenidas apenas por las temblorosas orillas o puntas de las hojas.

El sol iba sacando perezoso la cabeza luminosa en la prenda blanca del día; de las flores innúmeras brotaba una telaraña de aromas que aprisionaba el pensamiento, enervándolo.

La mañana la iniciaron cansados y eufóricos, deseosos de llegar al valle misterioso de las hierbas medicinales; se desayunaron café, maíz y un poco de carne seca y continuaron el camino.

Las aves mañaneras iban colgadas con hilos contra la gravedad y que las ataban al cielo formando grupos, y en la lejanía correteaban en la libertad de la campiña sembrada de todas estas maravillas.

Los pájaros que bajaban de la sierra eran muchos y de los más variados colores; iban incendiando con sus maravillosos plumajes el firmamento, mientras lo tijereteaban alegres y bulliciosos, como si realizaran un rito

milenario y místico, como si corrieran tras una legendaria pitonisa al santuario de la vida.
Los pinos de pegajosas resinas que por momentos cerraban la visión lejana, estaban olorosos a sagrado altar y el polen de la vida se encontraba en el pelo del aire enardeciéndolo, como si del cielo hubieran caído sus múltiples estrellas.
El paisaje a la distancia se continuaba diluyendo cada vez más, mientras los árboles tejían a los lados del camino aún no trillado, una caprichosa decoración de huipil rústico y hermoso; las aves les daban la impresión más que de volar de estar suspendidas a capricho de cada una, como si estuvieran dormidas, sin alas en la inmensa tranquilidad del cielo, perdonadas de la atracción terrestre; el místico silencio que coronaba la montaña, contrastaba con el jadeo de los excursionistas, extraños a tales incursiones llenos de cansancio por el sobreesfuerzo.
Los guías con cierta confianza depositada en Robert y su compañero, trepaban ahora con agilidad felina, pero los advenedizos que les seguían, se auxiliaban entre sí para compensar sus mutuas deficiencias, en un caminar torpe y lento por la falta de la costumbre, y el constante interés del científico siempre buscando una utilidad medicinal a cada espécimen encontrando.
Finalmente pasado el medio día encontraron en un claro del bosque de arbustos espinosos, se trataba de un grupo

de plantas vulgares para el profano, éstas eran unas varas altas y ralas de hojas con muchas sinuosidades en su tronco, como si se tratara de una mentalidad mañosa y lesiva, la cual se mostraba toda como llena de animosidades taimadas.
-córtela con cuidado taita -le recomendó innecesariamente el guía al científico acostumbrado a tales oficios.
En un saco de lona verde fueron acomodando partes de la planta y semillas seleccionadas para su posterior investigación en el laboratorio.
Este sería uno de los últimos trabajos de Robert antes de ser llamado por Darling para que se dedicara exclusivamente a la búsqueda de los interesantes antimicrobianos, ahora se trataba del norte de la búsqueda de todos los laboratorios farmacéuticos, por la promesa del extraordinario lucro más que de la salud humana.
Las blancas nubes Columbus ahora parecían ropas en los tendederos del cielo dando alguna sombra fugaz en su constante movimiento por el veloz viento a esas alturas frías y húmedas.
Con un pesado bagaje iniciaron el retorno, era menester hacer todo el esfuerzo posible para que no se dañara la carga por lo cual el descenso se hizo penoso al abrigo de los vientos que las montañas que los detienen con sus inmensas moles, por momentos les iban facilitando su

deslizamiento como si los dioses les soplaran el frío de sus coronas, haciéndolos sufrir la calamidad en la faena.
Mientras Cyrus se encontraba detenido en ese momento en la observación de una curiosidad vegetal, el silbido de una serpiente lo arrancó de cuajo de sus observaciones y un escalofrío le cepilló la espalda dejándolo sin movimiento, mientras Juanito, el hijo mayor del anciano, que aconsejara el lugar de las plantas, lanzó su sombrero al ofidio para atraer su atención y mientras el traicionero animal mordía el objeto lanzado, Juanito le cercenó la cabeza limpiamente con su machete, esta argucia era parte del conocimiento de los indígenas para llamar la atención de la serpiente, evitando así que con su gran velocidad superen el ataque del hombre y sea con esto mordido, este tipo de serpientes son fáciles de ser matadas con proyectiles de armas de fuego dado que cuando se les dispara son capaces de alcanzar la bala que les dispararon y en el encuentro quedan despedazadas.
Continuaron la marcha, acostumbrados los nativos a éstas sorpresas pero Robert no acababa de recobrarse del encuentro en su incansable bajada a la cual los mañosos dioses les aumentaron largos tramos del penoso sendero, ni un alma encontraron en la pereza de la trocha, sin embargo de vez en cuando surcaban el celeste, bandadas de avecillas multicolores que se comían el silencio consolando su gran cansancio.

Al caserío donde los esperaba el anciano llegaron a la semana de su partida, iban cansados y sucios, con el abundante polvo del camino que contaba su historia maravillosa.

Las esposas de estos dos indígenas los recibieron con un silencioso cariño y felicidad que radiaba en el moreno rostro, al ver que llegaban llenos de salud y contento, las deidades se los habían devuelto y ahora estaban seguras de que había que sahumar con reverencia la casa en pago.

El camino había servido para compenetrar sus mentalidades, como cuando se vive una peligrosa aventura en comunión; Cyrus sin ser antropólogo se admiraba de la tremenda sabiduría que acumulaban estos seres tan llenos de misterio y de grandeza.

Estaba convencido que si algún día eran redimidos de su sufrimiento enajenante, aportarían a la humanidad tantos bienes como los que se les negaron cuando los más ruines conquistadores asesinaron su raza milenaria y noble, nacida del maíz y cuyo corazón había sido moldeado por los mismos dioses.

Había con estos maravillosos nativos gran historia que era leyenda y también portentosa leyenda que emanaba de la historia, iban las dos entreveradas en la más intrincada relación revelando su inconmensurable sabiduría.

Cyrus estaba comenzando a mostrar un rostro bañado por esa serenidad que surge tras haber obtenido una gran victoria interior; estaba decidido a trabajar por una humanidad irredenta y no era sólo por el sufrido indigenismo, se trataba de la humanidad toda, la cual es explotada por los ruines laboratorios de la farmacia que comercializan sus fórmulas sin absolutamente ninguna ética socialmente aceptada.

Habían sido acorazados sus sentimientos, los sentimientos de todos estos comerciantes de los laboratorios, como si la búsqueda del infame lucro los hiciera inmunes al holocausto que estaban formulando con tanto daño más que bien a la salud humana, era como si el tiempo en tales circunstancias trajese consigo el decremento de la compasión por el dolor ajeno, por la vida misma de una humanidad que se debate constantemente entre la vida misma y una fementida salud, que minada por los medicamentos alópatas va hipotecando la trascendencia de una humanidad que como pavesa se va extinguiendo sin redención alguna.

Robert no estaba del todo seguro, pero su estancia en la sierra en medio de esta gente noble y de generosidad plena, y a través de aquella alucinante experiencia que tuviera llena de visiones y misterios, le pareció que allí fue donde sintió en las venas y en los huesos, en ese vivir extraño que ahora encontraba un hondo y vasto sentido de grandeza, donde deseaba entregar todos sus afanes para superar las corrientes mezquinas y misántropas, para trascender en el firmamento de una eternidad esplendorosa, en la entrega laboriosa por su especie.

Con estos pensamientos llegó a la cabecera del distrito, un pueblo con cierto aire de civilización, comparado con el enorme atraso en que se vivía en el caserío indígena recién abandonado; era una tarde polvorienta en cuya atmósfera sosegada se esparcían coquetos los tuteos de las palomas, los balidos de los ganados que cansinos regresaban del pastoreo, los trotes de las agotadas recuas acompañados de los sonoros gritos de los arrieros que en dirigidos voceos, abrían el inmenso espacio como lazos en el firmamento, iban abarcándolo todo en la imaginación del científico el cual mantenía una interna lucha por ser equilibrado en su condición de juez de los laboratorios y la suya propia.

Los bultos de plantas habían sido adecuadamente embalados y las semillas cuidadosamente empaquetadas en frascos especiales para salir de inmediato a Estados Unidos donde sería separada la sustancia activa y tras la formulación, sería sintetizada en el laboratorio o de ser económicamente incosteable se buscaría la forma de su síntesis a partir de alguna sustancia análoga de otra plana semejante; en fin ya verían los ingenieros químicos y los botánicos la forma de su obtención y adecuación, de tal suerte que fuera económicamente comercializable

destilando así el lucro por el que como buitres luchaban incansables.
Sin apenas descansar del penoso viaje alcanzó a tomar el perezoso convoy metálico que sale antes del ocaso celeste, como siguiendo al sol.
Sonó estridente el silbato del tren mientras Robert Cyrus se acomodaba en este; iba todavía envuelto en sus muchas cavilaciones sobre la grandeza y miseria seculares de esta irredenta raza de bronce, le pareció que con aquel ruido agudo y desagradable, el tiempo iba como un cuchillo penetrando a través de su vida, dividiéndola.
Mientras corría el convoy arrojando el negro penacho de carbonilla quiso evadirse de la desolación que sentía, esta iba brotando a su alrededor mientras las desvencijadas maderas del añoso gusano traqueteaban en la vía.
-la pobreza es maravillosamente anónima -pensaba Cyrus mientras observaba a cientos de campesinos viajar en medio de sus miserias hacia algún destino premeditado.
Al llegar a La Paz ya lo estaban esperando sus compañeros para ayudarle a que continuara el viaje sin tropiezos; se dio un agradable baño, cenó y departió con ellos la extraña experiencia de la cordillera de los Andes, aquella sicodelia enajenante y maravillosa vivida en el Olimpo andino.
Temprano al siguiente día salió con rumbo al aeropuerto para terminar la misión de la entrega de las plantas de misteriosos poderes curativos.

A Cyrus siempre le gustaba viajar en avión para poder sentir la libertad de las aves y esa mañana desde La Paz, Bolivia, surcaría el continente haciendo algunas escalas para reabastecer de combustible el avión en su ruta comercial hacia los Estados Unidos.

Las plantas fueron recibidas en el laboratorio para su tradicional tratamiento, toda vez que pasaron por los tediosos trámites aduanales y desde ese momento Cyrus dejaba de tener contacto y responsabilidad con el trabajo emprendido en Los Andes semanas atrás.

Ahora le esperaba el director del laboratorio en su espaciosa oficina de grueso tapete verde claro para que iniciara una nueva misión; en ese momento estaban perfilándose las nuevas rutas de investigación de los laboratorios farmacéuticos en todo el mundo para la obtención de medicamentos que hicieran no sólo rentable sino altamente lucrativo el afán de estos emporios industriales al supuesto servicio de la humanidad; ahora se encontraban enfrascados en zafia lucha varios de estos, en realidad casi todos; intentaban la supremacía en la búsqueda de antimicrobianos, para los muchos males que estaba sufriendo la humanidad acosada por infecciones que en ocasiones diezmaban comunidades enteras, dejando desolación y amargura.

Después de solo dos días con su familia en California, Robert se debía reintegrar al trabajo de investigación en

Caracas, Venezuela, a donde se habían dirigido sus compañeros de trabajo para realizar las nuevas actividades en la ruta de investigación de los portentosos antimicrobianos.
Las investigaciones de mercado habían arrojado un veloz crecimiento en este rubro, habían decuplicado las utilidades netas y las necesidades de tratamientos sobre las incontables infecciones estaban indicando que este mercado no se agotaría por centurias, dado que el terrible flagelo de las muchas infecciones superaba con amplio margen el delicado equilibrio de nuestro sistema inmune, incapaz de superar la agresión microbiana que desde los albores de la humanidad ha diezmado civilizaciones enteras; era ahí a donde estaba el norte de las investigaciones farmacéuticas, por ahora.
Amanecía ya en Caracas, el cielo iridiscente y frío se dejaba sentir en toda la gente preocupada en correr a su trabajo más abrigada que de costumbre; aquella multitud de párvulos otrora vocingleros se desplazaba de la mano de sus padres presurosa y feliz de un día más dedicado a sus tradicionales travesuras en la escuela.
Los autobuses de pasajeros abarrotados, corren por todas las arterias de la ciudad con su pesado bagaje de trabajadores y estudiantes, y mientras se vacían las casas de éstos, se van llenando las escuelas, los centros fabriles y

otros lugares de los más diversos servicios los cuales abren sus puertas tragándolos insaciables.
Robert ahora contaba con tres científicos más para aumentar las posibilidades de hallazgo de sustancias antibióticas producidas por hongos o actinomicetos, los cuales según las rutas que escogieran otros laboratorios eran las más prometedoras y ellos les seguirían los pasos.
No podía contar con más gente capacitada dado que Darling estaba también enviando a otras partes del mundo a sus científicos en brigadas de investigación para el mismo término, y todos los grupos bien preparados a tal fin requerían también lo mejor de éstos.
Robert acostumbrado a estos bruscos cambios en las rutas de investigación, se dedicó a instruir a sus subalternos para en una búsqueda diversificada de sitios alcanzar más rápidamente los hallazgos requeridos, casi con angustia, por el zafio apremio.
Él por su parte de dirigiría a las portentosas selvas que componen el delta del Orinoco, donde las leyendas que se cuentan son interminables, todas van por las variadas rutas entreveradas de realidades y presunciones personales, donde la milagrería se mezcla con lo ordinario; todas las rutas que llevaban al caucho, maderas preciosas, lavaderos de oro y yerbas milagrosas, eran tragadas por enormes bosques sin linderos y ríos que desde los impresionantes Andes se van juntando en creciente hermanazgo, hasta

formar el río más grande del mundo y todas están cargadas de estas fascinantes corrientes de misterio.

Hay gente, en la selva inhóspita que llega llena de ilusiones para trabajar en la siringa o buscando el huidizo oro en los interminables lavaderos o en las misteriosas zonas esmeraldíferas, para superar sus endémicas miserias; muchos comentan en sus lugares de origen que habían partido sin dinero cuatro años atrás y pronto regresaron del putumayo, del Cajón del Arauca cuya agua proviene mayormente del deshielo en los Andes o de las Riveras del Orinoco, donde millones de hectáreas se inundan, creando el mayor nivel de biodiversidad sobre el Planeta; a este paraíso llegan millaradas de ilusionados a establecer algún negocio próspero en algún pueblo lejano de toda civilización de donde la mayoría procedían, de los muchos de esos pueblos que siempre han sido los olvidados de Dios.

Se cuentan allí interminables historias cada noche, en medio de luminarias, en esos pueblos aparecidos en la selva a la vera de todo camino que pronto se llena de malvivientes y aventureros.

Mucha gente de la irredenta Sud América es poseída por el sortilegio de la selva dadora de incalculables riquezas para unos cuantos y sepulcro de decenas de miles de esperanzados; son gentes dispuestas a todo para mejorar

su economía doméstica, para desterrar la odiosa indigencia pero también aventureros inescrupulosos capaces de todo. Es como si el tiempo en tales circunstancias trajese consigo la desaparición total de la compasión por el dolor ajeno y al calor de la codicia se desarrollan toda suerte de infamias exacerbadas por los más bajos sentimientos de la pasión humana.
Desde que bajara Robert de la sierra andina, su rostro ascético reflejaba un tormento que sólo puede producir el más perseverante y cruel de todos los instrumentos de tortura: la mente humana.
Ahora que había visto en el rostro de aquellos guías, de aquel anciano y sobre todo de aquella extraordinaria lucidez que vivió en las noches pobladas de sicodelia mezclada con la apoteosis sideral, otra realidad de la humana especie a la que inexorablemente pertenecía, le obligaba a sentir una forma distinta de apreciar las cosas, y los conflictos morales cada vez eran de una mayor importancia y se le sobreponían a cada momento atenazándole la garganta, mientras arrostraba aterradoras realidades, ajenas a la mayoría de la gente.
En este momento en que descansaba Robert de las arduas jornadas en la incansable búsqueda de antibióticos desconocidos, se quedó contemplando el paraje; a la otra banda del río los árboles parecían de un raro metal, donde la calma inmóvil se hizo de pronto sin ruidos y sin un

murmullo siquiera, una vez que el rumor del río quedó atrás de la conciencia, como olvidado en algún lugar ignoto del subconsciente donde el cuerpo llegaba a sentir la categoría de lo vegetal, que se prendía mezclando su naturaleza con la propia como una necesidad de quedarse quieto para compartir la grandeza de los místico.

Así en tales circunstancias, llegó a concluir casi sin analizar siquiera, que la vida está hecha de la misma tela que se hacen los sueños en tan abigarrada tramazón, que se hace imposible discernir lo real de lo ficticio.

Otras veces y en medio del sufrimiento de los miles de buscadores de redención, mezclando una mentalidad llena de anhelos sobre sus muchas inquietudes académicas, se acercaba hasta la tragedia del hombre que duda de la realidad existente como el mejor camino para esta humanidad llena de desesperaciones, blasfemias y afanadas plegarias ajena a reales posibilidades de un mundo mejor, llegando hasta la injusticia que muerde la carne del pobre y del desheredado en cada aventurero, que pensando en las penurias centenarias de su familia, remonta la selva inhóspita solo para perder ahí la vida.

La vastedad del horizonte geográfico, choca inmisericorde con el rudo contraste de la sorda mezquindad del horizonte espiritual.

Aparecen por doquier niños barrigones que dan una infinita pena en las ciudades nacidas de la nada, en medio de una inhóspita naturaleza, ellos van con las piernas arqueadas, y aparecen cubiertos por una camisa siempre sucia, se encuentran anémicos y olvidados de todo amor y del suficiente sustento, al que por el solo hecho de ser niños tienen todo el derecho.

A las puertas de los muchos tugurios oscuros y húmedos, en espera siempre de las riquezas alcanzadas por estos aventureros, las mujerzuelas anémicas y tísicas, que habían llegado apenas un par de años atrás en busca de la riqueza prometida por los interminables tratantes de blancas, ahí aparecen extrayendo los piojos de las cabezas de sus pequeños; La miseria y la mugre caen sobre aquella gente, la que va amortajándola despacio, envejecen frente a sus desesperaciones y desconsuelos, recordando siempre tiempos mejores sin poder superar sus antiquísimas miserias.

En las chozas que se apilan a lo largo de la única vía fangosa a donde se dirigía Cyrus con su gente, se ven los famélicos niños a la puerta de cada casa en medio del barro podrido, masticando el letal calosfrío del paludismo, el cual se ha hecho endémico tal vez desde que nació la humanidad.

En el callejón que forman los espaciados "centros de diversión" hechos de carrizos y alambrados para que los muchos usuarios se sientan estar dentro de estos tugurios a modo de sórdidos lenocinios, se encontraban dos

esqueléticos perros peleando un sucio y lodoso hueso lleno de asquerosas miserias y dada su apariencia ya había pertenecido a otros perros varias veces antes que a ellos.
Cyrus está acuciando desesperado y sensitivo la vida de un pueblo lleno de desgarramientos, miserias que viven en el punto más sensible de su ser, en medio de sus labores diarias de investigación absorbente.
Cierta tarde mientras toma un poco de aguardiente en una de las cantinas depauperadas que como pústulas crecen en la selva, en un antro al aire libre cuyos límites avejentados sucios y semi podridos ya casi derruidos, se acercó una muchacha, era una niña de mirar famélico y piel amarillenta, ofreciendo su ser como mercancía; Robert le invitó un banco y pidió para ella un trago del brebaje y tras platicar algunas de las muchas banalidades que acostumbran escucharse en tales tugurios el dijo inopinadamente -es demasiado duro morirse despacio, pero jamás te traiciones a ti misma en tus principios y lo demás no te importe- no acertó a darle ningún consejo que apenas pudiera serle útil en aquel tenebroso ambiente, le dio unas monedas y se despidió, pesaroso.
Había la niña llegado con su madre unos meses atrás en la busca de dinero suficiente para soportar el inicio de una economía doméstica basada en el cultivo de algunos géneros agrícolas en los altos de la sierra, habían sido invitadas por esos muchos tratantes que tras llenarles la

cabeza de ilusiones y falsas promesas las habían enganchado en la infame cadena de víctimas que como intestino del infierno, se traga a los ilusionados campesinos y pescadores que como ellas, se han dejado engañar en sus lugares de origen, las cuales como mariposillas encandiladas por la luz de la vela terminan achicharradas en el infame infierno de todo tipo de crueldades; a su madre que había contraído el paludismo con más virulencia y en cama casi desde que llegara, tenía que ayudarla en la cruel faena de compañera de viciosos, en el asqueroso tugurio al cual habían sido vendidas.

Vuelto a su trabajo infatigable que le había dado un lugar preponderante en el laboratorio, Robert comentó su experiencia con Fernando, uno de sus subalternos -es preciso salir del campo verbal para entrar en una actividad que repose sobre las grandes esperanzas de la humanidad.

-cuando el hombre se da a algo debe hacerlo sin escatimación ni regateo -respondió Fernando pensando en su penosa labor en el campo de la investigación más apasionante, sin apenas prestarle atención al desgarrante dolor que sentía Robert, al contemplar una niña que debiera estar en la escuela y en medio de una familia amorosa y con el mínimo de protecciones a las que tiene derecho todo infante.

Aquella tarde mientras revisaba unos cultivos de ciertas secreciones de piel de batracio, que utilizan los indígenas para la cura de heridas infectadas, se llegó hasta el lugar un par de misioneros en busca de algún alimento y posada, y después de ofrecerles un pasillo donde colgar sus hamacas para esa noche que ya se avecinaba, se dispuso a dejar el trabajo para dedicarlo a estos filántropos idealistas, los cuales en medio de sus muchas carencias, sentían una satisfacción casi divina por ayudar a los muchos prójimos que requieren de sus auxilios en la selva, sobre todo tratándose de los infantes que como moscas mueren en los tugurios, mendigando algún alimento.

-¿que les mueve a tales oficios?, -los asaltó mientras tomaban un humeante café que una hermosa indígena de delgadez manifiesta y escasos senos les acababa de servir.

-el impedir que las muchas mujeres del Orinoco y del cajón del Arauca al igual que las de Pasacamayo y de Cajamaraca, como las del Callao y de Tembladera en cuyas poblaciones dejamos pequeñas misiones, paran sin higiene sobre el suelo inmundo, sin consuelo ni alivio y que sus muchos hijos dejen de arrastrarse de por vida como gusanos sobre el polvo, para morir tempranamente, que dejen de vivir sobre el polvo infecto, sobre la mugre centenaria bajo la pesadumbre y la miseria; eso para nosotros vale tanto como para usted valen los principios morales de redimir a la humanidad de las dolencias provocadas por las interminables enfermedades infecciosas, usted se preocupa por el cuerpo, nosotros por el alma.

-es particularmente caro y esencial hacer la Revolución en los espíritus, una Revolución de nobles sentimientos que redima a la especie humana -concluyó el misionero de mayor edad y se retiraron para acomodarse en las hamacas que les tendiera la indígena de precioso mirar de mansas aguas, de esa paz que nace sólo donde las almas han alcanzado alguna visión de trascendencia y alguna paz.

Tras varios meses de infructuosa labor en los afluentes de imponentes ríos, interminables selvas, de peligros que acechan tras cada árbol, arbusto o piedra a cada momento, aumentando el angustiante temor de las noches llenas de zozobra, mientras en otras en que desde el momento en que las oscuras alas de la noche se despliegan sobre las interminables arboledas místicas y llenas de cuentos de aparecidos, de fortunas encontradas y "matadas" de cruel ingenio, regresó a Caracas sin apenas haber cubierto su bitácora científica.

Acababa de recibir una averiguación de su laboratorio, era cierta inquietante información en sobre lacrado con el carácter de confidencial.

"Los laboratorios Flayl acababan de descubrir en las aguas negras de Cerdeña justo en la desembocadura al mar en medio de todas las inmundicias, el Cephalosporium acremonium productor de la cefalosporina, un antibiótico que ha demostrado ser de amplio espectro capaz de inhibir el crecimiento de un sinnúmero de microorganismos lo cual bien podría alcanzar a servir a dicho laboratorio para el monopolio del importante mercado".

Después continuaba con una ilustración que se podía encontrar en cualquier enciclopedia.

"Cerdeña es la segunda isla del Mediterráneo por su extensión, y región autónoma de Italia, tiene 24.090 km^2 y está separada de Córcega por el estrecho de Bonifacio. Es de topografía montañosa con escasas lluvias y vegetación de laureles romeros y madroños vive del Pastoreo y sus principales cultivos son: vid, olivo, cereales, cítricos, forrajes y remolacha azucarera; además de la pesca y la industria metalúrgica, Su capital es Cagliari."

Y más adelante una serie de puntualizaciones que la distinguían de otros puntos de parecidas coordenadas:

"Fue poblada desde al año 2000 antes de Cristo posiblemente por iberos y peleada por distintos poderes a lo largo de la historia."

Después de la enciclopedia le instruían:

Por orden superior debe dirigir sus investigaciones a las aguas negras de la ciudad de Caracas y esperamos sus conclusiones a más tardar en un mes pero cada semana deberá darnos un informe preliminar.

Sus compañeros al leer el mensaje se sintieron en parte aliviados de poder dejar la inhóspita selva para dedicar sus investigaciones en un medio citadino y por lo tanto menos inhóspito que el que estaban viviendo.

Su trabajo ahora se destinó a los suelos sucios de las aguas negras de Venezuela donde tras una incursión exhaustiva, fue finalmente descubierto el antibiótico ansiado y se trataba de cierto cultivo que aislado de otros, se encontró que era un actinomiceto bautizándolo Streptomyces venezuelae, el cual presentó poderosa eficacia contra gérmenes gramnegativos, grampositivos, Rickettsias y otras bacterias.

Este hallazgo daba en el año de 1947 al laboratorio Darling la tremenda posibilidad de asistir a la fiesta donde el pastel del mercado de los antimicrobianos crecía a ojos vistas poniéndolo en el primer lugar de los tratamientos medicamentosos de todo el mercado de fármacos.

La noticia impactó a la dirección del laboratorio cuya posibilidad le daba promesas insospechadas y por lo tanto tras felicitarse hasta el orgasmo, decidieron otorgar todo tipo de cuidados y protecciones para el traslado del microbio en cuestión a los laboratorios clínicos en los Estados Unidos para su total reproducción, investigación y síntesis de la sustancia que había demostrado ser eficaz en la antibiosis buscada.

En el sur de la ciudad desde las cuatro de la mañana se hallaban reunidos en el laboratorio improvisado, los biólogos americanos encargados de desarrollar el reciente hallazgo en aquel mes del 1947.

Robert Cyrus junto con un numeroso equipo de investigación llegado desde los laboratorios centrales, se encontraba ahora en Venezuela para el acondicionamiento y traslado del microorganismo en cuestión.
En los varios años en que Cyrus había recorrido todos los países de América, así como otros muchos de Asia y África buscando sustancias potencialmente medicinales, ahora que se encontraba en la ruta de microbios que se negaban a compartir el ambiente de su entorno con otros microorganismos produciendo sustancias venenosas para defender su entorno, en ese fenómeno que hemos llamado antibiosis donde dichas sustancias que son útiles para ser usadas en el campo de la medicina contra las muchas infecciones que azotan a la especie humana, le daba a Cyrus un paso a la historia por la puerta ancha.
Estaban desesperados todos los laboratorios de la industria de la farmacia, siguiendo las pautas del Doctor Fleming de 1928 que estudiando cepas de estafilococos en Londres observó que un moho que había contaminado uno de sus cultivos y éste causaba daño a las bacterias que lo circundaban, formando un halo venenoso y este había sido capaz de destruir su cultivo de estafilococos.
En aquel histórico momento, Fleming se encontraba abriendo una de las puertas del saber que tanto han dado que hablar en el campo de la ciencia, por el daño ocasionado genéticamente a los organismos infectados por

el abuso de estos venenosos procedimientos para controlar las infecciones, pero a la postre sólo han hecho genéticamente más resistentes a los microorganismos, sin haber eliminado ni uno sólo de toda la gama tanto de saprófitos, como infectantes del cuerpo humano, y sí, a cambio de una temporal tregua, los han hecho potencialmente nuestros futuros sepultureros, los sepultureros de la especie humana.

El cuerpo humano tiene diez veces más microorganismos que células y esta combinación de saprófitos y parásitos viven compartiendo funciones y espacios controlados por nuestro sistema inmune, y si vemos que dichos microorganismos son capaces de reproducirse hasta en 23 millones de veces en un solo día comprenderemos que necesitamos de una extraordinaria capacidad inmunológica para preservar nuestra vida y entorno y lo hemos hecho en millones de años sin la intervención de los antibióticos y sin exponer el futuro de la humanidad y además este sistema inmune lo ha hecho exitosamente.

Esta tragedia sería recordada por el Doctor Robert Cyrus en 1995 algunos años después, mientras comentaba con su esposa Alina el desesperado llamado de alarma que lanzara la Organización Mundial de Salud, (OMS) y cientos de instituciones médicas, alertando a la humanidad por el crecimiento de las resistencias bacterianas, incluyendo las incontables bacterias que forman la flora normal de nuestro cuerpo, a los antimicrobianos, al grado de ser resistentes a todos estos venenos y más virulentos en su agresión, superando en todo a nuestra capacidad inmunológica, incluso formando infecciones nuevas como la tuberculosis farmacoresistente, inmune hasta a cien antimicrobianos y prácticamente incurable y de fácil contagio tanto como la tuberculosis clásica.

Pero en aquel tiempo del descubrimiento -barruntaba Cyrus, comparando su descubrimiento con el de Fleming- sólo pensaban los científicos en el bien que podían ocasionar a la humanidad si su descubrimiento era todo lo bueno que prometía, jamás pensó que serían comparados con los científicos del horror, aquellos que descubrieron los elementos necesarios del rompecabezas de la construcción de la bomba atómica.

Continuaba repasando ahora mentalmente Cyrus, en aquel año de 1947 en el laboratorio, mientras bebía su humeante café -se mostraba su hongo notablemente inhibitorio y aún bactericida de varios microorganismos y como el moho pertenecía al género Penicillium, el Doctor Fleming le dio el nombre de penicilina a la sustancia antibacteriana con la cual el moho defendía su entorno.

Se necesitaron sin embargo muchos años de profunda investigación antes de que el veneno de la penicilina fuera utilizado como un medicamento antibacteriano.

Por esto en aquellos momentos era para Laboratorios Darling y para Cyrus y su costoso equipo de investigación, una suerte de extraordinario valor el hallazgo que acababan de declarar días atrás al laboratorio, en las bitácoras de trabajo que cada semana viajaban en intercambio de Venezuela hacia los Estados Unidos.

En cuanto al descubrimiento y desarrollo de la penicilina -seguía Cyrus su recordatorio sobre el descubrimiento de Fleming -el trabajo fue penoso, lento y lleno de vicisitudes.

Mientras adecuaban los técnicos de Darling recién llegados a Venezuela, los cultivos del microoganismo que formaría el nuevo armamento para los médicos en el tratamiento de las infecciones, a las condiciones de traslado al laboratorio en los Estados Unidos, Cyrus degustaba el sabor del triunfo junto con sus colegas comentando:

-en 1939 se iniciaron los trabajos sobre la biosíntesis de la penicilina y sobre la extracción de ésta de los caldos de cultivo.

En cuanto al descubrimiento de Cyrus, debían esperar instrucciones él y su gente.

Por lo pronto su equipo de trabajo preparaba la salida de Venezuela con todo lujo de detalles, tanto técnicos como legales.

En su oficina mientras tanto, Robert continuaba comentando la epopeya de la penicilina con sus ayudantes.

-en 1940, el material bruto que entonces se disponía produjo definitivos efectos maravillosos cuando se administró por vía parenteral a ratones infectados experimentalmente con estreptococos y esto fue sólo el principio de un gran descubrimiento -concluyó.

-no obstante los grandes obstáculos en la producción de la penicilina en el laboratorio -intervino uno de sus colaboradores- se reunió en 1941 la cantidad de penicilina suficiente para el ensayo terapéutico en varios pacientes desesperadamente graves con infecciones estafilocócicas que estaban siendo resistentes a cualquier tratamiento.

No había tiempo ahora para realizar los estudios de efectos secundarios tan frecuentes como son el envenenamiento de la sangre y de la médula ósea, el daño a los riñones y al hígado así como al sistema inmune y otros muchos más, los cuales llegan a ser graves y mortales; la carrera por el mercado recomendaba todos los mecanismos zafios y abusivos de que se tenga memoria contra los múltiples interequilibrios humanos, indispensables para la trascendencia de la especie en general, pero afortunadamente no aparecieron otros efectos que impidieran la práctica; sin embargo con ésta irían apareciendo, además de las insospechadas resistencias que alarmarían poderosamente a la Organización Mundial de Salud Medio siglo después y que han insistido desesperadamente con la cautela en el uso de los antimicrobianos los cuales de seguir así la práctica, serán nuestros inevitables sepultureros como especie.

Era una suerte la que sentían tener los médicos ajenos a las consecuencias futuras de su descubrimiento pues ahora los cultivos en sistemas modernizados permiten una rápida obtención de estos venenos, así como su aplicación masiva, a la cual se incluiría este nuevo veneno recién descubierto por el grupo de Cyrus.

Sin embargo y ajenos a la tragedia que estaban por desarrollar los laboratorios contra la humanidad, Los científicos con Cyrus comentaban.

-en aquel tiempo la penicilina amorfa bruta contenía no más de 10% del antibiótico puro y se necesitaban hasta 100 litros de caldo del cultivo del moho de la penicilina para extraer la dosis que se administraba a un enfermo apenas para 24 horas de tratamiento.

-la expansión del programa clínico dadas las cuantiosas infecciones que aparecían en el campo de las infecciones se requería la producción de penicilina en cantidades mayores que las obtenidas en el laboratorio, y dio esto origen a un vasto programa de investigación en el cual se unieron por un lado el gobierno, las universidades y por otro los no menos importantes industriales de la farmacia con sus extraordinarios aportes tanto en dinero como en conocimientos, y para los cuales orgullosamente trabajamos -concluyó el Doctor Cyrus.

Robert ahora se encontraba de plácemes en cuanto a su nuevo descubrimiento, pero sabía por experiencia que el papel de los investigadores aunque nunca terminaba se iba relegando; primero con las prácticas masivas por los médicos, impulsadas por los laboratorios de la poderosa industria y después por las ganancias que desarrollan los intereses tan entramados de los laboratorios, preocupados más en el lucro comercial que otra cosa.

-en cuanto a la penicilina -comentaba otro científico con uno de sus ayudantes- ésta "dio como fruto en el año de 1942 que en los Estados Unidos se entregaran para uso medicinal 122 millones de unidades".

-sí, bien lo recuerdo porque me encontraba haciendo mi tesis de doctorado y traigo a la memoria que "los primeros ensayos clínicos se efectuaron en la universidad de Yale en la clínica Mayo con maravillosos resultados".

-fue en la primavera de 1943, se habían tratado ya 200 enfermos con este prodigioso antimicrobiano y los resultados fueron tan impresionantes que el jefe de sanidad del ejército nos autorizó el ensayo del maravilloso fármaco en un hospital del ejército.

Los industriales de la farmacia a la que pertenecían muchos científicos como Cyrus, por su parte estaban colaborando incansablemente en el campo de la investigación para la elaboración de grandes cantidades del venenoso antimicrobiano, la industrialización del antibiótico requería de una producción sistemática y eficaz así como económica.

-"esto se logró desarrollando la fermentación en profundidad, para la biosíntesis de la penicilina; se trata de un método ideado y perfeccionado por un laboratorio de investigaciones que se encuentra en Illinois".

-efectivamente este fue el adelanto decisivo para establecer la producción del antibiótico en gran escala.

Robert abrió su bloc de notas para ilustrar el tema.

-fácil lo podemos comprender con éstas estadísticas, "de una producción de unos cientos de millones de unidades al mes, cuando se puso en práctica el nuevo método, se alcanzó a producir 800 000 millones de unidades" -y mostrando los datos apuntados dijo- "la producción anual del medicamento aumentó de 130 toneladas en 1950 a 340 toneladas" y si tenemos suerte con este nuevo antibiótico, pronto curaremos a la humanidad de las temidas infecciones pero también entraremos en franca competencia por el mercado más lucrativo que jamás haya logrado industria alguna.

-salvo la de los armamentos y la informática -concluyó otro galeno.

La selva del amazonas había sido recorrida por el Doctor Robert Cyrus, durante varios años, en compañía de los mejores exploradores; se habían obtenido muestras en los más diferentes lugares del Orinoco, el Arauca y otros tributarios del Amazonas.

Las diferentes tribus de la inmensa selva habían sido consultados incansablemente por el Doctor Cyrus y su equipo para conocer las muchas hierbas medicinales con que tratan las diferentes infecciones de que son objeto en lugares tan sépticos, y por ellos supieron de la piel de batracio útil para curar las infecciones que en forma de llagas y pústulas que se forman con frecuencia en los pies y las piernas, al pasar un sapo durante un rato por la zona infectada, la sustancia que suelta a modo de defensa, es capaz de eliminar la infección; por esto Cyrus pensó que tales secreciones estarían llenas de algún antimicrobiano, pero la orden de regresar a Venezuela y buscar en las aguas pútridas del drenaje dejaron trunca aquella incipiente investigación.

Alina Cyrus, la atlética joven californiana compañera del científico, tenía en su haber miles de fotografías del Doctor Robert Cyrus, con una fauna y flora de fondo en los escenarios más interesantes, así como los más raros suvenires, coleccionados a través de estos afanosos años de trabajo.

Robert comenzaba a mostrar un rostro bañado por esa serenidad que surge después de haber obtenido una gran victoria interior; había alcanzado la obtención de un medicamento que lograría la redención de millones de

infectados en todo el mundo, salvaría con este antimicrobiano un buen sector de la humanidad doliente.
Aunque el grueso de su trabajo era la toma y acondicionamiento de muestras con el fin de obtener sustancias potencialmente medicinales y presentarlas al equipo que debería aislarlas, conocer su estructura química y sintetizarlas, sin embargo también conocía todo el proceso subsiguiente a lo que estrictamente le correspondía, así debía ser un investigador según sus propias palabras, conocedor de todas las facetas de la investigación y desarrollo de las sustancias activas usadas en la medicina, a la cual se debía desde que era estudiante de la universidad de Texas.
En Venezuela enormes bultos habían sido acondicionados para el viaje, desde los artículos personales hasta las muchas muestras acondicionadas con voluminosas protecciones dificultando el tránsito por las amplias oficinas.
La ruta y tendencia principal de investigación que le tenían designada ahora, había sido cambiada en variadas ocasiones por la casa Darling para buscar diferentes sustancias que una vez desarrolladas y autorizadas por el gobierno de los Estados Unidos eran usadas en los diferentes medicamentos de la propiedad Darling o vendidas las patentes a otros laboratorios interesados en su comercialización.

Desde cinco años atrás en 1942 cuando el disparo de la producción de penicilina y otros penicilánicos con sus astronómicas utilidades, Darling no había quitado el dedo del renglón en cuanto a la nueva ruta de investigación, ahora sólo le estaban interesando los antibióticos tanto por su promesa de mercado como por el enriquecimiento económico de los otros laboratorios dedicados a ésta rama de géneros farmacéuticos, y a las diferentes sugerencias de Robert para investigar sustancias interesantes que preparaban los diferentes indígenas en los lugares que incursionaba, por lo cual dichas investigaciones eran automáticamente postergadas o dadas a otros equipos de compañeros menos competentes.

La instrucción recibida desde la dirección del laboratorio desde cinco años atrás fue la de investigar microorganismos como los actinomycetos, hongos o cualquier otra sustancia con propiedades antimicrobianas sin importar su origen: mineral, vegetal o animal pero preferentemente vegetal por su promesa de fácil producción relativa.

Las muchas decenas de millones de dólares desparramados en todo el mundo por Darling, el laboratorio interesado de arrebatar el mercado de los antibióticos a los poseedores de los penicilánicos, al fin con el descubrimiento del equipo de Cyrus, ahora tenían una buena pauta para ello.

Las bitácoras de trabajo formaban el contenido de varias paredes de su oficina en los laboratorios Darling y las consultas sobre éstas se hacían con una inusitada frecuencia por los investigadores que trabajaban allá establecidos.

Antes del traslado del 'Streptomyces venezuelae' se había desarrollado todo un ambiente adecuado con clima, humedad, presión atmosférica, sustancias nutridas y demás necesidades de este delicado microbio para su crecimiento y desarrollo exitosos.

Pasaron el tiempo dedicado para la elaboración de intensas investigaciones necesarias para lograr identificar aquel actinomiceto obtenido en las aguas negras en el drenaje de Venezuela pero ahora estaban a punto de conclusiones.

Después de varios meses de incansable trabajo a cargo de los experimentados químicos y farmacobiólogos, se aisló una substancia antibiótica cristalina de estos cultivos sumergidos y aireados que se llamó cloromycetina porque contenía cloro y se había obtenido de un actinomiceto, al que después se llamaría comercialmente Cloranfenicol.

El trabajo de varios años infructuosos con miles de pruebas de todo tipo en los más diferentes lugares del mundo y por los muchos equipos de científicos lanzados por los laboratorios de la farmacia con los mismos anteriores fallidos resultados, sin embargo ahora le daba un

compensador golpe de suerte a los esfuerzos de los científicos de Darling con Robert a la cabeza.
Las pruebas que asombraron a estos afortunados investigadores fueron los efectos sorprendentes del Cloranfenicol, por su magnífica potencia venenosa contra los microorganismos que se acercaban a los actinomicetos para usurpar los espacios de su territorialidad y comprobaban que estos eran fácilmente eliminados dejando amplias zonas estériles en forma de halos como los que encontrara Fleming años atrás con la penicilina en sus cultivos de estafilococos.
Lo siguiente fue lograr la síntesis de este recién descubierto antibiótico y la producción en serie de las más grandes cantidades.
Las extensas poblaciones de microorganismos de nuestro cuerpo colaboradores de nuestro sistema inmuné, son interdependientes y van formando un complejo ecológico que controla éste apenas conocido sistema inmune y toda acción que se desarrolle contra éstas poblaciones así como contra la normal función inmunitaria, se trata de una acción que se desarrolla contra la naturaleza humana por sus muchas implicaciones y sus irreparables consecuencias -reconocía en su angustiado interior Robert Cyrus mientras iba descubriendo el tremendo poder bactericida del veneno que acababa de encontrar.

La mayoría de los ecólogos sostienen que en cualquier grupo natural de población, las especies guardan entre sí relaciones de interdependencia y también en las poblaciones microorgánicas lo cual vale para este precepto; pero sin embargo en ese momento era demasiado temprano considerar el problema de las herencias transmitidas en fatales resistencias antibacterianas, dándoles mejores capacidades para superar el control inmune de nuestro organismo y poniéndonos inexorablemente en el camino de la extinción humana -concluiría años después Robert, en su análisis moral del futuro sobre el feroz daño a una ecología corporal humana desarrollada en millones de años y que sería destruida por zafios intereses, en tan solo unos cuantos años más.

Por lo pronto el informe presentado ante los directores del laboratorio por Cyrus, en el que hablaba sobre los resultados de eficacia contra ciertas infecciones, salvo que por falta de estudios adecuados, nunca habló de seguridad, y este fue excelentemente acogido por los accionistas y la prensa hizo el resto del trabajo cuando se le informó, elevando como la espuma en la bolsa de valores, las acciones del laboratorio.

Faltaba mucho por hacer y esto lo sabían los accionistas y los corredores de la bolsa; al tiempo invertido se requerían varios años más, Cyrus calculaba de siete a diez para terminar la investigación iniciada y este tiempo se debía de dedicar a las múltiples pruebas de todo tipo, tanto en análisis en el laboratorio in vitro y después en animales de diferentes especies en las más diversas condiciones e infecciones, estudiando todo tipo de cambios químicos y metabólicos tanto durante el tratamiento como después y aún a su descendencia, para excluir los riesgos de las muchas enfermedades posibles producidas en esta peligrosa aventura, en fin se trataba de un cúmulo de trabajo de varios años y ya obtenido un margen de seguridad satisfactorio, se podría empezar a usar en humanos, para concluir las pruebas necesarias que garantizaran un mínimo de seguridad la cual era indispensable para su uso en escala masiva, toda vez que fuera autorizado tras los tres interminables años de pruebas que requiere un gobierno como el de los Estados Unidos o los de Europa, antes de autorizar su uso en la fase comercial en su propio pueblo.

El Cloranfenicol, había alcanzado el interés del laboratorio al presentar una fuerte actividad contra una gran cantidad de gérmenes infectantes, protagonistas de un enorme cúmulo de enfermedades en la especie humana; éstas eran sus principales víctimas incluso a dosis muy bajas por lo cual la participación del mercado de los antibióticos pertenecería a laboratorios Darling y con esto el poder más grande que haya disfrutado ningún laboratorio de la industria de la farmacia.

Una actividad tan poderosa había desarrollado ciertas inquietudes en el científico Robert Cyrus; si había actividad de tal magnitud en la agresión de los microorganismos a su alcance, ¿qué se esperaba que hiciera en el cuerpo humano en el momento de la agresión y a través de los años de uso?.

Pero sin tener pruebas de su relación toxicológica y su potencialidad ecocida que llevaran al retiro de la investigación como a otros muchos antibióticos de similar calidad terapéutica, no podía presentar ningún argumento en estos momentos y contra el apremio del laboratorio que no tenía mucho tiempo para declararse en quiebra por los cúmulos astronómicos invertidos en la investigación con el consecuente retiro de la subvención para continuar la ruta experimental, además de una serie de ingredientes que se sumaban -pensaba Robert- no sería fácil siquiera insinuar ésta preocupación de peso real ante su jefe.

En fin era necesario un estudio exhaustivo para arribar a conclusiones convincentes antes de cualquier apresurado lanzamiento o la cancelación de la investigación del Cloranfenicol, y Robert no dudaba que el laboratorio pensaba que sería todo lo ético necesario, para actuar con la cautela requerida.

Las vacaciones solicitadas en reiteradas ocasiones por Robert para dedicarlas a su familia habían sido postergadas cada mes por el Doctor Parker, jefe de Cyrus hasta hacer varios años, y su familia casi se había desdibujado de la imaginación; pero ahora que la fase de experimentación sería llevada por otro grupo de científicos, podría realizar su postergado y merecido descanso al lado de sus queridos seres; ahora él casi daba por terminada ésta fase de la investigación que era en sí su trabajo.
California lo esperaba con los brazos abiertos por algunas semanas y debía conformarse, pero al terminar la fase de experimentación en animales de laboratorio y la sucediente fase en humanos podría pedir unos meses de permiso para dedicarlos a sus hijos ya adolescentes.
Por ahora se conformaría con un par de semanas que se prometían espléndidas, tal vez en aquellas playas casi vírgenes de Puerto Vallarta, donde pasara su luna de miel algo más de tres lustros atrás; las recordaba tan llenas de maravillosos atardeceres, los cuales sirvieron de fondo armónico para declarar su amor a Alina, su actual esposa, y con ella había disfrutado después varios periodos vacacionales en aquel maravilloso paraíso.
Cada vez que se regalaba con la remembranza de sus estancias en sus maravillosas costas del Pacífico de México, quedaba fascinado de la excursión mental a través de sus playas de arenas límpidas, de un agradable tamaño para

ser pisadas, así como el baño tibio de sus aguas en aquellos amaneceres de un púrpura subido, que como rosas cósmicas le entregaba el sol al crepúsculo en romántica sucesión interminable de matices rojos y con infinidad de canoras aves recordando el paraíso.

Siempre había buscado lugares de interés natural de los múltiples conocidos en sus ya incansables recorridos, pero estas playas mexicanas de Puerto Vallarta constituían su predilección.

Aquel pueblito de Puerto Vallarta donde el sabor de lo autóctono, de milenarias tradiciones con sus muchas artesanías que poblaban todo el mercado, sus hermosas morenas caminando por la arena blanca de la playa con sus muchas mercaderías buscando la venta a los turistas de sus soleadas playas en invierno, donde el frío no llegaba nunca, sus restaurantes de palmera hermosamente ornamentados, sus tradicionales platillos cocinados directamente a las brasas del carbón y degustados a la luz de cálidas velas mientras la música romántica poblaba el ambiente, dándole ese mágico toque imborrable en la memoria, le hacía declarar que definitivamente no había otro lugar como Puerto Vallarta para vacacionar.

Aquella tarde casi al final de la jornada mientras esperaba que Margareth, la secretaria asignada para mecanografiar su informe para la dirección de Darling sobre los avances semanales de la investigación, había entablado

conversación con Oscar, el químico en jefe del equipo que llevaba la tarea de obtener la fórmula estructural, la síntesis y la subsiguiente producción seriada.
Oscar le comentaba los avances mientras degustaba el fuerte café sin azúcar acostumbrado en su oficina.
Por su parte el Doctor Parker, médico jefe de la investigación en Darling correspondía con sus descubrimientos.
Cyrus junto con varios investigadores comprobaron en los más variados experimentos y bajo las más variadas condiciones, que la eficacia vista en Venezuela del Cloranfenicol contra las Rickettsias era contundente, y éstas por su actividad infecciosa así como su rebeldía a ser eliminadas con otros medicamentos hacían de éste novel antibiótico, un excepcional mecanismo para hacer dinero por laboratorios Darling y una erradicación de la infección en los pacientes que padecieran cualquier invasión rickettsiana susceptible -de las cuales el Tifus Epidémico, exantemático, Europeo, clásico o transmitido por piojos, también llamado fiebre de las cárceles, nos interesa bastante dado su dramatismo convino Cyrus- tanto en su aparición como en la capacidad destructiva que ha demostrado el Cloranfenicol para atacarlo, aún más activamente que otros antimicrobianos, además de las muchas infecciones que se irán demostrando y estas son

susceptibles a la erradicación con nuestro maravilloso antibiótico.

Laura García, una hermosa edecán de largos brazos y piernas singularmente bien torneadas se presentó con un legajo de copias sobre las últimas investigaciones realizadas, legajo que había sido pedido por el Doctor O´Hara.

-hay varias infecciones de aparición súbita, acción dramáticamente epidémica y de consecuentes resultados fatales; de éstas es importante tener en cuenta que las características de la epidemia del Tifus son tan de acuerdo a nuestros intereses que nos pueden transformar en el laboratorio más importante del mudo por las siguientes propiedades -ilustró el Doctor Sánchez O'Hara, mientras mostraba los resultados alcanzados en varios grupos de animales estudiados para controlar la infección aplicada por la mencionada Rickettsia.

-el microorganismo causal del tifus exantemático, es la Rickettsia prowazekii y se encuentra en todo el mundo y es transmitido al hombre en las heces del piojo humano -continuó informando el Doctor O'Hara.

-cuando el punto de la picadura y que provoca el feroz rascado produce una irritación que rompe la epidermis y contamina el sistema con material infeccioso, es ahí cuando se inicia el ciclo infectante a la víctima.

-pero además y para aumentar el riesgo de contaminación, ésta Rickettsia cuenta con que Las heces desecadas del piojo, pueden también infectar por las membranas mucosas cuando el sujeto se frota los ojos o también cuando las inhala -les informó mostrando las más cuidadosas fotografías profesionalmente tomadas y ampliadas de varios animales que fueran tratados semanas atrás con Cloromicetina, marcando el antes y después de la curación.

-la infección, como tenemos la experiencia, se difunde cuando un piojo infectado abandona al paciente en estado febril o también cuando abandona a un cadáver pasando a un nuevo huésped sin infectar.

-a un nuevo cliente de Darling -intervino soez el desconocido médico recién llegado, que después lo conocería Cyrus como el Doctor Mengele.

El Doctor Robert Cyrus se sintió molesto por el comentario de Mengele, más parecido al de un sicario que al de un médico dedicado a la investigación humana, pero su prudencia le aconsejó no mostrar su asco.

Continúo sin más comentarios, el Doctor O'Hara con su disertación a los otros tres científicos que lo habían estado acompañando.

-éstas manifestaciones aparecen en tratados tan antiguos como el mismo tifus que atacara siglos atrás a Europa matando una buena parte de su población y se repite la sintomatología actualmente con meridiana claridad.

Los ceniceros que a intervalos se hacían presentes en las mesas de bayeta verde, eran cambiados con esmero por diferentes afanadoras de impecable uniforme, mientras su jefa las supervisaba severa y temerosa de cualquier llamada de atención por parte de los médicos asistentes.

-las manchas que aparecen en la parte superior del tronco, rápidamente se presentan en todo el cuerpo, pero con excepción de la cara, las plantas de los pies y las palmas de las manos; con meridiana repetición las lesiones se van volviendo oscuras, en los casos que se desarrolla el Tifus -continuaba el Doctor Robert Sánchez O´Hara mientras mostraba los estudios consecuentes a esta manifestación.

-el bazo dada su vulnerabilidad puede ser palpable dada la hinchazón que presenta por el ataque de la infección -dijo y continuó mostrando un conjunto de fotos donde el bazo se mostraba exageradamente hinchado.

-el cuadro es tan dramático que puede producirse severa hipotensión pero también puede desarrollarse insuficiencia renal o colapso vascular los cuales son potencialmente fatales, también es posible que dada la debilidad inmunológica provocada se desarrolle la neumonía y la gangrena y las cuales son de pronóstico reservado.

parece ser que Dios -dijo con sinceridad- se preocupó por los niños los cuales cuando son menores de diez años su mortalidad es escasa, aunque ésta aumenta con la edad hasta alcanzar un terrible 60% en las personas mayores de 50 años.

-sería importante investigar los mecanismos del sistema inmune en estos infantes ya que su economía es más activa y yo diría que de mejor calidad que la de los adultos - sugirió el Doctor Cyrus.

La tarde amenazaba con concluir sin haber terminado de examinar aquel abundante conjunto de temas que indispensablemente tenían que dominar los científicos involucrados en la investigación, tanto de la eficacia como de los efectos secundarios del Cloranfenicol y el consecuente mercado al que estaba destinado el antimicrobiano, por lo cual se distribuirían sendas copias de lo recopilado.

-en cuanto a la prevención de una epidemia con la inmunización por medio de tratamientos homeopáticos, se cuenta con vacunas del parásito, vivas y muertas, y el control de los piojos se puede lograr espolvoreando a las personas infectadas, con DDT, malatión o lindane u otros insecticidas como lo tendremos que hacer en éstas poblaciones tan llenas de piojos en ropa, casas y aún en sus abundantes roedores concluyó el Doctor Robert Sánchez O´Hara.

-es una lástima que la homeopatía no sea tan lucrativa como lo es en el terreno de la eficacia; dada ésta situación no podemos dedicar el suficiente capital en investigación en dicha ruta -comentó el Doctor Hoffman director general de Laboratorios Darling el cual acababa de sumarse al grupo.

-acabamos de recibir información de que Laboratorios Rodo está investigando un nuevo antibiótico que llamarán Clorotetraciclina y el cual es capaz como nuestro Cloranfenicol de actuar contra las Rickettsias así como en otras enfermedades infecciosas susceptibles a ser tratadas por este antibiótico, por lo cual se convertirán en nuestros competidores naturales por el mercado que pretendemos conquistar.

-ahora lo importante es alcanzar en el laboratorio clínico el mayor número de éxitos contra las infecciones, está de más decirles que entre mayor sea el número de enfermedades capaces de controlar nuestro Cloranfenicol, mayor será nuestra participación en las ventas y mayores serán nuestras utilidades -les exponía el Doctor Hoffman mientras daba unas calurosas palmadas a su subordinado el Doctor Mengele recién contratado y al cual estaba presentando como el nuevo Director Médico Mundial de Laboratorios Darling.

Este viejo paladín de las causas de dicha industria y conocedor de todos los trucos de legalización de drogas farmacológicas, así como de inacabables argucias publicitarias, afeites lexicológicos en las promociones

dirigidas a los médicos, muy diferentes de las que se hace llegar a la población profana en medicina a través de los medios masivos de comunicación, y de una vasta experiencia en la comercialización de fármacos en diferentes países, sería un puntal importante en la lucha de posicionamiento en el mercado.
Esta experiencia bien conocida en el mundo de la farmacia, le había logrado su filiación en Darling después de haber incursionado como representante a nivel mundial en varias firmas farmacológicas de paralela importancia y despertado el interés de Darling por él, el cual se centraba en la necesidad de aprovechar su gran experiencia ahora que tenía en puerta un medicamento capaz de imponerse.
La contratación se había logrado en un casino de Las Vegas al cual fue invitado confidencialmente por Hoffman para ofrecerle el puesto de director médico mundial de laboratorios Darling; después de una investigación exhaustiva de varios directores médicos de los diferentes laboratorios y tras una entrevista con algunos subalternos de Mengele, antes de ofrecerle las primicias de una casa farmacológica predestinada a liderar la comercialización del antimicrobiano del siglo.
Mengele sin mucho entusiasmo se trasladó desde New York donde residía, a Las Vegas para presentarse aquel domingo en el casino MGM Grand Hotel a la entrevista.

Después del desayuno y mientras esperaba diera la hora para la cita con su entrevistador, se acercó a una mesa de ruleta para probar un poco de suerte.

Aunque Darling le había pagado el pasaje redondo de New York a Las Vegas en primera clase así como estancia y alimentos, no se incluía el juego, pero bien podría darse ese pequeño lujo ahora mientras daba la hora de la cita con Hoffman.

La excelente iluminación, esmerada limpieza y la inmejorable atención de las hermosas crupieres y muchachas del sobresaliente servicio del bar, que le traían gratuitamente su bebida favorita, hicieron que pasara una agradable mañana perdiendo algunos dólares.

A las dos de la tarde tenía reservada una mesa en el salón principal para compartir con Hoffman los intereses mutuos y sondear la posibilidad de la contratación.

Mengele estaba enterado del crecimiento asombroso de las acciones del laboratorio en la bolsa de valores, desde su anuncio del descubrimiento del Cloranfenicol.

No había tenido que esforzarse mucho en investigar su situación financiera, ya que ésta se mostraba claramente en los diversos boletines que circulaban en las altas esferas de ésta noble industria, así como los libros de ventas tanto en unidades como en tratamientos prescritos en los Estados Unidos, así como también las ventas de los diversos géneros en todo el mundo, desglosado por los

más diversos renglones, países y las no menos importantes utilidades declaradas, también desglosadas y brutas que exhibían las editoriales de libros especializados como los de la industria de la farmacia los cuales utilizan siempre fuentes de primera mano.
Sabía también que los industriales de la farmacia se encontraban en una encarnizada lucha por la supremacía del mercado en esta guerra zafia y despiadada, y por bueno que fuera un fármaco, si no contaba con una dirección favorable para el lanzamiento y posterior lucha para posicionarse adecuadamente, bien podría pasar inadvertido en el mundo de la medicina, como pasan muchos medicamentos excelentes, entre los que se cuentan los de la rama de la homeopatía e incontables medicamentos naturistas, pero sin capacidad de alcanzar los lauros del mercado por no tener un buen equipo publicitario ni capital para tan enorme inversión.
En resumen el panorama le era de lo más placentero pues a sus cincuenta y dos años Mengele bien podría prestar sus experiencias a Darling ahora camino a la cúspide y al cabo de diez o quince años más salir por la puerta principal con una pensión que le permitiera vivir holgadamente por el resto de sus días, en una casita en Miami en compañía de su esposa y su noble perro mastín.
Hoffman y Mengele llegaron al restaurante con esa puntualidad que caracteriza a los hombres de empresa

interesados en obtener un triunfo sustancial para sus respectivas carreras, el frac pulcro de ambos profesionales anunciaba la opulencia de que disfrutaban o pretendían hacerlo.

Tras los saludos de rigor y guiados por una primorosa edecán de largas piernas perfectamente torneadas y una piel de reciente bronceado en alguna playa tropical, fueron conducidos a su mesa mientras con su estudiada cadencia de caderas, les regalaba un agradable momento de satisfacción visual.

El capitán llamó solícito al mesero cercano y dispuso para su servicio una botella de Champaña cortesía de la casa mientras otra edecán presentaba un pequeño pero bien diseñado tríptico, con la información necesaria para que se acercaran después de comer a las mesas de juego a probar suerte y ganar así mucho dinero.

Sin muchos preámbulos disparó el Doctor Hoffman al Doctor Mengele el interés de Darling por sus servicios, no era necesario exponerle una panorámica del laboratorio en cuanto al futuro tan prometedor que se les presentaba, ni como habían aumentado varias ocasiones su valor las acciones a consecuencia de las investigaciones del Doctor Cyrus y su incansable equipo con la aureola del Cloranfenicol en el bolsillo de Darling.

Tampoco era necesario que Mengele presentara su currículo ni alguna otra carta de presentación, a estos

niveles antes de cualquier paso se hace un estudio pormenorizado por verdaderos profesionales y gracias a eso, es que se encontraban en la cúspide de la industria de la farmacia.
Hoffman sabía por sus investigaciones que el precio que pretendía ofrecerle a su fututo empleado aunque era generoso y las prestaciones muy superiores en Darling, que en laboratorios Wonder, donde ahora trabajaba el Doctor Mengele, era importante presentarlas una por una para llamar la atención y disposición consecuente, eso era negociar y tras estas sin regateos fue contratado por la casa poseedora del Cloranfenicol para hacer crecer como la espuma las utilidades de Darling, como lo había hecho Mengele antes con los fármacos de otros laboratorios.
Una vez contratado, sólo una semana se le daría de plazo para incorporarse al equipo de Darling con Hoffman a la cabeza.
Los viáticos necesarios como el traslado del menaje, por supuesto, serían cubiertos por su nuevo patrón, así como otras facilidades que tanto caracterizan la generosidad de esta importante industria.
Al término de la comida se retiró Hoffman al aeropuerto con destino a Miami, para continuar con las negociaciones necesarias para desarrollar con ésto, todo el tinglado del lanzamiento del Cloranfenicol.

Aunque era necesario para que se lanzara el Cloranfenicol, un periodo preclínico, o sea el periodo de estudios que probaran su seguridad en los pacientes además de la eficacia que estaba demostrando, dado que matar al paciente junto con la enfermedad no era ningún negocio, además de los requerimientos legales que exige la FDA en los Estados Unidos.

Hay un fenómeno muy interesante en las ventas de los laboratorios y este consiste, en que cuando un laboratorio presenta ante la población médica un nuevo y eficiente o por lo menos prometedor medicamento, este arrastra hacia arriba las ventas de los otros medicamentos de la empresa, y esta situación se estaba presentando en Darling, con sus muchos medicamentos a través de todo el mundo, pero aunque tenían un respiro por el aumento de las acciones y el laboratorio estaba presentando una mejoría económica, por el aumento de ventas de los otros medicamentos, que a raíz del descubrimiento llevado a la prensa de su antibiótico que venía desarrollando, pero ésta situación no se podía mantener mucho tiempo; además la presión de los accionistas para tener lo más pronto en el mercado, un producto que les dejara las prometidas utilidades ofrecidas desde años atrás, cuando el Doctor Cyrus en compañía de decenas de investigadores recorriera el mundo, tras los microorganismos precursores de los antibióticos, que tanto prometían escalar la cúspide del mercado a nivel mundial, como líder de ventas a quien los explotase.

Aunque el mercado principal, el pastel más grande en las participaciones de ventas de este género de medicamentos, es el americano, se aconseja por los artífices de la mercadotecnia, que se realicen solicitudes de comercialización en los países donde las licencias de este tipo se dan fácilmente y se puede comprar a los gobiernos bovinos o simplemente corruptos por cualquier bagatela, o en el mejor de los casos por donaciones de estos mismos medicamentos, o de otros similares para sus instituciones o en el peor de los casos para sus respectivos bolsillos.

Aunque esto presupone una escala mayor de actividades legales y a veces pseudolegales, en realidad se simplifica el cuadro, pues gobiernos corrompibles fácilmente hacen que se den más rápido las autorizaciones para la explotación comercial de venenos sin experimentación suficientemente adecuadas; reconozcamos un comercio intérlope en el sucio mundo dado en los países subdesarrollados, con todas sus criminales consecuencias.

Algunos meses apenas, después de llevado el Cloranfenicol al laboratorio por Cyrus y su equipo, y dada la poderosa presión de los accionistas que llegaba al insulto, la presidencia a través de la mesa directiva, presentaba un apremio a los investigadores, para que brincaran las indispensables fases de estudio preclínico en animales que garantizara la seguridad necesaria, y se lanzaran a la ruta de investigación hacia los humanos sin importarles gran cosa su seguridad, con la finalidad de alcanzar pronto los resultados en el campo de la eficacia que 'se suponía de antemano serían todo un éxito'.

El Doctor Mengele estaba reuniendo un enorme cúmulo de información, sobre los resultados del Cloranfenicol con los cuales presentaría su estrategia publicitaria a médicos y gobiernos.

La estructura de acero y reluciente cristal rodeada de frondosos árboles y cuidados prados con aromáticas flores multicolores, ese día estaba de fiesta.

La presidencia había sido condescendiente con los investigadores y después de la presentación tan espectacular, de los avances del Cloranfenicol, les dispensó una de esas comidas que hacen posible rememorarla satisfactoriamente por mucho tiempo.

Los aperitivos a base de variados canapés y demás platos exquisitamente preparados por los Chefs, traídos de los mejores restaurantes tradicionales, hacían que los comensales expresaran toda suerte de elogios.

La carrera cerrada con los otros emporios de la farmacia, sobretodo la que llevaban con Laboratorios Rodo, que investigaban su Clorotetraciclina, Laboratorios Flayl con sus cefalosporinas, y otros más dedicados a la afanosa carrera por la obtención de los antibióticos, así como el pobre balance económico de Darling, contra las utilidades acostumbradas por los accionistas, en esa loca carrera, sucia y estéril tras el lucro vil, capaz de destruir cualquier noble sentimiento humano, determinó que el presidente de la empresa, decidiera los sucesos posteriores, que marcarían el derrotero de la infamia.

Se encontraban en la segunda mitad del año de 1947 y sólo a unos escasos meses del impactante descubrimiento Del Cloranfenicol por el Dr. Robert y sus colaboradores.

Robert Cyrus, el biólogo encargado de la investigación había sido presionado visiblemente por la presidencia de laboratorios Darling, para que se continuaran obviando los estudios en animales de laboratorio, en las muchas experiencias necesarias para garantizar la seguridad en los humanos, y se dedicara de lleno a la experimentación en sus semejantes, con el infame planteamiento de que: 'los demás laboratorios nos llevan significativa ventaja en los nuevos fármacos antibióticos'.

Esta situación se hizo más apremiante para los laboratorios de la industria interesados en la investigación de antimicrobianos, dado que a la cerrada carrera por aparecer primero en el mercado, se sumó el hecho de que los médicos prácticamente habían relegado de sus recetarios, los derivados del azufre en dichas terapias, por nocivas y de pobres resultados dando a los laboratorios, dueños de los varios derivados de la penicilina, la casi totalidad del pastel de participaciones en la venta de antimicrobianos; pastel que se les debía quitar en la mayor medida posible y a la mayor brevedad, de acuerdo a los voraces criterios de los laboratorios contrincantes.

Robert Cyrus estaba dolorosamente consciente que varias decenas de millones de dólares, invertidos por la empresa que lo tenía contratado, en investigaciones abortadas, eran suficiente razón para que de no obtener resultados inmediatos se cerrara la ruta de investigación, y esto le molestaba sustancialmente pues su carrera estaba en juego, no por el salario devengado, que era bastante elevado sino por ese interés profesional, ese celo de investigación que lo tenía ya más de diez años lejos de sus dos hijos: Bob, John y su querida esposa Alina, en una linda casa de madera al estilo California, con todos los beneficios y comodidades que se pueden derivar de los esfuerzos por su labor, y tanto él como su familia usufructuaban a cambio de ingentes y dolorosos esfuerzos por satisfacer ese desarrollo profesional tan arraigado.

Robert Cyrus reacio a utilizar el medicamento en humanos, cuando aún no se contaba con una experiencia razonablemente suficiente, para dar el margen mínimo de seguridad a que tiene derecho todo semejante, ante los ignotos peligros que ya habían matado miles de seres humanos en éstas aventuras irresponsables por otras casas farmacéuticas para alcanzar el éxito de fórmulas

medicamentosas, que permitieran a los laboratorios monopolizar el mercado multimillonario, con diferentes drogas de venenosos efectos superiores a los beneficios potenciales, lo tenía moralmente golpeado.
Las interminables reuniones con la presidencia del laboratorio terminaron con una imposición para su uso.
Los accionistas habían invertido una verdadera fortuna con este descubrimiento y no se andarían con niñerías, porque un santurrón del equipo pretendiera filantropía a costa de su inversión, eso sería para otra ocasión, en la que el dinero no fuera lo más importante; si no se preocupaban los respectivos gobiernos, a los que vendían sus venenos, ya sea porque son de mentalidad bobina o bien porque son fácilmente corrompibles o desinteresados de la salud de su pueblo, ¿por qué se debían preocupar ellos los amos del antimicrobiano?.

"Probablemente el factor más importante en la determinación de la eficacia terapéutica de los agentes antimicrobianos es el estado de los mecanismos de defensa del huésped, así los humorales como los celulares. La insuficiencia del tipo, la cantidad y calidad de las inmunoglobulinas, la hipersensibilidad tardía alterada y la fagocitosis ineficiente, obrando con independencia o en variada combinación, pueden redundar en fracaso terapéutico del medicamento apropiado y de suyo eficaz".

Bases Farmacológicas de la Terapéutica,
Quinta Edición
Louis S. Goodman y Alfred Gilman. página 930.

*Criminales experiencias en humanos

En la hacienda "LA PICADURA" propiedad del cholo, Fidel Cástulo éste discutía airadamente con Don Raúl Castaño su vecino y compañero de parrandas, el cual era otro mestizo enriquecido con el trabajo indígena de estos indios explotados en esas tradicionales componendas que dejaran los españoles como heredad de servilismo a la noble raza quechua.

-estos indios incivilizados se aferran con amor insano, ciego y morboso, rayano en lo criminal, a ese pedazo de tierra que les presto por el trabajo que dan en mi hacienda; en medio de su estúpida ignorancia lo creen de su propiedad, no entienden de convenios y como no hay contratos, pues esta raza inferior no sabe ni siquiera escribir, vamos ni siquiera hablar civilizadamente como nosotros y ahora me quieren robar mis propiedades -le comentaba iracundo rayano en la paranoia al grado de ganarle algunas sinceras lágrimas a Fidel C.

Los indígenas en ese sistema secular de esclavitud vigente todavía, reciben como pago a su trabajo en las prósperas haciendas, los terrenos inhóspitos, para que en ellos cultiven su sustento y edifiquen sus chozas; a cambio de este mísero terreno están atados a una esclavitud infame a semejanza del feudalismo más feroz.

En estos pedazos de parcela que les presta el terrateniente Fidel C., levantan la choza, hacen sus pequeños cultivos, crían sus animales y sobreviven; aunque en realidad son tierras impropias para el cultivo a gran escala y de elevados costos de producción, dado su carácter accidentado y por encontrarse estos lejos de los medios de transporte.

-ahora que quiero vender mi tierra sin la indiada, tengo este terrible problema -decía el gordo hacendado lleno de ira por los harapientos peones, que para colmo, en medio de su hambruna, pedían una mejor compensación a su labor diaria, haciendo con esto rabiar al noble hacendado.

El año en el cultivo de su parcela había sido difícil para los explotados indígenas, y la tierra prestada secularmente, en ese cruel sistema de nueva esclavitud, les estaba siendo

insuficiente para la producción de los indispensables alimentos familiares.
Con las haciendas al final de la compra-venta siempre quedan los indios, que como ganado son comprados o vendidos, en esa calidad infame de la propiedad rural, levantando el valor de la misma, pues la mano de obra barata, es indispensable en esos lugares de productividad hecha a lomo humano y de bestias; no hay apenas industrialización ni tractores que hagan menos penosa la tarea campesina, vaya en donde el trabajo es propio de las bestias, donde se explota impunemente a estos semejantes sin esperanza de redención alguna, pero para mal de Fidel C., El comprador de su hacienda, al cual le había ofrecido esta, no quería indios y esto estaba haciendo una dolorosa úlcera en el estómago del generoso terrateniente.
-tenemos que hacer algo por superar su ignorancia, y que entiendan que la tierra es nuestra; sólo a cambio de su labor y la de sus hijos, se les permite la usufructúen -comentaba Fidel C., a su compadre Raúl C., mientras escanciaba la segunda botella del fuerte Ron que acostumbraba, en esas tardes sabatinas mientras las indias del servicio les, preparaban la cena acostumbrada en sus consuetudinarias francachelas.
Mientras esto sucedía en la casa grande de la hacienda en las chozas de los campesinos otra cosa se ventilaba.

El alba pronto llegaría, y con esta el día luminoso; para Juanito y su familia el día no deparaba nada nuevo, eran días de deshierbe del sembradío de la hacienda de Fidel C.; mientras su padre ya afila el machete y prepara sus herramientas, para unirse a decenas de campesinos al trabajo de la hacienda con lo que paga el derecho al mísero terreno, su esposa mientras tanto prepara los alimentos sentada en cuclillas en la esquina del fogón; está acostumbrada a soplarle a las brasas, acomodada en el suelo de barro apisonado, ante una rudimentaria vasija de barro viejo y renegrido; ahí afanada cocina a base de maíz y papas sus magros alimentos; los prepara para consumirlos a la hora de la comida, en la hacienda La Picadura, él ella y sus hijos; este será su alimento llevado al inmenso sembradío, que deben deshierbar los padres de Juanito y cientos de campesinos con que pagan en el infame sistema de esclavitud que tiene Fidel C. en heredad secular, a la irredenta indiada.
El viento frío que baja en la madrugada de las agrestes pendientes andinas, al estrellarse en la puerta de la choza de Juanito mientras ellos laboran los preparativos necesarios para la manutención durante la faena la abrió abruptamente, con temeraria violencia, dejando así al descubierto su sórdido interior; este es como el de todas las demás chozas miserable, sucio, insalubre, pringoso, de pestilentes olores que ofenden la nariz, se encuentra

centenario de sufrimiento como son todos los jacales más propios para animales que para humanos.

Molesta por el viento que al entrar agrede a sus ocupantes amenazando dada su violencia con apagar el fogón, la mamá de Juanito volteó la renegrida cara con los enrojecidos ojos, llorosos y requemados por el humo irritante y mostrando ansiedad y angustia, le pidió a su pequeño Juanito el cual ya se encontraba afanado en la tarea que le correspondía, corriera a cerrar la choza; dejando su quehacer Juanito, corre hacia la entrada con la cara y las manos embarradas aún de la humilde comida a base de la harina prieta que estaba consumiendo, luego regresó a su rincón donde le esperaba como regalo de su cariñosa madre, la olla de barro que acababa de quitar de la lumbre con la comida del día, ésta tenía todavía con un poco que quedaba al fondo para que la continuara raspando a modo de desayuno.

Juanito al terminar de raspar afanoso, el fondo magro del recipiente, ahora tenía la afanosa labor de raspar así su escasa ración diaria, al pedir una compensación con la cual pudiera mejorar su desayuno, su madre le contestó con franco dolor por no poder corresponder para mejorar su dieta.

-tú sabes que somos muchos Juanito y el día es largo, faltan todavía tu papá y tus hermanos y esto no alcanza para más, debes de conformarte con lo que te toca -le dijo

ella con el dolor de una madre que tiene que negar el alimento a sus hijos por tener que preservar para los demás la necesaria manutención.
Sus famélicos hermanos al ver que Juanito buscaba ventajas en los alimentos encontraron de inmediato protestas que decir por el hambre inmisericorde, pero en vano fue todo; la sórdida dieta debía ser mantenida por todos so pena de pasar hambre en el día que tenían que soportar.
Antes de que se levantara la oscura ala de la fría noche, mientras los esposos trabajaban la siembra de otros géneros sus mujeres debían estar en el maizal para iniciar el pesado trabajo del deshierbe.
De las chozas diseminadas por la rivera del río Beni, se ven en la penumbra, las familias caminando hacia las labores con que pagan el uso del terreno semiárido y agreste a Fidel C., Juanito por sus cinco años no podía desarrollar ningún quehacer, sin embargo al igual que los otros niños, ayudaba a su madre cuidando a su indefenso hermanito mientras llegaba la hora de la comida en donde cambiaba su actividad de cuidador por la de ayudante en el calentar la comida que habían traído al trabajo y ahora se distribuía a toda la familia.
Aquella mañana se encontraba en el trabajo de la hacienda "La Picadura", propiedad de Fidel C., la madre de Juanito, junto con otras veinte mujeres las cuales estaban

encargadas de desyerbar el maizal enorme, ya se encontraban en la faena diaria siendo esta cuidada por los afanados caporales preocupados por el trabajo de la indiada; el terreno era tan grande que se perdía la vista ante el verdor de las matas de maíz de metro y medio de crecidas; este era un año que prometía a Fidel C. una cosecha sin precedentes; Mientras la mamá de Juanito se encontraba deshierbando, en medio de un dolor y abandono, con la cara demacrada y con el color ceniciento en el rostro, mientras Juanito después de hacer una serie de gestos trágicos, enderezó su postura en cuclillas y volteó la cabeza sudorosa y fría para mirar con sufrida fatiga y dolor, pues los calzones los llevaba chorreados por una diarrea pestilente, mucosa, verdosa y sanguinolenta; se trata de una endémica diarrea manifiesta en esta infancia desnutrida y famélica, parte de la idiosincrasia que debía purgar, luego dio unos pasos y se tumbó en la hierba boca abajo; en medio de su agonía trataba de amortiguar sus violentos dolores de tripas y nervios que tanto le atormentaban; tenía su cólico mezclado con una transpiración fría y constante que le impedía hacer cualquier movimiento; en ese estado menos aún podía cuidar a su hermanito que se encontraba envuelto en fajas y trapos pestilentes a orines y sudores rancios con los párpados hinchados de tanto llorar, el bebé no acababa de aceptar la heredad que le dejara el coloniaje español, bendecido por el santo Papa; el pobre niño estaba pálido y triste con los pelos pegajosos por los viejos sudores y de un olor nauseabundo; se trata de esa historia de degradación humana que para Fidel C. debía de vivir esta raza subdesarrollada y bárbara, sólo buena para los infames trabajos agrícolas encomendados, a cambio del préstamo por el terreno que tenían en las abruptas faldas Andinas, como todo pago por su trabajo diario al acaudalado hacendado.

A las doce y tras seis horas de dura faena, dejaron de trabajar las mujeres para comer junto con su prole; tras la comida calentada a toda prisa para ser consumida por Juanito su mamá y sus dos hermanitos, su madre junto con las otras mujeres debieron continuar con la tarea diaria; las cuales con voz baja y burlona, en su acostumbrado satirizar al caporal de la hacienda que les ordena continuar aprisa, pues la tarea no debe quedar inconclusa, donde van integrándose con las otras mujeres ellas van también cansinas, perezosamente a la dura tarea del desbroce, están como doblegadas por la infame herencia; mientras a la sombra del chaparral o en el desnivel de un zanjón, como espíritu del mal, se quedan con el doloroso llanto constante, la angustia insoportable y el hambre endémica, junto con el susurro fantaseador de los pequeños que cuidados como el hermano de Juanito claman a un dios que los ha olvidado en manos de un satánico señor feudal.

Juanito al igual que los otros niños de su edad, deben aprender a cuidar la abundante prole engendrada por las ajadas madres, para que mientras éstas y sus hermanos mayores trabajen en la hacienda, ellos los menores los atiendan; lo hacen dando en la boca hambrienta y desesperada de los pequeños incapaces de ninguna autonomía, con la tosca cuchara, la comida ya fría y descompuesta, la cual alcanza ciertos olores agrios que en una renegrida olla de barro, tapada con insalubre hojarasca; son los restos de la comida hecha desde la madrugada en la choza humilde a base de mazamorra, papas y ollocos fríos para engañar de algún modo el hambre centenaria, pues no tienen más derecho que el de su sufrimiento continuo e inmisericorde, orgullo de una humanidad de moral desfigurada y que acepta impasible tal afrenta sin ningún derecho ni esperanza de que se le redima.

Toda expresión de alegría y satisfacciones a las que tienen derecho los infantes, este segmento importante del que surge la raza humana, se las ha arrancado el hacendado en la centenaria costumbre del sojuzgamiento colonial, es la historia interminable de una raza de ayeres esplendorosos y ahora caída en el peor servicio vuelto esclavizante.

Estos niños que como Juanito, se encuentran en ese momento, con el temblor del escalofrío palúdico, o con la languidez ofensiva de una vieja anemia endémica, o el ardor de sus ojos legañosos, o la comezón de una sarna incurable; es la infame historia de una esplendorosa raza venida a menos, sin otro derecho que el de preservarse, para aumentar la vasta riqueza de los hacendados explotadores, como Fidel C. y su compadrote.

Esa modorra infrahumana que brinda al indio sojuzgado conformidad amarga por la constante represión que por siglos viven sus queridos hijos, desde que están en la bayeta tejida amorosamente por su querida madre, donde las chinches, piojos, pulgas y garrapatas les muestran adecuadamente el iluminado camino del sufrimiento, al cual deben acostumbrarse, como parte inseparable de su vida; no hay otro remedio para sus males que los dosificados brebajes y oraciones secretas del brujo, para reponer la salud a los palúdicos, disentéricos o enfermos de cualquier otra enfermedad aunque sea grave e incluso incurable por falta de una alimentación y atención adecuadas.

Por el valle de la hacienda y por la aldea donde vive Juanito a pesar de cosechas abundantes, sin embargo el hambre solapada e inclemente flagela a los niños y a su familia; no se trata del hambre de los rebeldes que prefieren morirse antes que aceptar la infamia contra la cual luchan por redimirse; es el hambre inmisericorde de los esclavos que se dejan matar mansamente, venteando la amargura de la impotencia en cada día de su vida.

Se trata de un hambre que araña obstinadamente con la ofensa de un crimen de lesa humanidad, es un ambiente como de queja y llanto en los costillares sin consuelo de los guaguas irredentos.
Se trata de esos niños con viejas hambres atroces que tratan de curarse con la mendicidad, el hurto y la prostitución consuetudinarias; es un hambre de cuadros sórdidos, hambre manifiesta en los rostros de palidez clorótica y criminalmente desoída por una humanidad ajena a toda súplica; hambre que aparece desde las tripas, sufrimiento indeleble de diarreas perenes, de dientes y lengua cuarteadas y labios blanquecinos resecos resquebrajados por lombrices que se manifiestan fieras en lo que debería ser sagrado por nacer ahí la especie que representamos; pero sin embargo vemos al hambre que se desborda como hiel por todos los senderos de nuestra sojuzgada América indígena, ella va por las callejuelas polvorientas de nuestros pueblos sin indulto; en forma de manos pedigüeñas de mendigos infamados y llanto de rapaces desconsolados y de prostitutas a cambio de algunas migajas para poder vivir.
Son pueblos sin dios que los proteja, son producto de un sojuzgamiento tenaz en el que han cambiado de amo durante más de quinientos años y siguen esclavos de los más fieros amos, de cualquiera que tenga algún deseo de hacerles daño o interés de infamar su preciosa vida.

Aquella tarde, en la fría penumbra que avecina la noche en la imponente cordillera, mientras el cielo ha sido herido misteriosamente de lumbre y de vergüenza, como una gota de compasión la puerta del tugurio sórdido donde vive Juanito, se iluminó con las seguridades de una generosa hartura, pues él y sus hermanos comieron con gran ruido la cebada recién traída del pueblo por su padre en la vieja mula; comieron hasta quedar satisfechos, sin percibir acaso su miseria reflejada en aquellas mezquinas sobras pues el hambre que acompañaba a Juanito y a sus hermanos saltaba rapaz sobre los dolorosos detalles; en el suelo de tierra apisonada se hablaron veloces las zafias manos de Juanito, en activa rapiña con las de sus hermanos y otros comensales, que en silencio voraz, en algunos minutos desaparecieron por el hambre desesperada, esta magra cena.

La preocupada madre de Juanito mientras tanto, le da de mamar, esperanzada, con su teta seca, ya floja y prieta por una anemia crónica, a su crío el cual había sido cuidado durante la faena por su hermanito y el cual se presenta de una flacura cadavérica; mientras tanto, el pequeño en vez de succionar ávido su alimento como lo haría cualquier bebe en estado de salud, boquea su pereza y agonía dada su anemia, ajeno del amor que Dios prometió a los hombres, es el prototipo de una raza sin herencia, sin cuidados, sin siquiera el recuerdo feliz de un Dios que se preocupe por su miseria y la de su familia, es el producto del cual Dios no sabe nada y menos el clero que bendice su sojuzgamiento.

Al acostarse entre los cueros de chivo y los ponchos viejos, saturados de rancios orines, piojos, chiches, pulgas, nauseabunda suciedad y sudores picantes, Rosendo, el padre de Juanito, llamó en voz baja a su querida mujer, para completar amoroso el abrigo del lecho; la madre de Juanito de manifiesta vejez, a pesar de sus treinta años, antes de acercarse a él sacó fuera de la choza al huesudo perro, acomodó la olla con agua en el fogón para la comida del siguiente día y llevó al crío mórbido hasta la hedionda cama.

Mientras Juanito y su familia duermen, el guagua, su hermano más pequeño, se encuentra en la sórdida cárcel de bayetas y fajas de vivos colores, así vive la tortura de cáusticos excrementos acumulados, sin contar claro está, los incontables voraces insectos que también le tocan, porque así han acompañado a esta noble raza desde que los fervientes españoles les quitaron en bien de su alma tras la más espantosa matanza de 25 millones de seres humanos, la América que habían alcanzado con su primera llegada al continente y que por todo derecho les pertenece.

Mientras la serranía perezosa se levantaba, con el impasible cielo frío y fúlgido, la campiña inicia sus afanes, desparramando por todos los senderos la promesa de labranza en los campesinos que ya se encaminan presurosos; ahora en la casa de Juanito, su madre se encuentra con fuertes calenturas y diabólicos dolores de cabeza; las hierbas tomadas para cortarlas, de pronto ya no funcionaron y la piel se coloreó de muchas manchas oscuras que espantan a la familia.

Fidel C. Como dueño del trabajo de la indiada, envió al curandero para sacarle su enfermedad y que regrese a desbrozar las muchas hectáreas que aún le quedan por limpiar.

Hacía dos años que la mañosa india había estado en una situación parecida, pero ahora que se presentaba otra vez el cuadro, este era incontrolable aún para el curandero, por lo cual el diagnóstico fue definitivo y con una declaración que asombró a todos y los llenó de un espanto que les apachurró las tripas les dijo:

-'¡está brujiada!', alguien con mucha fuerza la esta brujiando y ha enterrado el hechizo por aquí cerca y si no lo desenterramos a tiempo, entonces sí que no hay fuerza que la salve -les sentenció el sabio hechicero.

El alumbre tirado a las brasas, para conocer quién la había dañado, las resinas sagradas y los inciensos con que sahumaron toda la casa, fueron inútiles para desterrar la brujería; los vecinos asustados de improviso, se les alejaron con un temor que sobrecogía las tripas y erizaba los pelos,

nomas de pensar que les brincara la maldición y entonces si quien velaría por sus queridos hijos.
Cuando le aparecieron las feas manchas en las axilas, entonces sí que se preocupó su esposo y comenzó a hacer rezos y a escarbar desesperado por todo el patio buscando el maldito hechizo.
A estas alturas los dolores de cabeza y la fiebre eran insoportables, ahora ni siquiera las hierbas que en otras ocasiones curaban, le hacían ningún efecto.
A los cinco días de estar en esas condiciones y que le aparecieran las manchas en las axilas y estas corrieran por todo el pecho y la espalda, vieron que fue creciendo el imperio de la perversa plaga; después continuaron hasta las piernas, las cuales estaban totalmente llenas de manchas abultadas por la infame brujería.
Los hermanos de Juanito junto con él y el pequeño lactante, fueron llevados con el compadre Fernando, para que no les fuera a saltar la brujiada, y la esposa de Fernando preocupada por la manutención del pequeño lactante lo estuvo alimentando con tés y masca.
El curandero en sus afanes había rezado todas las oraciones secretas que se sabía sin ningún buen resultado; su reputación se vio más disminuida cuando en el caserío aparecieron otros enfermos con iguales síntomas, a los cuales seguramente les saltó la maldita brujería, pues era un daño de los que brincan a los que están cerca dado su

tremendo poder, según les había ya advertido el poderoso hechicero.

A los siete días de iniciadas las horribles manchas de la hechicería, que por su tremendo poder se extendieron hacia todo el cuerpo de los brujiados, se iniciaron también profusas hemorragias y a algunos se le hinchó el abdomen por la parte izquierda del abdomen, creándoles una fuerte debilidad por la baja presión sanguínea.

Dos horribles semanas duró la angustia para Juanito y su querida familia, pues su progenitora estuvo entre la vida y la muerte por causa de ese infame encantamiento; algo hizo sin embargo el curandero que desencantó a su madre y empezaron a disminuir las calenturas; el abdomen se fue deshinchando y de la piel iban desapareciendo las fuertes manchas coloradas.

A pesar de que se estaba recuperando, su debilidad se mantuvo por varias semanas más, mientras velaban a muchos vecinos que no dejaban de morir a causa del encantamiento malvado.

-debe ser un hechizo para gentes mayores porque a los niños no les está haciendo nada -dijo el sabio brujo, al observar que a los menores no les atacaba la maldición.

Fidel C. Siendo un rústico hacendado y sin sentimientos, sin embargo fue movido por un interés del todo válido, sus siembras ya sazonas pronto llegarían a término y de

continuar la epidemia, se iría por la borda su riqueza acumulada en ese año de duro trabajo.
Esta situación hizo que se comunicara con los médicos de la provincia y cuando supo que se trataba de una epidemia de Tifus exantemático, transmitido por el piojo, abundante tanto en la indiada como en las ratas que pululaban por dondequiera, puso el grito en el cielo.
Ahora estaba el caso en manos del gobierno y nada podía hacerse, salvo esperar que llegaran los médicos prometidos y las medicinas que seguramente los curarían.
-indios sucios, les tendré que descontar estos días de haraganería; si no fueran tan ignorantes no hubiera pasado todo este problema -reflexionaba el poderoso cacique en el colmo de su noble preocupación; Raúl C., el compadrote de Fidel C., fue más práctico y se largó hacia la capital a esperar que pasara la maldita plaga, dejando el cuidado de la hacienda a su caporal Barba Colorada.
En las riveras del río Napo, en años de secas, hay hambrunas para toda la cadena alimenticia silvestre así como para los pobres campesinos, indígenas que hambreados al igual que sus queridos hijos menores, todas las chacras en que viven, pues no hay posibilidad apenas de vivir con las sobras que se reparten después de la cosecha de la tierra del patrón y la cosecha propia no alcanza para darles siquiera una comida miserable al día; hasta los indios dedicados al cuidado de la casa del patrón,

pasan hambres en estos años de miserias cuando el hacendado justificadamente angustiado, tiene que repartir las sobras entre sus queridos perros y la necesaria servidumbre, siempre insatisfecha.

En cuanto a la fauna del lugar desde las riveras del río Napo hasta las cordilleras de una altura imponente, el ciclo alimenticio de la cadena de nitrógeno, comienza con las plantas que alimentan a variados insectos, aves, batracios, roedores y muchos grupos más en esa intrincada relación alimentaria.

Los ciclos naturales que comprendieron los años de 1945 y 1946, fueron años de secas en la rivera de la serranía del río Napo, tributario del majestuoso Orinoco desde las laderas de los Andes; este trastorno en las lluvias trajo consigo la falta de alimento de las diferentes relaciones de naturales diezmándolas y así provocando serias alteraciones entre sus predadores naturales; entre estos se encuentra a una vieja compañera del hombre: la rata campestre; sin embargo y como compensación en el desbalance cósmico de los dos años anteriores con sus terribles consecuencias, ahora en este siguiente año, las lluvias fueron algo más que regulares y los roedores al no contar con sus depredadores naturales, muertos por el hambre, por haber sido el de 1945 y 1946 tan faltos de lluvias, además de otros factores que diezmaran a sus controladores vitales, la rata campestre, mejor preparada para alimentarse de varios vegetales, raíces, crustáceos ribereños insectos y frutos variados, nuestros viejos compañeros de viaje por la vida se sobre desarrollaron aprovechando los constantes vaivenes de la naturaleza la cual mantiene su armonía y equilibrio a base de incontables discordancias.

Aquel año de 1947 fue abundante de lluvias; con esto se desarrollaron los alimentos y otras plantas de las cuales se alimentan los varios roedores, huéspedes de diferentes insectos, los cuales proliferaron en su conjunto desde el inicio del año de 1947, en que comienzan las lluvias en ésta parte del continente americano.

Los variados carnívoros que se alimentan de este roedor en el siguiente año, en el 1948 y el de 1949 regularían el desequilibrio que sobre desarrolló el crecimiento de las ratas, dando a la postre el consabido balance de las especies que habitan ésta rivera y sus extensas áreas, pero por lo pronto ésta discordancia fue muy bien aprovechada por un insecto también viejo compañero del hombre y conocido por sus terribles estragos seculares en las poblaciones de Europa y Asia, el piojo o Pediculus vestimenti, el cual se hospeda en el hombre y en la rata campestre.

A su vez esta hospeda el piojo y este a la temible Rickettsia prowazekii, culpable de la epidemia del mortal tifo o tifus exantemático.

Nuestros pueblos indígenas, aherrojados desde que llegó la "civilización culturizante" de los devotos Españoles, han cambiado su hábitat desde las mejores tierras que por derecho les pertenecieron, por haber sido los primeros en llegar a este continente desde el estrecho de Bering en Alaska, diez mil años antes de cualquier otra raza humana de la tierra, e irse derramando por el continente todo, ahora por las más variadas razones, haciendo valer el derecho de la fuerza, los muchos depredadores de los humanos, han sido arrojados junto con los indígenas a los lugares menos apropiados para la vida, donde uno de ellos es parte de la rivera del río Napo en las agrestes laderas de los Andes.

Consecuentes a la terrible seca que alteró el equilibrio biológico, matando a los depredadores de la rata, y el posterior año de 1947, que dio la oportunidad de desarrollarse ampliamente a este roedor de campo con su huésped el piojo y este a su vez anfitrión de la Rickettsia prowazekii, transmisora del tifus exantemático, provocó la terrible plaga del tifus a la afligida población indígena depauperada y hambrienta.

Los campesinos que viven en dichas riveras han mantenido un sistema de economía original y dolorosa en la explotación humana, que apenas les permite sobrevivir en medio de su hacinamiento, insalubridad y subalimentación producto de las herencias que nos dejara la piadosa

conquista española siglos atrás y ahora ha sido muy bien aprovechada por los infames terratenientes del lugar, Fidel C. y Raúl C.
Los jornaleros de estos pequeños terrenos de labranza que les sirven de atadura, garantizando a los hacendados la tan codiciada mano de obra barata, al precio de su miserable alimentación y pequeños préstamos en especie en las tiendas del patrón casi exclusivamente, fueron las principales víctimas de la temible plaga.
Junto con la dolorosa economía que apenas les permite sobrevivir la miseria, fatiga, hacinamiento, insalubridad y otras aberraciones, heredad que han adoptado en su cultura estos indígenas, tan olvidados de Dios y tan cerca de su nefastos: clero, terratenientes, políticos y otras escorias sociales, aunados al desequilibrio ecológico, que aumentó la población del piojo, con su huésped mortal, la Rickettsia prowazekii, con la que fueron flagelados por la plaga del Tifus exantemático, ahora estaba diezmando a la noble raza quechua.
Para gloria de la especie humana, ésta no conoce límites, la resistencia así como la capacidad al flagelo de las plagas, es una buena prueba de ello; pero ahora como una aberrante experiencia, tal vez la naturaleza queriendo probar aún más la insospechada capacidad de sufrimiento de nuestros desdichados semejantes decidió hincarles las entrañas con ésta epidemia; sus síntomas se fueron manifestando en

forma cada vez más alarmante según los informes dados a la ONU, por los personeros del gobierno Boliviano.
Varios casos soportaban el informe simplificado, y este no era otra cosa que el tifus milenario; después de su erradicación de Europa, se posesionó de las misérrimas poblaciones de Asia, África y nuestra querida y sojuzgada América Latina.
En Bolivia, aquella parte de la carne de nuestra América Indígena, zona de espectaculares contrastes, donde creció una de las culturas más sobresalientes de la humanidad y que fuera destruida por la crueldad de los conquistadores bajo el pabellón Español y el beneplácito del Papado, devino ahora en un gran servicio a Laboratorios Darling y Laboratorios Rodo coronándolos de lauros.
Desde que se iniciara aquella infame conquista, este pedazo de humanidad tan grandioso como humillado, ha servido de peldaño para todos aquellos que sin ninguna calidad moral humana pretendiese escalar las altas esferas, vaya el cenit social.
Ahora que Darling necesitaba apremiantemente de los servicios de este flagelado segmento humano representado por el indigenismo, sin apenas haber tenido protecciones legales, el gobierno Boliviano levantaba la mano presuroso para abrir las puertas hacia los anchos caminos de la victoria a estos laboratorios y a cambio de una experiencia nada ética, serían probadas las bondades

del Cloranfenicol en humanos sin apenas haber sido probada su seguridad en animales.
Si la epidemia crecía pronto Sería incontrolable como lo había sido en años anteriores en que la aparición de ésta diezmaba cruelmente a cierto segmento de humanidad olvidado de los gobiernos salvo para ser explotados aún más.
En situaciones como ésta no la de la explotación humana sino la de la protección a una población amenazada por la plaga, la OMS tenía que ofrecerles a los infectados, las vacunas así como otras drogas perfectamente eficaces y razonablemente seguras y aunque los apoyos se estaban dando además de las vacunas, se daban también insecticidas y las brigadas de caza de ratas que exitosamente apilaban espectaculares montañas de roedores para ser incinerados, sin embargo la plaga continuaba en los muchos infectados que se encontraban en la fase de incubación.
Darling interesado en la criminal posibilidad de la experimentación de su Cloranfenicol sin seguridad razonable en humanos vaya ni siquiera había tenido tiempo para probar su seguridad en animales pues había sido descubierto solo cuatro meses atrás, daría la respuesta a tan flagelante situación con su novedoso medicamento; aunque si no se había experimentado en humanos eso no tenía importancia, ya que si se dejaban en

manos del acaso morirían de todas maneras y estos apenas podían calificarse como humanos; por otro lado los indígenas flagelados, si bien se podían curar con medicamentos más conocidos y por lo tanto menos peligrosos no contaban con un gobierno decente que los defendiera de tal holocausto; Darling ofreció su participación para el control de la epidemia de Tifus en Bolivia, pero tal control no le interesaba hacerlo con otro antimicrobiano, no eran filántropos, la vida es un negocio y la coyuntura los ponía en la misma encrucijada de ésta angustiosa situación; los míseros bolivianos pondrían el pellejo para el infame experimento y Darling el fruto de sus costosas investigaciones; los contagiados obtendrían la recuperación de su salud y Darling los aplausos que le pondrían en el pináculo del éxito y del poder económico de los laboratorios.

La imposición de los accionistas para obviar las experiencias de laboratorio en animales para garantizar la seguridad antes que la eficacia, desarrolló varias líneas de conducta en el personal del emporio, por una parte varios científicos a cargo de la investigación de la cloromycetina prefirieron retirarse del escenario, dejando salarios que serían inalcanzables en la vida corriente en otras actividades propias de su profesión como la docencia, pero a cambio de esto tendrían una conciencia tranquila y limpia

con sus semejantes y con la frente en alto podrían ver a los ojos a sus semejantes sin un asomo de vergüenza.
Otra línea, la abyecta y degradante, la manifestaron los científicos que de acuerdo al comportamiento moral del ser humano justificaron sus denigrantes actitudes por las excusas más variadas hasta llegar a las francamente criminales.
Los incrementos salariales y las regalías aumentadas por la presidencia de Darling a este grupo de investigadores criminales que encabezara el Doctor Mengele, desdibujaron los resabios y aligeraron el escozor moral que acaso les quedaba.
Robert Cyrus, estaba preocupado por los vuelcos que había tomado la investigación en una ruta a todas luces equivocada y riesgosa, convirtiendo la noble causa que abrazaba la investigación con fines útiles a la humanidad, en una peligrosa "aventura científica"; lo peor de todo esto era que los más zafios intereses de los inversionistas estaban señalando el denigrante derrotero a seguir.
Robert estaba decidido a renunciar a su trabajo prácticamente desde su regreso de California, de los pocos días disfrutados en el hogar con sus hijos y Alina su esposa.
Cuando recordaba las exigencias de los profanos accionistas, más interesados en su dinero criminalmente obtenido, que en la seguridad de la humanidad, poniendo en la línea de fuego a tantos seres humanos en sus

prácticas de investigación, sin que fuera probado suficientemente el Cloranfenicol en animales se sentía asqueado y resuelto a abandonar éste centro de infamia.

Su esposa y sus dos hijos, aunque desconocían el detalle de sus reflexiones, le habían dado todo su apoyo moral, en definitiva eran hijos de una sociedad que buscaba la fraternidad con sus semejantes y esto les estaba golpeando en lo fundamental de sus principios.

No tuvo que esperar mucho tiempo para que el vendaval de la irresponsabilidad de la mesa directiva que manipulaba la presidencia de Darling, dadas las presiones de los accionistas, diera los frutos esperados.

Los efectos secundarios no se tomaron en cuenta ni se investigaron debidamente, porque ni siquiera se llegó a pensar que un medicamento tan milagroso los tuviera.

En el comedor privado destinado a los trabajadores de alto rango, en las instalaciones Darling, mientras comían pollo empanizado, ensalada fría de col, espagueti y fruta, el Doctor Mengele desarrolló una de sus asquerosas observaciones.

Esta forma del Doctor Mengele, de ver la vida y denigrar la obra de Dios, con las consideraciones tan semejantes a las de los accionistas de Darling, le había ganado la confianza de uno de sus mayoritarios; por tal situación estaba a cargo de las investigaciones, con que manipulaban, tal vez sin quererlo, a los cuerpos de paz instalados en Bolivia.

El lenguaje juega un papel importante con los indispensables afeites para ocultar a la humanidad la cruel realidad y se requieren para presentar ante la opinión médica, y finalmente ante todo el mundo, por lo que Mengele se dio a ésta tarea; al efecto de envenenamiento se acordó llamarlo reacción de hipersensibilidad, a las intoxicaciones con manifestaciones locales, se les daría un término más eufémico, hablando de qué tipo de intoxicación se desarrollaba, como las mortales alteraciones sanguíneas consecuentes al uso del Cloranfenicol, de las cuales con los años resultó ser responsable en el 61%, de todas las que produce la industria de la farmacia y de las cuales, estos magnates poco sabían además de otros cambios que daban una imagen menos dura al resumen.
Estos cambios para expresar la realidad con afeites lexicológicos, se harían sin violar la ley que responsabilizaba cualquier ocultamiento de la verdad.
El afeite lexicológico haría su papel, bendito lenguaje de una plasticidad extraordinaria, con él se puede llamar negro al blanco y viceversa, sin llegar a la falsedad -concluyó la meditación Mengele mientras buscaba suavizar el grotesco panorama para no herir la susceptibilidad de espiritualidades menos asquerosas y criminales.
Se decidió por parte de la mesa directiva, presentar un informe para los accionistas, que preocupados por sus

capitales, exigían se les dijera todo lo referente al veneno recién descubierto; tal vez olían la podredumbre que se estaba manipulando, y decidieron conocer si era posible manejar tan peligroso veneno en la terapia, que sin la autorización gubernamental, bien podría hacer la FDA humo sus inversiones por lo menos en lo referente a la explotación en los Estados Unidos, el mercado que aspiraban conquistar; aunque quedan otros muchos pueblos, sin embargo si en algunos gobiernos aparece la duda, obligando al soborno, para la venta de estos venenos en sus respectivas poblaciones las cuales suman miles de millones de seres humanos, a su tiempo se haría.

Para tal situación Mengele reunió a la dirección de investigación y a la dirección médica, y expuso su nueva terminología; las tazas de café humeante indispensables en estas reuniones, aparecían en casi todos los lugares.

Los allí reunidos recordarían ésta en especial por las constantes interposiciones de intereses de todos los matices, que manifestaban tan disímiles criterios, desde los técnicos hasta los humanitarios y que identificaban a cada uno en ésta sala de exquisito moblaje de la mejor caoba y acabados esmerados y cuya discusión se tuvo que prolongar durante tres días continuos.

A pesar de la agilidad de los funcionarios presentes habilitados para emitir un reporte, los variados intereses en conflicto entre los cuales primaban los morales y los económicos, hacían lento el desarrollo del reporte a los accionistas por el temor cierto al castigo del gobierno si les pillaban los dedos en algún paso en falso.

En todas las oficinas del laboratorio había gran silencio y tensión, todos sabían qué se jugaba en aquella junta ni más ni menos que la existencia misma del laboratorio y consecuentemente sus trabajos; por esto todos querían saber los adelantos de la misma y sus posibles conclusiones pero el hermetismo era total y nadie intentaba ponerle el cascabel al gato con preguntas indiscretas a sus respectivos jefes cuando salían de la junta por cualquier requerimiento.

En los intermedios para la comida, así como para los necesarios refrigerios a media mañana y a media tarde cuando los funcionarios aprovechaban para estirar las piernas, las afanadoras se preocupaban en dejar reluciente el grueso tapete verde del salón, limpiar los múltiples ceniceros, así como reabastecer el carrito del servicio que personalmente la señora Paulina jefa de las edecanes y demás asistentes, estaba atendiendo con esmero y nerviosismo.

El resumen del informe quedó concluido con todos los eufemismos necesarios, los cuales no fueron pocos, para que no se alarmaran los accionistas y la FDA, a la cual necesariamente se le debía destinar una copia; no se le podían esconder evidencias pues la penalidad de tal delito era la prisión y no había abogados interesados en pelear un caso tan deleznable como el que se señalara de lesa humanidad por la justicia dadas las implicaciones en la salud.

Finalmente el Doctor Cyrus era dado de baja de la empresa, no cabía en el equipo una persona con tantos pueriles escrúpulos y menos en posiciones de control jerárquico, desde donde podía hacer irreparable daño al grupo como lo había hecho con su informe preliminar a la dirección, turnando su respectiva copia a la FDA aún antes de informarlo al presidente o a su nuevo jefe el Dr. Mengele, para evitar que lo vetaran o lo presionaran para que no diera tan directa y traicionera información.

Ese día en que recogía sus pertenencias, mientras le hacían el cheque con el cual finiquitaban legalmente sus muchos años de trabajo al servicio de Darling, fue despedido discretamente por sus compañeros; algunos prefirieron no hacerlo en la oficina, por el temor justificado de ser puestos en la lista negra; ahora era más importante el puesto ya que se trataba de uno de los laboratorios más reputados en el mundo, con el consecuente aumento de las ventas y el incremento de las acciones en la bolsa; situación que estaba redundando en fuertes mejoras salariales y en prestigio.

Finalmente concluyó su estancia como funcionario e investigador; cobró su finiquito y salió en su Chevrolet

1947 azul claro por la enorme puerta negra custodiada por las frondosas palmeras que rodeaban la última parte del camino hacia la verja; el custodio viejo y servicial, consciente de ser la última vez que vería a este médico recto y leal a sus principios, pero ajeno a los intereses de los accionistas zafios y pervertidos, lo despidió con un franco apretón de manos.

Para los que creen en Dios, ninguna explicación es necesaria; para los que no creen en Dios, ninguna explicación es posible.

Rev. John La Farge, S. J.

*Lucha entre los laboratorios

El comportamiento de recetas, la participación de ventas por receta, y por valores en dinero de cada una de las diferentes enfermedades infecciosas tratadas con estos medicamentos, así como la inagotable posibilidad de desarrollar los nuevos antimicrobianos, ahora que se encontraban en ese maravilloso umbral del saber humano, donde los tratamientos podían ser tantos como la imaginación, habían propuesto a los accionistas de los diferentes laboratorios invertir en la investigación y desarrollo de los antibióticos; la humanidad desde siempre había sufrido el flagelo de estos microscópicos seres, capaces de asolar ciudades enteras, de haber matado la cuarta parte de la población de Europa, algunos siglos atrás con sólo una epidemia, de las muchas que destruyeron parte importante de la población humana; lo que también logró diezmar a casi todas las poblaciones de la América conquistada por esos europeos infectados de viruela, entre las infecciones más destacadas que nos heredaran, estos

vectores de las peores plagas que sufrieran nuestras queridas raíces.
Desde el descubrimiento de los microorganismos así como del tratamiento de sus infecciones, se triunfaba primeramente con los exitosos tratamientos homeopáticos, como los que realizara en Alemania el Doctor Hahnemann, controlando exitosamente varias epidemias; entre éstas se destacó el cólera, después con las vacunas también homeopáticas, iniciadas por Luis Pasteur y por muchos científicos más, con los cuales el control de estas plagas fue considerado un hecho.
Sin embargo la codicia de los industriales de la farmacia cambió la ruta terapéutica homeopática -"ahora vociferaban los laboratorios de la farmacia, estos poderosos industriales sólo es cuestión de tiempo", llenos de ufano desprecio por la homeopatía- ahora con el descubrimiento de Fleming, injertando en forma extraña y enajenante al ser humano este antinatural tratamiento alópata desarrollado por microorganismos para el control de su entorno y comercializado en dimensiones tan extraordinarias a las necesidades reales de los enfermos.
Los números fríos y calculadores, indicaban sin equívoco alguno la evolución del mercado más grande del mundo, después del de las armas y la informática; el mercado de la industria de la farmacia era el más importante, y dentro de este el de los antibióticos, y estaba rindiendo las utilidades

más fabulosas que jamás laboratorio alguno hubiera soñado.
Sin embargo, la enorme variedad de microbios capaces de producir para su defensa ambiental las resistencias necesarias para superar a las agresiones de los venenos antibióticos que toda vez superadas acabarían con la vida de la especie humana, apenas estaba siendo investigada.
-pero también es cierto -pensaba el Doctor Borman director general de Laboratorios Rodo mientras barruntaba sobre la historia de estas plagas y su tratamiento- que algunos microbios cuyas sustancias antibióticas, que asombraban a la ciencia por sus efectos tan perjudiciales tanto a los microbios infectantes como al hombre había sido necesario descartarlos de la farmacopea; con esto habían tirado por la borda millonadas de dólares y muchos años invertidos en cada investigación abortada ya que con el tratamiento mataban al paciente junto con la infección y esto desgraciadamente era inaceptable por el sentido común.
Estas pérdidas habían adelgazado sustancialmente la capacidad de investigación de los laboratorios y llevado a la bancarrota a otros más, pero no obstante los descalabros económicos, las increíbles utilidades de los antimicrobianos estimulaban el azaroso camino por lo cual Rodo se encontraba en el grupo de los muchos laboratorios interesados en la incursión de tal mercado; por lo tanto su

ejército de especialistas en la investigación y desarrollo de estas sustancias recorría febrilmente el mundo en busca de "El dorado" de los antibióticos, al igual que los alquimistas lo hicieran siglos atrás, buscando la piedra filosofal.
Tampoco hasta la fecha se ha logrado alcanzar a desarrollar el antimicrobiano ideal concluiría la población médica mundial al final del siglo, cuando reconsiderara los tratamientos antimicrobianos al inicio del tercer milenio.
En 1947 y a cinco años de incursionar por este azaroso mundo de la investigación antimicrobiana y estimulados por la aparición en el mercado de los tratamientos antiinfecciosos, las penicilinas y la estreptomicina de importante significación terapéutica, Laboratorios Rodo alcanzaba a ver al final del túnel de la experimentación, con éxito al encontrar la Clorotetraciclina de notable eficacia en ciertos microorganismos infectantes; este hallazgo fue el resultado de la selección de tierras en muchas partes del mundo, de una selección sistemática de microorganismos productores de antibióticos aislados de muestras recolectadas.
Aquella tarde de trabajo en el campo -recordaba ahora el Doctor Wallace director de investigación de Laboratorios Rodo, recolectó lodos de ciertas aguas y en su cultivo se encontró la existencia del Streptomyces aureofaciens el cual al producir el halo consecuente a la actividad antibiótica con que defiende su entorno de invasiones de

otros microorganismos, demostró su capacidad antimicrobiana.

En los estudios de laboratorio se interesaron los investigadores en su espectro de acción antimicrobiana para saber su utilidad en el mundo de la medicina humana; este era el primer paso, después se realizarían varios estudios para conocer su potencia antibiótica su mejor vía de administración, metabolización, vías de excreción y concentración mínima inhibitoria; en cuanto a la seguridad se analizarían los efectos secundarios su aparición, calidad, reversibilidad y daños indelebles; también se deberían conocer a fondo los posibles daños a la descendencia tanto en los animales del laboratorio como después en humanos; ese era el esquema a grandes rasgos y todos los estudios en animales deberían llevar varios años antes de poder usarlos en la especie que representamos pero que en esa voracidad infame algunos laboratorios se brincaban las etapas tan necesarias para garantizar la vida de nuestra especie haciendo cada vez más peligroso el uso de estos antimicrobianos los cuales son cada vez menos experimentados y por lo tanto desconocidos sus potenciales efectos venenosos.

Por las características de su fórmula Laboratorios Rodo acordó llamarla Clorotetraciclina.

La Clorotetraciclina como fruto de buena mata, demostró in vitro ser eficaz contra las Rickettsias, numerosas

bacterias grampositivas y gramnegativas; también demostró en animales, ser eficaz en el tratamiento de algunas infecciones como la que produce el linfogranuloma venéreo, prometiendo a Rodo una incursión en este mercado de capital importancia.
Aquella mañana de principios del año de 1947 estaba programada la reunión semanal de cada lunes donde se exponían los avances de la investigación del antibiótico recién descubierto por el Doctor Wallace, a la cabeza de un numeroso grupo de científicos excelentemente habilitados con tres de los laboratorios más sofisticados del mundo para investigar por diferentes rutas el enorme cúmulo de estudios requeridos antes de su explotación comercial.
El Doctor Borman director general de Laboratorios Rodo con su impecable traje de raya de gis verde pálido, daba inicio a la reunión sin mayores preámbulos, dejando al director de investigación el Doctor Wallace la palabra.
Una muestra de polvo amarillo pálido, se encontraba en frente de su mesa en un frasco ambarino de boca ancha y herméticamente sellado.
-se trata de un polvo antibiótico algo amargo, inodoro, el cual es poco soluble en agua a un pH[7] -inició en su presentación, la cual estaba plasmada en un documento de treinta hojas mecanografiadas- el Doctor Wallace no necesitaba acudir a ellas pues conocía todo el contenido de este, y por costumbre le gustaba demostrar que estaba al

tanto de todas las actividades de los investigadores así como las de sus numerosos subalternos.

-tenemos en contra de su comercialización, que es un antibiótico un tanto inestable pues hemos descubierto que mientras alcanza una buena estabilidad en forma de polvo seco, sin embargo la pierde con bastante rapidez estando en suspensión.

A continuación repartió su hermosa secretaria Susy a cada uno de los más de treinta miembros de Laboratorios Rodo, que se encontraban en aquella reunión una copia del documento, donde se habían plasmado todos y cada uno de los últimos avances pormenorizados; pasó por el lugar de cada asistente, mientras sus largas pestañas acompañaban su mirar azul, y continuó escribiendo en su libreta de taquigrafía los temas que estaba exponiendo su jefe.

-esta característica de inestabilidad de nuestro nuevo medicamento como ustedes lo podrán vislumbrar, puede presentar limitaciones en el mercado y para superarlas se ha diseñado una presentación de polvo, para disolverse en agua al momento de su administración con lo que su fácil descomposición antes de ser aplicada queda superada por lo que puesta en refrigeración o en un lugar fresco y seco bien puede durar con la eficacia necesaria el tiempo normal de un tratamiento de una semana o poco más.

La reunión, aunque había sido programada para la presentación de la Clorotetraciclina a todos los miembros del staff, también es cierto que sólo la dirección general estaba al corriente de los pormenores, los cuales le eran informados por orden expresa de Borman, tan pronto como se presentaban.

La dirección médica encabezada por el Doctor Lee en su calidad de director médico del laboratorio, recibió la perspectiva del posicionamiento de un medicamento, que prometía revolucionar el mercado de los antibióticos casi en su totalidad monopolizado ahora por las penicilinas, y finalmente por la estreptomicina; pero este último, un aminoglucósido producido por el Streptomyces griseus, demostró una tendencia a alcanzar fuertes resistencias por los microorganismos atacados, expectativa que ejerce a través de las rápidas adaptaciones del ADN de éstos a determinadas agresiones antibióticas, produciendo así las defensas necesarias para su supervivencia; por otra parte su envenenamiento al cuerpo humano, manifiesto en la intoxicación al octavo par craneal aumenta su desventaja; produce sordera con fuerte incidencia y también es capaz de producir lesiones severas en los riñones, por lo cual su reinado será fugaz -pronosticó el director médico Doctor Lee en su intervención.

No pretendía el Doctor Borman inquietar a los científicos, en lo referente al mercado; sus altibajos, competencia,

efectos nocivos y un sin fin de situaciones, que fácilmente ponen en el banquillo de los acusados a cualquier medicamento, disminuyendo drásticamente sus ventas; llegando incluso en ocasiones al retiro inmediato del comercio, cuando se trata de sustancias sensiblemente peligrosas.
O también en el caso en que su cuerpo médico no acierte a convencer a las autoridades a su uso indiscriminado.
Pero eso es en los Estados Unidos o en Europa -recordaba cínico- no así en otros muchos países, como la mayoría de los calificados en desarrollo, en los cuales lucran los industriales de la farmacia inmisericordemente, dañando la salud de los pueblos, amparados por legalidades y canogías venales, para eso es el dinero, para comprar a cualquier funcionario que se interponga en su camino hacia la cúspide en el comercio de estos monopolios de la salud.
El camino era todavía largo y penoso para la salida de la Cloromicetina, pero aunque Darling con su Cloranfenicol les llevaba algunos puntos adelante, Rodo igualmente estaba de suerte, pues sus avances eran de significación en el desarrollo necesario para la comercialización.
-tenemos fuertes competidores -intervino el director de Rodo- y distribuyó una circular, recordando no solo la presencia del insuperable grupo de los derivados de la penicilina, como la pronta aparición de Darling con su Cloromicetina, contra la cual estaban luchando por

aparecer primero en el mercado; también recordó la búsqueda de antimicrobianos de laboratorios Flayl, que estaban investigando a las cefalosporinas y llevaban significativos avances en la investigación.

-el que pega primero pega dos veces -arguyó con el índice levantado, como dando un sabio consejo.

-para no perder tiempo, les estoy entregando un sobre el cual es de su exclusiva responsabilidad, y totalmente confidencial -recordó ociosamente el Doctor Wallace.

-en el encontrarán lo logrado en el avance de investigación en el campo de los antibióticos, aunque el descubrimiento de la Clorotetraciclina es de apenas unos meses.

Un aplauso moderado pero caluroso escuchó Borman, de sus investigadores de laboratorio y funcionarios.

-el mercado que pretendemos incursionar con la Clorotetraciclina –continuó Wallace- es de lo más vasto en cuanto a tratamientos antiinfecciosos, ya que nuestro Benjamín es de la más amplia actividad antimicrobiana; no sólo abarca a los Gram positivos y Gram negativos como las penicilinas, a las cuales les vamos a arrebatar el mercado, por tener igual que nuestro antimicrobiano, amplio espectro; además tiene actividad contra otros microorganismos infectantes, como las Rickettsias, Mycoplasma, Chlamydia y amebas, ampliando considerablemente el mercado al que incursionaremos cuando salgamos al público.

-como todo Aquiles nuestro antibiótico también tiene su talón y este son los virus, levaduras y hongos, a los cuales no les hace nada; el mercado cubierto sin embargo comprende y supera el de las penicilinas ampliamente, y en cuanto a los virus, aún no se ha descubierto ningún antimicrobiano adecuado y apropiado -los consoló.

Continuando con la exposición el Doctor Wallace, responsable directo del desarrollo y acumulación de todas las experiencias necesarias, para la presentación al gobierno, para su autorización de producción y comercialización, presentó ante el rotafolio, una serie de exposiciones de los efectos sobre la flora intestinal.

-en el contenido del intestino se alcanzan concentraciones altas y como consecuencia, la flora intestinal se altera notablemente; las bacterias que se reproducen por esporas y las coliformes, son especialmente susceptibles y bastante reprimidas durante la administración de nuestro antimicrobiano.

-consecuente a esto, también pudimos observar que la cuenta de bacterias coliformes fecales declina en forma significativa; pero sin embargo la cuenta microbiana total, puede en realidad aumentar por el sobredesarrollo de microorganismos resistentes, al ocupar el espacio dejado por los microorganismos sensibles muertos especialmente las levaduras, los estreptococos fecales, proteus y Pseudomonas; ésta alteración de la flora normal puede traer como consecuencia sobreinfecciones, algunas de las cuales es de pronóstico fatal -terminó ésta parte del informe dejando cierta preocupación en su auditorio.

A medida que Wallace iba leyendo el resumen del informe del nuevo antibiótico de Rodo, aparecían alternativamente estados de excitación, angustia y tranquilidad por el futuro; se estaban poniendo sobre el tapete, las cartas con que jugarían en los próximos diez años, y aunque los resultados no son del todo halagadores, ningún laboratorio ha logrado producir el antibiótico ideal -convino consolador el Doctor Wallace.

-según las conclusiones de varios investigadores de prestigio internacional este antibiótico ideal que buscamos todos los laboratorios debe tener eficacia contra todos los microorganismos patógenos, además seguridad de su uso en todas las variedades de pacientes susceptibles al envenenamiento en sus tan variadas formas manifiestas, no debe desarrollar resistencias por los microorganismos infectantes, ni por nuestra flora normal ya que cuando la alcanzan y esto es bastante frecuente, también la dan en forma de ARN a los infectantes, haciendo inútil el tratamiento en cuestión; esto que se ha demostrado es una propiedad de los microorganismos, desde muchos millones de años atrás casi desde que aparecieron en el planeta y por lo tanto es imposible lograr matarlos sin que se defiendan como acostumbran a hacerlo, en realidad son ellos y no nosotros los que están en la cúspide de la cadena vital controlando a todos los demás seres vivos, aunque sus limitaciones nos dan la ilusión de ser nosotros los amos de esta cadena.

-es importante reconocer en este punto que los únicos elementos capaces de controlar de acuerdo al antimicrobiano ideal que procuramos, son los que conforman nuestro sistema inmune y estimular a éstos para que actúen en consecuencia lo cual sólo se ha logrado a través de los tratamientos homeopáticos por sarcodes así como también los de las vacunas las cuales también son de importante actividad terapéutica en este sentido y también son de origen homeopático -reconoció.

Lo peor de todo este feo asunto tanto para la jefatura del laboratorio como para el cuerpo de investigación, sería la presentación de los medicamentos ante los profanos accionistas, que no se dejan engatusar tan fácilmente como muchos médicos y pacientes, por toda esa palabrería de los análisis y resultados de términos rimbombantes y latinajos a diestra y siniestra, con los cuales eran afeitados los resultados así, lexicológicamente hablando, para dar una engañosa realidad; esos accionistas desconfiados que preguntan cosas indiscretas y tendenciosamente hacia lo negativo siempre, y sin embargo esos eran los que con sus inversiones soportaban el costo de toda la maquinaria de investigación, de la cual vivían los miles de trabajadores de Laboratorios Rodo.

-la única ventaja en ésta libre competencia por la investigación y el desarrollo de los antibióticos -exponía Borman tomando una pose filosofal- es que proporciona iguales decepciones a todos los laboratorios, con el desarrollo de las resistencias y los efectos secundarios; esto hace a la postre igualmente incompetentes a todos los antibióticos, como lo producirá cualquier tratamiento anti natural; lo importante ahora es explotar las fórmulas lo más eficientemente posible y antes que los demás laboratorios.

-en cuanto a las resistencias -los consoló- podemos ver que el comportamiento es igual que el que se presentó con las penicilinas inicialmente; in vitro aparecen lentamente y se van acelerando a medida que los microorganismos aprenden a producir sustancias compensadoras al efecto venenoso, así como a transferir ésta información a otros microorganismos con segmentos de ADN liberados a su entorno; efecto que sin embargo no es superado por la especie humana y al parecer no se logrará superar, haciéndonos cada vez más sensibles por la constante agresión, así como por las dosis inhibitorias mínimas necesarias las cuales son cada vez mayores -concluyó con un dejo de tristeza este tema el Doctor Wallace haciendo el

papel de "abogado del diablo" el cual lo tenía definitivamente periodo.
Posteriormente llegaría en su exposición a los usos terapéuticos probados como exitosos, este renglón Wallace lo había postergado al último, para no dejar un sabor amargo en la boca de los representantes de la cúpula jerárquica de laboratorios Rodo, la cual eventualmente manifestaba inquietud, zozobra, apremio, confianza exagerada y un sinfín de emociones más y daba con esto la imagen de señoritas casaderas frente al papá severo y al novio propasado.
Dado lo avanzado del día se decidió dejar para el siguiente el resumen de conclusiones de la Clorotetraciclina, con la que se proponían conquistar el poderoso mundo de los tratamientos antiinfecciosos administrados al organismo.
Las luces de todo el laboratorio se habían encendido iluminando adecuadamente los prados esmeradamente cuidados; la cantarina fuente del hermoso jardín lanzaba besos al caer sus límpidas aguas, dejando una sensación de tranquilidad y paz a los que la escuchaban, en medio de aquel silencio sepulcral apenas violado por eventuales aves de blanco plumaje y majestuoso volar; iban como suspendidas en el aire, indolentes a las preocupaciones del laboratorio en aquellas horas de la tarde, cuando se despide el día cediéndole paulatina pero insensiblemente a la noche su lugar; la misteriosa ala roja del sol, recogía ya

en el sagrario cósmico su misterio a esa hora del crepúsculo maravilloso, cuando recuperan la vida las leyendas de la noche y cobra caprichosas formas la imaginación, evocando los más disímiles cambios el pensar humano liberando sus sin iguales fantasías.

Dada la importancia de la junta, todos los asuntos ajenos a la misma se debieron delegar a los subalternos; esto obligaba a los diferentes jerarcas antes de irse a su casa, a presentarse en sus oficinas privadas donde los esperaban sus subdirectores para concertar la reunión de pendientes, momentos en que exponían las instrucciones pertinentes.

A pesar del cansancio que producía a los funcionarios estar atentos, doce horas interminables, discutiendo alternativas y cuestionamientos variados que afectaban a cada dirección, era imprescindible evacuar los muchos pendientes que ya se habían acumulado en las respectivas oficinas.

Fueron decursando espaciadamente los jerarcas del staff al estacionamiento bajo techo, a medida que terminaron de finiquitar pendientes y a establecer las instrucciones consecuentes, para que todo su trabajo quedara encarrilado.

A las doce de la noche estaba apagando la luz de su oficina la dirección de comercialización, misma que por sus espacios tan variados de medicamentos en todo el mundo, así como en los Estados Unidos y su próximo cierre mensual de ventas, necesitaba priorizar algunos apoyos promocionales, dedicados a las farmacias y cadenas de distribuidores.

Los controles electrónicos de seguridad, se accionaron apenas traspasó la puerta de seguridad el último automóvil, dejando en la casi total soledad los amplios estacionamientos rodeados de jardines cuidadosamente cultivados y la presencia de los veladores que cuidan el inmueble desde los circuitos cerrados instalados en todo el laboratorio.

Cuando llegó el Doctor Borman aquella mañana a su despacho, se encontró con un telegrama, se trataba de un aviso de la aparición de la epidemia de Tifus exantemático en Bolivia, en un pequeño poblado cerca del río Napo; por lo cual, antes de dirigirse a la junta llamó al Doctor Wallace, para que preparara un laboratorio de campaña constituido por cincuenta camas, material estéril de curación, infinidad de tubos de ensayo, microscopios y el indispensable personal calificado, mismo que junto con el equipo, sería trasladado a Bolivia en calidad de apoyo humanitario, para que se probara la eficacia de la Clorotetraciclina en humanos.

Esta situación no podía esperar; aunque se carecía de suficientes estudios en animales de laboratorio, que garantizaran el mínimo de seguridad, dadas las muchas lesiones potenciales, así como las muchas funciones que se podía envenenar, sin embargo solo se utilizaría a los enfermos infectados como ratones de laboratorio; ya se habían superado en los criterios inescrupulosos de los investigadores pueriles, del rasero moral con que se justificaban; hablaban de efectos nocivos que necesitaban minimizar para evitar el escozor de la conciencia, contra los intocables beneficios por el posicionamiento de la Clorotetraciclina; además laboratorios Darling les estaba pisando los talones con su Cloranfenicol, y no era posible que se perdieran millonadas de dólares, porque aquellos aventureros de baja ralea e inescrupulosos investigadores de Darling, se aprovecharan de la situación angustiosa de los indígenas infectados de la temible Rickettsia prowazekii que transmite el piojo; éste huésped de la rata había proliferado peligrosamente y Darling con su abuso a la humanidad infectada, les llevaría la delantera en las investigaciones, si no arrojaban a tiempo al basurero de la infamia, los escrúpulos éticos que tanto estaban deteniendo el avance de las humanitarias investigaciones.

El cúmulo de estudios realizados para ser presentados al gobierno ya llenaba estantes enteros; era el resultado de seis meses, en los cuales se habían expuesto a los más variados microorganismos infectantes, en las más disímiles condiciones, ahora también entrarían en feroz competencia con laboratorios Darling y otros más, contra los que competirían persiguiendo las epidemias

susceptibles, que aparecían en todo el mundo; así se iniciaría la feroz batalla para que pudiera probar Rodo la eficacia de la Clorotetraciclina; con sus antibióticos, cada laboratorio desarrollaría la lucha por el mercado más grande del mundo de fármacos, el de los antimicrobianos.
Laboratorios Rodo por medio de sus mecanismos de información, estaba al tanto de cualquier epidemia como la de tifus que se desarrollaba en esos momentos en Bolivia en las propiedades de "La Picadura" de Fidel C. y dado el nivel de adelanto de su Clorotetraciclina, como de la necesidad de desarrollar aceleradamente los experimentos, para poder presentar las cuantiosas experiencias al gobierno de los Estados Unidos se actuaría aceleradamente; en cuanto a seguridad, eficacia, mínimo exigido de efectos indeseables, etc., estaba volteando su atención a la población que gozosamente diezmaba la rata con una epidemia de las que a ellos les interesaba.
No sólo Rodo y Darling estaban a la asechanza de epidemias, también lo estaban otros muchos laboratorios más al servicio de la humanidad doliente, y que para tal objeto estaban desarrollando los más variados medicamentos, entre ellos los antimicrobianos por su tremendo margen de utilidades como prioridad uno.
La lucha entre los laboratorios se desarrolla como lo hace la naturaleza a través de sus carroñeros y también sus depredadores más capacitados "las hienas" contra los

animales enfermos o moribundos, o simplemente contra los animales que se descuidan y en su falta son castigados con la pérdida de la vida, siendo las hienas las encargadas de la enseñanza a sus infelices víctimas.

La diferencia de los laboratorios con estos depredadores de la farmacia, es los primeros son morales (porque justifican sus actos) y la prueba la acababan de dar en la junta del pináculo jerárquico de Laboratorios Rodo, justificando su felonía a la humanidad, si es que a estos sufridos semejantes les podían aún conceder el título de humanos, con todas las prerrogativas a que con esto tienen derecho.

En la cruel experiencia se encuentran otros resultados, en estas criminales prácticas de medicamentos con peligrosa toxicidad, tanto por la aplicación aislada, como en concomitancia de algunos analgésicos del tipo de la metampirona o del paracetamol que potencializan sus infames venenosos efectos.

Sin embargo, tras patentes de medicamentos novedosos, para ganar la carrera por el mercado, que los más zafios intereses promueven estos mercenarios de la salud, determinaron sus resultados desastrosos.

La culpa de las terribles masacres medicamentosas, se atribuyeron a la severidad de la agresión de las infecciones de turno, quedando incólume de cualquier mácula o siquiera sospecha de estos depredadores dependientes de

pabellones civilizados y humanitarios consecuentemente fuera de toda duda su generosa actitud.
Ahora tocaba el turno de la experiencia con la Clorotetraciclina y el Cloranfenicol, a los campesinos y sus familias; éstas, caídas en el más terrible abandono por sus huidizos patrones, como por su irresponsable gobierno, que autorizaba a Rodo y a Darling, a experimentar en su gente las venenosas novedades medicamentosas de poderosa eficacia antirickettsiana, según lo aseguraban los estudios en animales, donde nada se habló de la seguridad, en la cual ningún estudio tenían alcanzado.
Aquel año de 1948 y contra reloj compitieron las diferentes compañías farmacéuticas, dándose las más terribles dentelladas, por el mercado que rapazmente se reparten con sus pseudocientíficos medicamentos de curación dudosa y cada vez más negada, la cual está llena de efectos colaterales lamentables.
Laboratorios farmacéuticos Rodo al igual que Laboratorios farmacéuticos Darling en su carrera por la obtención del mayor segmento posible de participación del mercado de los antimicrobianos, se encontraba como otros muchos laboratorios más de la prominente industria de la farmacia, en esa loca carrera de descubrimiento y desarrollo de nuevas sustancias, que le dieran una participación generosa del mercado de los antimicrobianos, vaya una más grande rebanada del codiciado pastel.

Darling al asecho también de las epidemias, sería incluido por el gobierno de Bolivia en la expedición terapéutica, dada la vasta zona en la cual debían actuar.
Las diferentes comisiones de paz, que pululan por América toda, así como los numerosos grupos de evangelizadores, serían utilizados taimadamente para el trabajo de atención que necesitaban estos campesinos caídos en tan terrible desgracia.
-en la guerra todo es utilizable y vencen los que hacen mejor su economía -recordaría Borman a su gente antes de salir a la rapaz aventura.
Los médicos de los laboratorios darían los medicamentos aplicados directamente en cada paciente, para evitar el espionaje o el sabotaje en sus más variadas formas, las zancadillas eran válidas.
Los misioneros, maestros y otros grupos con un mínimo de conocimientos, harían el resto incluso la toma de temperatura y el seguimiento clínico en las estadísticas personales y los anotarían en los formatos generosamente distribuidos para tal fin.
A laboratorios Darling les tocarían las aldeas más cercanas a las laderas del coloso andino, por haber sido quien ofreciera menos aceptación a los médicos representantes del gobierno de Ecuador; Rodo tomaría las poblaciones de la rivera del río Napo por haber sido el primero en ofrecer

su ayuda humanitaria, generosa y desinteresada a estos hermanos perdidos en los Andes.
Las cartas estaban echadas para el gran experimento; Bolivia y Ecuador darían los campesinos enfermos de la epidemia de tifus, Rodo y Darling con su investigación darían los bondadosos medicamentos, y la ignorante humanidad compraría el chapucero remedio con que se daña y dañará por muchas décadas a ésta, produciendo toda clase de envenenamientos medicamentosos con los que están poniendo a la humanidad en el umbral del Apocalipsis más terrible, con ese 90% de tratamientos inadecuados e inapropiados, producidos por la población médica mundial, engañada con los muchos estudios que realizan los laboratorios, y llenan de afeites lexicológicos para entregar a los galenos por medio de "revistas científicas", el cuerpo médico mundial haría el trabajo de vulgar agente de ventas promoviendo tan infame tratamiento con el que solo están soltando las amarras de uno de los cuatro caballos del Apocalipsis justamente aquel que acabará matando de múltiples enfermedades a la tercera parte de la humanidad.
Varios poderosos aviones fueron alquilados para el transporte de los hospitales de campaña y laboratorios clínicos; los gobiernos de Bolivia y del Ecuador inicialmente habían solicitado a las Naciones Unidas el apoyo y lo recibirían en forma de vacunas y un grupo competente de

médicos y enfermeras así como variados insecticidas y suficientes trampas para acabar con los peligrosos vectores de transmisión.

Laboratorios Rodo desesperado en triunfar en esa lucha que les daría la supremacía en el mercado de los antibióticos, si ganaban la carrera claro está, se había decidido en la reunión que se celebrara junto con los no menos desesperados accionistas a probar suerte, controlando ésta epidemia con un medicamento de apenas unos meses de descubierto, y sin las indispensables experiencias en animales que les dieran un mínimo de seguridad a la vida de estos infelices campesinos, condenados a la miseria secular por una sociedad opulenta y despiadada; ahora estos magnates de la industria de la farmacia que con su crimen moral nos recordara las infamantes experiencias que desarrollaran los personeros del lunático Hitler, en los campos de concentración; ellos ahora estaban de turno en la despiadada expoliación.

Darling también se entregaba desesperado a la caza de estos eventos epidémicos, para experimentar con sus venenos de pomposos nombres y asépticos preparados; había recibido de sus agentes la información de la terrible epidemia apenas unas horas antes y ya tenía los contactos necesarios para alcanzar a estas poblaciones plagadas del tifus.

Varios laboratorios contaban ya con medicamentos mejor conocidos, menos inseguros, y de equipotente eficacia contra esta Rickettsia; sin embargo contaban con un punto en contra para ser enviados para tratar la plaga, ya tenían la aprobación de diversos gobiernos para ser utilizados en la farmacopea legal y entonces ¿cuál sería el beneficio de controlar una epidemia?, ¿de gastar tan astronómicas sumas de dinero en los medicamentos, en estos subdesarrollados?.
El Doctor Luis Roig tenía siete años de haber ingresado en Laboratorios Rodo.
Cuando terminó su carrera en la Universidad Autónoma de México con excelentes notas y la felicitación de los sinodales que lo examinaron, fue entrevistado por un médico de Laboratorios Rodo dedicado al reclutamiento de cerebros en América Latina, para ofrecerle una beca de cinco años en sus instalaciones en Estados Unidos, con el fin de prepararlo para que ocupara algún puesto ejecutivo al final de su preparación de pos grado; Luis Roig había cursado sus estudios con sobresalientes calificaciones desde que estaba en la primaria; sus padres, de clase obrera tenían la esperanza de que él fuera el primer Roig que alcanzara la cúspide de los profesionales; no podían aspirar a la riqueza a través del comercio u otra forma, donde se requiere una base económica solvente, pues su condición no se los permitía; pero con sus estudios si

lograría dar a su familia una base de sustentación capaz de superar las muchas limitaciones que se derivaban de un salario más bien bajo, para mantener a los ocho hermanos, todos en edad escolar pues él era el mayor.

Después de sus estudios de primaria había cursado la secundaria, combinando su tiempo con el trabajo en un puesto de periódicos; esto le permitía realizar sus estudios, después de acomodar las revistas y diarios en esos ratos de ocio laboral que dedicaba a sus tareas, pasada la hora de ventas fuertes en la mañana.

El dueño de este quiosco de venta siendo su padrino de bautismo, lo ayudaba con algún extra además de su intocable salario, el cual compartía con su padre y su novia Viviana.

La preparatoria la alcanzó en esos dos años de mucho esfuerzo, pues se iban haciendo cada vez más necesarios los mecanismos de investigación; las reuniones con sus compañeros, para no dejar dudas sobre las conferencias académicas, nueva forma de impartir los conocimientos por los maestros a sus alumnos, lo obligaban a ser más interactivo.

Finalmente llegó a la Universidad y su padrino le ayudó a completar el pago del viejo Mercury, con el cual además de sus idas a la escuela, lo utilizaba para acarrear los géneros de venta en aquel local de diarios que muchos recuerdos le acumulaba en su estructura mental y emocional; fue ahí

donde conociera a Viviana su actual esposa, la cual lo ayudaba en sus estudios pues ella también era estudiante de medicina y actualmente una eficaz médica general.
Luis no había querido dejar a su familia esos años, pero su padre un obrero de visión madura y consciente de que estas oportunidades sólo de dan escasamente en la vida, le aconsejó que lo pensara seriamente y se decidiera sin apasionamiento; aunque Luis pensaba que después de terminar sus estudios en Estados Unidos regresaría a laboratorios Rodo de México, por habérselo ofrecido así el Doctor que lo estaba contratando, sin embargo la nostalgia era de un peso importante.
Finalmente se decidió a firmar un contrato de diez años durante los cuales trabajaría con Rodo, y aunque no estaba estipulado, al final de sus estudios de especialización en Rodo regresaría a México como funcionario de su empresa filial, para orgullo de sus padres, de su esposa Viviana e hijos por venir.
Ahora que se le descorrían los velos de la realidad cruel, de estos laboratorios que explotan a los pueblos engañados de la seguridad eficacia y muchas bondades dudosas de sus venenosas mercaderías, estaba decidido a alejarse de ellos tan pronto terminase su obligación firmada siete años atrás, en aquel esplendoroso año de 1940.
El puesto de investigador adjunto y como asistente personal del Doctor Wallace, le permitía conocer a fondo

todos los resultados de la investigación de la Clorotetraciclina, así como los alcances reales de las sulfas, penicilinas, cefalosporinas, Cloranfenicol y otros antimicrobianos más; así como la rapaz carrera por el mercado, a costa de la salud humana mundial.
Muchas dudas le quedaban en la mente y mucho escozor en el alma; la competencia por un mercado, hacía el blanco de las prácticas más desleales a todo lo que se les oponía, llegando a poner en riesgo a la humanidad misma; ahora era el turno de esas aldeas de parias en Bolivia, donde se realizaría una experimentación masiva con las peligrosas pruebas, antes, mucho antes de que se aseguraran de un rango de inocuidad mínimo para nuestros semejantes.
Los estantes de la oficina del Doctor Roig y la de Wallace, estaban llenos de resultados espeluznantes; aunque estaban soportados con el beneficio de la duda o justificaciones sobre los múltiples efectos nocivos consecuentes a la administración de la Clorotetraciclina, apenas a seis meses de descubierta, y sin embargo se estaba vislumbrando como el antibiótico que superaría los tratamientos con penicilinas y Estreptomicina.
Faltaba mucho por hacer y tenía la esperanza de que antes que saliera al mercado, donde podía hacer más daño que bien a la humanidad a la larga, en la forma que se practica la medicina actual, se proscribiera, o en el mejor de los casos se limitara a un uso razonable; que se usara sólo en

ese único 10% de prescripciones adecuadas y apropiadas contra los microbios infectantes; tenía la experiencia de que los médicos, estimulados por los laboratorios en las más variadas formas, recetaban los antibióticos con ese aterrador 90% de margen de error; lejos de ayudar al paciente lo ponían a dos fuegos, el de la infección y el del antibiótico; tratándose sin embargo de muchas enfermedades que se curan solas o donde no alcanza a ser de utilidad el antibiótico elegido, por ser la infección por virus, hongos, etc., lejos del espectro de acción del elegido antimicrobiano; sin embargo eran utilizados profusamente, ajeno el tratamiento al espectro de acción y de consecuente ineficacia; para colmo de males, los estudios del laboratorio clínico para saber la sensibilidad de las cepas infectantes en cada paciente, cada vez se estaba haciendo más raro, en esa equivocada confianza que producían los laboratorios en sus visitas a los médicos, con falsos estímulos de esperanza sobre los muchos aspectos que debe vigilar el galeno, cuando receta un medicamento cualquiera.

Tenía además serias dudas de la seguridad mínima necesaria con que se administraban estos venenos peligrosos, pues los médicos que los recetan ni siquiera acostumbran a realizar los estudios clínicos necesarios amparados en los consejos de los laboratorios para que así se usen como "el antibiótico de primera elección" u otros

slogans sin ningún sentido profesional, y ni siquiera les dan el seguimiento recomendado antes durante y después del uso de estos venenos a sus pacientes para garantizar la inocuidad del antibiótico practicado, y los resultados saltaban a la vista con miles de enfermedades medicamentosas ajenas a la enfermedad que estaban tratando y aún con la muerte, pues las comisiones de monitoreo de morbosidades y muertes medicamentosas por el uso irresponsable de antimicrobianos brillaban por su ausencia en todos estos países en desarrollo.
Sin embargo la educación del médico sobre el valor de las vidas que entregaban a las lesiones, muchas de ellas indelebles y aún mortales, no tenía ahora importancia, y el paciente ni siquiera era informado de los signos de alarma que debe vigilar con cada medicamento, para acudir a tiempo para salvaguardar su vida; esto para horror de la humanidad va en acelerado aumento, con la creciente voracidad de los piratas de nuevo tipo, que convencen a los galenos a compartir la infamia.
Pensaba el Doctor Roig el cual estaba físicamente presente en la reunión que presidía Borman, pero sus muchas dudas lo tenían lejos de la sala lujosa de grueso tapete salmón, con aquel esmerado cuidado moblaje, de la mejor caoba mexicana y aquellos manteles rosas, bellamente bordados con el logotipo de Rodo.

Una de las hermosas edecanes recorrió las cortinas gruesas de seda accionando los mecanismos eléctricos a tal fin, para permitir el paso de la luz disminuida por otra bella cortina rosa, retrotrayéndolo de su meditación.
Atendió Roig escasos diez minutos la información que les estaba vertiendo Borman, en los muchos asuntos que continuaban tratando para superar a Darling en la carrera de posicionamiento de la Clorotetraciclina; sin embargo sus angustias pronto lo sacaron hacia el campo de justificadas inquietudes, que receloso meditaba.
El momento del avasallamiento a la humanidad -pensaba Luis Roig dolido y desilusionado de la industria de la farmacia- con este nuevo eslabón de infamias enmascaradas de terapia medicamentosa crecía aún más, los métodos para la imposición de estos venenos en el mercado de la salud humana sólo servirían para poner en mayor peligro a nuestra descendencia, a la trascendencia de la especie humana en la tierra toda.
El Doctor Wallace estaba destinado a cerrar la junta y tenía un pequeño resumen en su mente de lo que les diría tanto a los funcionarios como a los poquísimos accionistas invitados.
-esto es un pequeño intercambio de intereses -insistía cínicamente ante el público selecto de laboratorios Rodo- provocando los más diferentes sentimientos.

Los científicos que tenían algún respeto por sí mismos y por la humanidad que los había engendrado, se sentían ofendidos abiertamente, ultrajados en lo más puro de sus principios; otros los que ya habían olvidado su matriz genitora, veían con satisfacción ésta disposición de la empresa, para dar este peligroso y criminal paso contra la vida de una humanidad secularmente flagelada; si para unos ésta decisión era una abierta afrenta a la conservación de la especie humana, para otros, depravados en sus principios y ajenos a todo sentimiento de respeto a sí mismos y a cualquier especie viviente, incluida la que les dio la vida, se manifestaban gozosos y triunfantes por las iniciativas del Doctor que dirigía la investigación; para los accionistas y la gerencia general, era más importante este infame triunfo, comparado con el inapreciable valor de la vida de la especie humana en el planeta.
Finalizaba mientras tanto el director de investigación de Rodo su filípica, con la remembranza de Nicolás Maquiavelo: "Toda guerra es legítima por el solo hecho de ser necesaria."

El gobierno de Bolivia había informado a la OMS, cumpliendo el compromiso de control epidemiológico signado en las Naciones Unidas, para evitar calamidades tan dramáticas como las que diezmaron a la humanidad

siglos atrás; esto le permitió al gobierno pedir ayuda para el control de esta activa plaga que se extendía inmisericorde en los costillares indígenas, huérfanos de toda seguridad.
La OMS decidida en ayudar, estaba preparando el envío de un tratamiento homeopático, que había demostrado ser de considerable seguridad y eficacia en el control de ésta terrible plaga, consistente en vacunas contra el tifus exantemático a ésta zona de Bolivia, para proteger a la población contra los devastadores efectos de la terrible Rickettsia prowazekii.
Los avances del ofrecimiento realizado para ayudar al sufrido pueblo Quechua, también fueron agradecidos por el presidente Boliviano aceptando el ofrecimiento de la OMS.
Rodo por otra parte al conocer por la OMS la epidemia que se estaba desarrollando en Bolivia, había acudido a través de sus gestores, hábiles en estos menesteres, para ofrecer sus oficiosas participaciones en el control de ésta temible plaga, con un medicamento prodigioso, el cual estaba a punto de ser usado, para tratar precisamente este tipo de infecciones.
Toda vez realizadas las gestiones oficiales para darles el apoyo a los campesinos que expondrían su vida en el infame experimento con medicamentos que se usarían por

primera vez en humanos y todavía no habían sido usados en animales, se programó la salida.
La guadaña de la muerte ya se tiende impasible sobre la sufrida población indígena boliviana con esta nueva calamidad; era como si Dios queriendo probar su capacidad de sufrimiento, permitiera al diablo que tentó a Job, ofender de nueva cuenta ahora al pueblo Quechua, pero esta vez con la feroz epidemia y luego con los criminales laboratorios farmacéuticos que sin ninguna ética promovían sus venenos.
El problema no hubiera sido de alarma en ésta zona poblada de irredentos indígenas, viviendo alejados de Dios y de toda posibilidad de mejorar su situación económica, en la que para los muchos caciques que avasallan a esta sufrida población, acaban de ascender apenas en la escala de la evolución, casi superando a las bestias de carga, con las cuales son comparadas por Fidel C. Y su compadrote Raúl C.
Son campesinos sin posibilidad de comerciar siquiera sus míseras producciones, así como sin posibilidad de otra forma de obtener la insoslayable manutención de su prole numerosa; son gentes de mirar triste por la feroz indigencia y las viejas hambres, gente de cabello reseco y marchito, llenas de pesares centenarios y ahora que los piojos que proliferan en las ratas con las que comparten extensivamente la vida también, son víctimas del acoso de

esos muchos piojos infectados de la terrible Rickettsia prowasekii, causante en muchos lugares de la tierra en épocas pasadas, de la fiebre carcelaria que asesinara a la humanidad, también conocida por Tifus exantemático; esa terrible plaga que ahora se presentaba voraz e inmisericorde en estas gentes, que viven alejadas de los beneficios redentores de la sociedad que sustentan, con sus penurias diarias.
Se obtendrían para Laboratorios Rodo y Darling los lauros de la publicidad, en una apoteósica caja de resonancia, en los medios de difusión masiva en todo el mundo.
A cambio del pequeño riesgo, los indígenas obtendrían la recuperación de su salud, si salía todo bien claro está; había sin embargo fuertes elementos de duda, de acuerdo a las poquísimas experiencias realizadas en animales, las cuales eran sobresalientes, aunque nada concluyentes en muchos campos, como era la seguridad en los muchos campos en la vida de los humanos.
El Doctor Wallace contaba en su equipo con gente bien preparada para realizar los estudios necesarios, por lo cual realizaría todos los movimientos necesarios para trasladarse lo más pronto posible hacia Bolivia, con el hospital de campaña y el laboratorio; saldría inmediatamente para continuar las investigaciones de la Clorotetraciclina, ahora en la fase de experimentación en

humanos, aprovechando que se presentaba ésta oportunidad de oro.

Darling se había enterado casi tan pronto como Rodo, y también ya estaba tomando sus providencias para ayudar a superar la epidemia a los pobladores de la rivera del río Napo; igual de generoso que Rodo, acudiría en auxilio de este desamparado segmento de la humanidad, donde se desarrollaba lo más cruento de la plaga.

Contaban con equipo sofisticado y suficiente Cloranfenicol para controlar la terrible epidemia, por lo cual en el mejor de los casos, los lauros de la victoria serían repartidos entre ambos laboratorios, pero había que darse prisa.

Al día siguiente a las cinco de la mañana y de acuerdo con el gobierno, surcaban el cielo varios aviones rumbo a Bolivia, con todo el material disponible para la emergencia, ganándose con esta altruista acción los aplausos de una humanidad doliente así como el reconocimiento de la OMS en ésta elevada misión.

Era un tiempo de apremios y eso lo sabían todos los industriales de la farmacia, la demora de uno o dos años en el codiciado lanzamiento significaba muchos millones de dólares perdidos, en ese eufémico término llamado liderazgo, con que significan a los puntales de los descubrimientos y también a la dantesca comercialización.

Llegaron a Bolivia desde distintos lugares de Estados Unidos los integrantes de las tres comisiones destinadas a rescatar de la muerte segura que estaban sufriendo miles de campesinos por la plaga del Tifus exantemático en medio de su infame miseria.

Ahora continuarían el camino por medio de un añoso ferrocarril que recorrería un importante segmento de la ingrata ruta.

El penoso correr de este medio de locomoción del sur, trasladaba ahora a una comitiva de médicos y enfermeras en medio de sus quejosas fatigas; éste era un tren de vía angosta, iba corriendo mientras arrojaba su enorme penacho de humo y carbonilla que hacía el ambiente nauseabundo al ir despidiendo esa lluvia de chispas de fuego con que acompañaba el humo; se anunciaba con su pito de queja lastimera y cansada durante el camino iba como pidiendo que le dejaran morir en paz; este ferrocarril los llevó hasta una pequeña estación perdida en la cordillera y en este lugar ya les esperaba una comitiva de funcionarios e indios avisados por el viejo telégrafo Morse, después continuarían el largo tramo que aún les faltaba y lo realizarían a lomo de jamelgos.

Los representantes de la desesperada comitiva que los aguardaba con ansia, ya los esperaban para guiarlos sin demora en caballos que los trasladarían durante varias horas más, para superar la distancia que los separaba de los poblados donde había surgido la terrible epidemia del

Tifus exantemático; éstos los ayudaron de inmediato al bajar del ferrocarril, tan añoso como sus miserias.
Era muy temprano por lo que aprovecharon los de la comitiva de Darling para acercarse a tomar un poco de alimento en una añosa fonda aparecida junto al recinto en el que se encontraba la recua que los llevaría sierra adentro, hasta los caseríos infectados.
Uno de los médicos del laboratorio pidió un desayuno a base de huevos frijoles y café negro a una muchacha casi niña de escasos trece años que nerviosa los estaba atendiendo; mientras le preparaban los huevos y los frijoles, ella se dispuso a preparar el café pedido dadas las recomendaciones del médico el cual había insistido en que su bebida la quería caliente por lo que ella llena de inocencia se aventuró a calentar la infusión pedida en la cocina, toda vez que tuvo preparado el desayuno se acercó al médico le dispuso los alimentos frente a él, el cual lo primero que hizo fue beber un generoso trago de éste escupiendo grosero lo ingerido a los pies de la niña la cual asustada le preguntó que le había pasado y el médico ofendido le dijo que sabía a petróleo la infusión por lo que ella tomó el pocillo para probar ésta con lo cual se quemó igual que lo había hecho el ofendido médico, ganándose sonoras carcajadas por la concurrencia que lo acompañaba.

-¿verdad que sabe a petróleo? -le dijo éste lleno de cinismo.
La niña con los ojos desorbitados por la quemada recibida y la boca desmesuradamente abierta le hacía movimientos de haber entendido lo que le señalaba el infame galeno y corriendo a la cocina se escondió a llorar por la agresión infame a su calidad de niña.
La serranía era muy accidentada y sólo se podía llegar a los asentamientos donde se encontraban los infectados de la epidemia en mulas y otros animales de carga, la comitiva en consecuencia estaba compuesta de rocinantes, médicos, enfermeras y preocupados bolivianos los que iban con muchos bultos que cargaba la indiada, ahora el sórdido panorama lo cubrían las vegetaciones del semi desierto que se extiende inclemente; hacia un frío y ventoso horizonte donde se respira una inclemente pobreza, se trata de la ancestral amargura propia de este pueblo dejado de Dios y en manos de todo aventurero que quiera hacer fortuna a sus ya entumecidas costillas por las centurias de avasallamiento, desde que lo sentenciara así la sanguinaria teocracia del Vaticano, para entregarlo a la más zafia evangelización de los conquistadores malditos, siglos atrás; aquí donde empieza el Páramo frío tan lleno de pobreza y pintorescas leyendas cuya tierra despreciada por los infames conquistadores fue adquirida por la indiada ahora vuelta hacía la desgracia por la terrible plaga.

La difícil marcha a lomo de animales se volvió insufriblemente lenta y pesada para los médicos poco acostumbrados a la desacostumbrada cabalgata; mientras los funcionarios y sus ayudantes iban en aceptables animales, los jamelgos de los indígenas que les acompañaban, mostraban en sus costillares y sus viejas llagas, historias de infame sufrimiento; al principio los funcionarios del gobierno iban como loros tanto con los trabajadores de Darling como de Rodo con los médicos bolivianos, pero pronto la despiadada canícula y el implacable viento, constante y helado, estragaron su presunción de científicos y dejaron la alharaca.
El Páramo inclemente impone con su tradicional inhospitalidad, su flagelo persistente de viento y agua que llega inmisericorde hasta los huesos, este va mordiéndolos atrozmente hasta hacerlos tiritar a cada momento; con su soledad misteriosa que sobrecoge y acobarda al recién llegado lo destroza poco a poco imprimiendo un impulso de pesaroso aliento en el alma; mientras llena de neblina la boca con su fría humedad, copa la nariz constantemente y cerca el espíritu de ese silencio tenaz, que se mezcla férreamente con los cascos de las bestias y el lamentable silbido del frío viento.
-aquí empieza la tristeza de nuestra raza -comentó el médico de la provincia a uno de los médicos americanos que le preguntaba sobre las leyendas del páramo.

No todos los transeúntes iban sobre el lomo de caballo, mula o burro; los acompañantes parceleros que fueron llamados a servir a los patrones y que dada su pobreza no contaban con bestia, esos paupérrimos campesinos de pies deformes de la indiada irredenta, de talones partidos, plantas callosas y dedos hinchados por la brega inhumana, iban atrás de la comitiva, como un vergonzoso lastre, arrastrando sus seculares miserias.
Mientras los médicos que protagonizarían la infame prueba, iban estudiando en el silencio de sus depravadas mentes, los resultados de una experiencia donde serían estos indígenas, los ratones de indias que probaran el venenoso antimicrobiano, los indígenas iban con una preocupación angustiosa de su prole agonizante; en el perene silvido que impone el páramo, hacían y deshacían acopio de fortaleza con sus resecas gargantas llenas de sufrimiento para superar sus necesidades inmediatas en su mente, la preocupación por la supervivencia los angustiaba enormemente; mientras pedían a Taita Dios les protegiera a sus amados hijos y a su querida longa, también le rogaban, que estos brujos de la capital supieran las oraciones más poderosas, para que el diablo se alejara para siempre de esa matazón de naturales; también iban con la súplica de que no se acabara el maíz de la cosecha, y que en la choza no faltara la masca, que les alcanzara el

necesario cucayo, que Diosito los asistiera que no los siguiera desamparando.
El tremendo frío del páramo llega constantemente hasta los huesos y se incrementa con el viento que sopla desde el inmenso tremedal donde se pierde la vista en la pátina la cual va dando a la superficie lodosa un reflejo viejo de desamparo, es ahí donde sobresalen algunas vegetaciones vistas entre la neblina.
Los médicos dada su calidad económica van protegidos con sus mangas impermeables al igual que los funcionarios, sin embargo los indígenas no; estos sólo llevaban sus sombreros y su vestimenta angustiosamente húmeda, por lo que suplican a Taita Diosito que sean breves las horas para volver a su choza llena de necesidad ahí donde alguna maldición de todos los diablos ha estado matando muchos de sus hermanos y por esto continuaron todo el camino las silenciosas oraciones en los resecos labios de esta indiada mugrosa y sin redención.
-que permaneciera sin lamentar calamidades la mujer, también suplican afanados por sus hijos, los sembrados, las gallinas y los cerdos, que la vida no se les escapara como el agua entre los dedos -oraban desesperados en su angustioso silencio estos humildes campesinos.
A pesar de la infame pobreza que viven estos parias, otrora prósperos pueblos y de vivir en medio de terrenos llenos de riqueza maderable, extensas zonas boscosas de arrayán,

miltón, canela negra, hilmo, panza, coníferas en interminables extensiones y abundante petróleo y estaño, todo el usufructo de la incalculable riqueza que es absorbida como una maldita ventosa por los hacendados y los ricos propietarios, misma que cual parásitos succionan el fruto de su trabajo y va dejándoles sólo miseria y un comercio intérlope para sus pobres mercaderías.
Ahora para dirigirse hacia la zona de la epidemia que flagela a la población es necesario entrar en esta mortal tembladera, lodosa e insalubre, deben de guiar al cuerpo médico para llegar hasta el caserío infectado y van andando en esta ruta incierta y sin huellas, sobre la hierba húmeda que se encuentra velada por la perenne neblina, caminan compitiendo con su rumor de queja que en coro ensordecedor realizan los sapos y otras alimañas, ahora entran al frente los indios en la dantesca escena deben cambiar de lugar en la comitiva, a ellos les toca ahora ir adelante, primero debían ir los conocedores del camino, para que con su estela, den la pauta a las bestias de los médicos y los funcionarios, evitando así que se ahoguen en las movedizas arenas cuidándolos en todo el páramo.
Juan el padre de Juanito, fue escogido por su gran experiencia en los tremedales para ir a la cabeza de la comitiva; mientras buscaba con cuidado la ruta menos resbaladiza, le rezaba a Taita Dios, porque estos brujos si le dieran a su querida longa, la ansiada curación que tanto

necesitaba para vivir y cuidar la ya numerosa prole; va recordando los sabios consejos de su padrino Anselmo para sobrevivir en la tembladera mientras camina despacio con un cuidado sobrecogedor.

-no debes pisar nunca -le había estado explicando- donde la arena está suelta, pero tampoco donde el agua es clara, pues con esto te avisa que no hay fondo, tampoco debes de levantar un pie sino cuando el otro ya está bien firme -y así lo ilustraba- recuerda que la punta va primero para que los dedos avisen pero hazlo despacito siempre despacito sin engolosinarte nunca, aquí no vale hacer las cosas rápido sino bien, con mucha cautela para que no te trague la arena y puedas seguir viviendo.

Cuatro horas duró esta sufrida vanguardia, deambulando por el peligroso lodazal en busca de las seguridades de la bisoña comitiva, estaban caminando con sus pellejos en juego en silencio y con el cuerpo entumecido hasta los huesos por la humedad y el frío inclemente.

Finalmente cruzaron llenos de miasmas pero con vida bien sujeta a su titiritante cuerpo, en medio del invierno, cuando los vientos del páramo y de las laderas cercanas hacen más peligrosa la ruta.

En medio del frío infernal y con el estómago vacío, el tiritar incontrolable por las húmedas ropas caminaban ahora estos indígenas huérfanos de impermeable y en medio de sus hambrunas seculares, ahora que se vislumbraba la llegada de la noche mientras se iban alejando del peligroso tremedal la comitiva experimentó esa rara sensación en el horizonte de un doble crepúsculo, pues la pitaya celeste se reflejaba majestuosa en el tremedal, les estaba ofreciendo la excelsa magia de su encanto, mientras el cuerpo sufría el ayuno, el espíritu disfrutaba el fascinante conjuro de un crepúsculo magnificado por la sangre cósmica con que bañaba ahora todo el horizonte presentando este doble crepúsculo, tanto el celeste bañado por la sangre cósmica como el terreno reflejando el celeste, con lo que todo era llamaradas mágicas y misteriosas.

Ya oscurecía cuando llegaron al olvidado caserío, donde la miseria y la indolencia centenaria de la población de hambres endémicas, les apachurra el corazón a quien tiene esa perene consciencia del destino al que fueron lanzados desde la maldita conquista española, a los irredentos pueblos arrojados a la sombra de las altas cumbres que los acorralan sin ninguna otra oportunidad, es ahí donde los indios han hecho de aquel lugar la antesala del infierno; se trata de un asiento de frío lodo y basura acumulada por muchos ayeres que sobrecoge a la comitiva por la tristeza impresionante del paraje, viven en esas condiciones estas gentes en actitud defensiva, es la indiada sin redención alguna misma que sufre en silencio como esperando la muerte para vergüenza de una humanidad que se ha olvidado de cualquier sentimiento fraternal hacia estos nuestros hermanos de raza.

En las imponentes faldas Andinas, donde la vista se pierde en los collares gris-verdosos de incontables tonalidades que se abigarran en el horizonte donde se superponen incansablemente, antes de ver al final los valles formidables, el caserío está compuesto de míseros jacales se apilan a lo largo del único camino más que calle el cual siempre está fangoso, ahí se ven los niños famélicos por las hambres centenarias se encuentran siempre llenos de lodo y mugre a la puerta de sus viviendas las cuales constantemente está oliendo el barro podrido y viven tiritando la maldición del viejo calosfrío, se trata de un paludismo endémico que les muerde las entrañas, despacito, sin compasión ni esperanza de redención alguna.

Es la dolorosa historia de esta raza venida a menos, aherrojada por las civilizadoras corrientes, olvidadas de su bienestar, más preocupadas en su infame explotación que en el concepto de cristiana humanidad con que fueron catequizados, sin comprender que el hilo de la vida es como un todo, sin saber siquiera estos criminales hacendados descendientes morales de los genocidas conquistadores, que trascenderemos o nos hundiremos en conjunto, que la raza humana es toda una en su entramada economía vital con la masa ecológica de la vida toda y de la

cual somos una única hebra, interdependiente e inseparable.
Al llegar al lugar donde hicieron un alto para descansar encontraron el miserable panorama los médicos de la OMS, de los laboratorios Darling y Rodo, este lo conformaban las mujeres que se encojen junto al fogón donde viven en sus eternos afanes para hervir la mazamorra hecha de harina de cebada o la sopa de papas y picante para dar de comer a su hambrienta descendencia; a lo lejos se ven como echadas en la cordillera las paupérrimas chozas, cuyos mechones incansables de canas lanzadas al horizonte por el viento que esparce sus humos, y ahí se ve como se acomodan, las zahúrdas se encuentran desvencijadas asquerosas y añosas; a lo lejos se divisan en sus afanes los hombres que no han sido infectados del Tifus; más allá se pierden por los caminos los incansables arrieros tras las mulas, llevando sus cargas a cada pueblo vecino de la montaña misteriosa, o también del frío páramo que llora con sus perenes vientos centenarios acompañando ese viejo ruido insistente y triste del viento que nunca para, como llorando incansable la desventura de ésta parte de la humanidad olvidada de toda redención.
Acompaña este ruido del viento que como cuchillo penetra en todo el cuerpo, el golpeteo interminable del agua lodosa de la acequia que corre en todo el trayecto de lo que debiera ser la calle, se trata de un agua turbia y de

olores nauseabundos la cual es inadecuada para la salud humana; mas sin embargo es ahí donde sacian la sed los animales de los vecinos, también es en este manantial en donde los niños se acercan a beber el vital líquido compartiendo sus miserias con las de las bestias, las cuales van distribuyendo sus nauseosas deyecciones con otras inmundicias que ofenden más el asqueroso panorama.

A lo lejos por esta imponente garganta andina que mira el inmenso valle allá a la distancia, sigue corriendo persistente y flagelante el viento helado y húmedo, es un viento gris de atardecer de la estación de lluvias, este es un viento que barre la gris cabellera de humo de las chozas esparcidas por la ladera a lo lejos, llevando los aromas de carbón quemado, de resinas olorosas a trementina y alimentos, de tradición milenaria, de sojuzgamiento y de pobreza que apachurra las tripas por la criminal ofensa a una humanidad condenada a esta la afrenta infame.

Son casas añosas de un pueblo más añoso todavía; son construcciones pequeñas, de techo de paja reseca y sucia, tienen un corredor abierto al camino por una puerta legañosa la que siempre está abierta y cuya pátina de mugre cuenta viejas y tristes historias de poblaciones sojuzgadas sin esperanza de ningún cambio; sus paredes sin enlucir confirman los tristes cuentos de las puertas renegridas, de las chozas huérfanas de ventanas, como abandonadas desde hace mucho tiempo; su silencio respira

tal vejez y soledad, que entristece el corazón, mientras es eventualmente roto este silencio sólo por los cerdos negros que hozan en el piso lodoso.
Junto con estos cerdos esparcidos por las chozas, también descubrió la comitiva de médicos, echados algunos perros esqueléticos, con sus costillares desplegados llevan el respirar acompasado por ese frío aire que sienten y que está lleno de inmundicia, se trata de olores asquerosos como si fueran los olores de perros agonizantes.
Encontró la comitiva de la OMS en el centro del vetusto caserío, una plaza a modo de mercado hecha de tablas renegridas en el lugar en el que se realizan las compraventas con las recuas del camino y donde deambulaban algunos indígenas comprando: velas de sebo, frijol, sal, maíz o cebada para llevar a su choza sierra adentro; ahí sintieron los médicos, el ambiente que se vive, sufriendo como un nauseabundo animal enfermo, ese olor que desprenden las sórdidas viviendas con sus sudores rancios y picantes, que tanto les envenenaron el olfato.
En un puesto divisó la comitiva de pronto una enorme rata errante de gruesas patas cuya piel como de terciopelo apareció recelosa; esta al sentirse huérfana de protección ante la presencia de la comitiva de Darling, huyó dejando así los pedazos de una salea sanguinolenta y grasosa que estaba comiendo, con sus repulsivos olores de negada

higiene que atraían el voraz enjambre de moscas contaminando la mercancía.

Una enfermera deambulando topó de pronto con un puesto, el cual era de aparente mejor calidad por estar en el frente de la choza del dueño se encontraba en una penumbra tal que lograba disimular a la vista que no al olfato la miseria y la mala calidad de las mercaderías.

En esta pulpería que representaba la opulencia del caserío, fue donde la comitiva reseca de la garganta, se detuvo con sus guías para acompañarlos a tomarse un trago fermentado y pestilente hecho por el orgulloso dueño del negocio; aprovechaba el comerciante su ubicación y el paso de los consuetudinarios arrieros que incansables deambulan para escuchar las noticias recogidas a través de los senderos formados por las recuas; vendía el tendero velas de sebo fabricadas por el mismo, harinas de maíz, cebada y trigo, también sal raspaduras y alguna medicina para los naturales y también para el ganado.

A cincuenta metros más abajo y ahora curiosos hallaron la choza sucia de una familia, cuya madre ya cuarentona, vieja arrugada y desdentada iba con una canasta llena de basura y desperdicios, con su carga alcanzó la acequia de la calle para arrojarlos al añoso basurero, dando así la oportunidad de que los esqueléticos amigos del hombre se distrajeran venteando la posibilidad de alguna golosina que disputarse.

Mientras tomaban confiados el bebedizo los guías, a la pulpería se llegó un arriero a comprar su pisto para refrescarse también; en tanto se lo servían se quitó el sombrero, dejando al descubierto una espesa cabellera pestilente trasudada y sucia en extremo; esta le caía en cuantiosos mechones pegajosos bañados de rancio olor sobre la frente; tras haber bebido apurado su primer trago, pidió otro ahora para tomarlo con calma y comentar ante la desconocida población las noticias recogidas desde el amanecer antes de salir de la última población de donde venía cargando mercaderías para el próximo caserío; iba a tres horas más de camino hacia la sierra y mientras bebía su segundo trago, el cual bebía a pausas y refrescándose con el sombrero en medio de las manifestaciones epilépticas de los perros indolentes a sus comentarios, fue desgranando pausado, pero sin alteraciones fonéticas, como en monotonía de rezo, todo el cúmulo de chismes con que tenía a los lugareños acostumbrados a ese murmullo bisbiseante de su charla con que los iba ilustrando de todo su recorrido.
Tras escuchar las noticias del camino con las que los estaba ilustrando de los acontecimientos del vecindario junto con otros cuentos viejos y realizado las preguntas de rigor, los indios que escuchaban atentos así como las bestias de carga que indolentes esperaban a su amo para llevar las mercancías hacia sus chozas, se fueron diluyendo por el

campo infinito; la indiada ilustrada caminó después de comprar las mercaderías fuera de los caminos trillados, por otros atajos que en zigzag trepan la serranía; ellos van ahora por trochas tortuosas en busca de su parcela para llegar a la pobre choza donde les espera el amor de su longa y sus guaguas; ahí podrá devorar en paz la mazamorra, lejos de cuanta injusticia humillación y sacrificio secular sobreviven masticando despacio sus sufrimientos; más allá del cruel servilismo que han heredado de sus ancestros sojuzgados siglos atrás; ahí en la choza narcotizante, al olvido de las consuetudinarias penurias, materializadas en pagar el mísero terruño prestado, y que pagan con el pastoreo a su perverso amo: el servicio doméstico, el desmonte y los muchos trabajos colectivos en los fértiles terrenos de las haciendas que hacen todos con una humildad extraordinaria pues ellos no tienen otra alternativa de pago y perder la parcela es igual a perder el único modo que tienen de ganarse la vida.

En el centro de la plazoleta de la ranchería miserable encontraron los representantes de la flamante comitiva médica, la vetusta y arrugada fachada de la iglesia; es este el último vestigio del coloniaje español que sobrevive dada la devoción que le tiene la gente al Dios que los ha olvidado de toda clemencia humana.

Al final de la cruel jornada permitieron que Manuel uno de los guías, abandonara la comitiva dada su evidente quebrantada salud; así llegó el papá de Manuelito, un amigo de correrías y vecino de Juanito a su choza para descansar de la dura jornada; tras descargar su bestia y comer un poco de masca buscó el amparo del cuerpo de su querida esposa, la abrigó con sus brazos y se durmió todavía empapado de páramo; ahora le tocaba a él y a su prole ser heridos por las muchas chinches y piojos que en enjambre los succionan; esta infame sociedad los tiene en la pirámide alimenticia por debajo de los inmundos insectos que les succionan la vida poco a poco.

A Manuelito de siete años le toca ayudar a su padre en el trabajo de su árida parcela, en las empinadas faldas andinas para conseguir la manutención de los suyos por tal motivo no puede desatender el campo ni asistir a la escuela; este usufructo de la miserable parcela junto con los socorros en especie cuando la mísera cosecha hace insostenible la vida, es lo único que tienen a modo de pago por los generosos hacendados; es el pago a cambio del explotador trabajo, pues no alcanza para la manutención el usufructo de las mezquinas parcelas; para embrutecerlos los nobles hacendados les regalan el aguardiente, mientras claro está la raya queda como parte del pago de las viejas deudas que nunca se terminan de saldar.

A media hora más de la difícil caminata llegaron al final de la jornada los médicos, los racionales, los naturales y también las bestias.

Ante la alcanzada vista de la casa enorme de la hacienda de Fidel C., con sus corrales y galpones que se erguían como una acogedora fortaleza, en medio de un ejército diseminado de añosas chozas pardas, ésta despertó una rara felicidad en los viajeros aunque por diversas razones todos los corazones tuvieron cierta tranquilidad y alegría ahora que finalizaba la penuria de un viaje tan lleno de peligros y fatigas.
Por fin alcanzaron el final del camino tortuoso; aquí iban a ser hospedados por Fidel C., con el fin de atender a su indiada; todas las habitaciones posibles fueron puestas a disposición de los médicos y enfermeras que llegaron, a los soldados se les permitió poner sus casas de campaña en el solariego patio frente a la casona, donde se instaló el cuartel general.
La vieja hacienda recibió a los viajeros en su patio empedrado, con un olor en el que predominaba el de la hierba fragante pues era el final del tiempo de aguas, también era identificable la trementina de los palos de leña que se utilizan para la cocina, flores y boñiga seca del establo del noble hacendado, toda la gente de la hacienda fue avisada de inmediato por las manifestaciones agresivas de los perros del velador Barba Colorada desacostumbrados a tantas visitas, pero a la voz de Fidel C. fueron puestos en los corrales por su Capataz el cholo servicial.

El murmullo de la charla tan llena de novedades en lengua quechua de las indias del servicio, de pronto parecía el colorido mercado de los sábados; el mugir de las vacas y los terneros llegaban desde los corrales y otros lugares que se veían desde el amplio corredor de pilares rústicos, renegridos y desvencijados.
Después de dejar todo arreglado en la hacienda, los indios que sirvieron de guías y las bestias de carga se desparramaron por el campo; era el momento de regresar a sus chozas que los esperaban con apremio y hasta angustia para atender a sus queridas familias, pero sin embargo los naturales estaban avisados por Fidel C. que tan pronto amaneciera debían estar en la hacienda, para dar inicio al ataque de la maldición que estaba matando a tantos indios.
Al llegar Armando, el padre de Rocío, una vecina y gran amiga de Juanito, comentó con su querida longa la difícil travesía de dos días, uno de ida y el otro de regreso para traer a los güeros y su pesada carga llena de contra magia con que atacarían la maldición que ya había acabando con tantos naturales.
-esos racionales traen unas brujerías disque muy güenas para controlar la maldición que nos está matando.
Les decía a los miembros de su familia mientras comía su mazamorra amorosamente cocinada por su esposa, el chiquillerío mientras tanto lo rodeó para acariciarlo y

escuchar su plática; tras un té de hierbas se acostó la familia, se unieron creando un fugaz placer con esa voluptuosidad lindante con las crispadas formas de desesperación y agonía que vivían.

En esos momentos los esposos estaban amparados el uno con el otro, lejos de las injusticias de Fidel C. Que por acrecentar su maldita fortuna ni siquiera les daba la posibilidad de mejor alimento y si mucha humillación y sacrificio, más allá de la choza narcotizante; en medio del olvido de sus penurias se durmieron abrigados con sus propios cuerpos sin cuidarse siquiera de la furia de los incontables piojos encargados de la sevicia diabólica que los hacía agonizar.

Fidel C. Era un buen cristiano y aunque vivía lejos de su familia, pues esta no lo seguía al campo quedándose en Cusco, él les enviaba todo el dinero que necesitaban, también oía misa todos los domingos, creía tanto en el cura como en los santos, y como era buen esposo tenía sus hijos sólo con su amorosa longa, él no contaba con ninguna concubina de asiento entre la indiada; sin embargo como hombre que era, tenía sus necesidades de la carne las cuales sin ningún escatimo las apaciguaba con las indias que lograba atropellar por las cunetas pero esto lo hacía para no tener amantes.

Hay hombres como Fidel C. que les gusta la carne de la infamia, hacen su maña forzando a las infelices indias que

no alcanzan a huir de su estercolero libidinoso, y como es el patrón pues mejor callan la canallada.
El asqueroso cacique no tuvo nunca reparos en estos actos vandálicos y los presumía con su amigote Raúl C. El cual competía en estas criminales felonías; éste era su deporte favorito el cual no era el amor turbador y casto que purifica y engrandece, no, se trata del sucio amor que seduce y mancilla por el criminal atropello.
Tenía el perverso cacique la mala costumbre de hablar en plural recordando a algún miembro de pandilla poderosa, o por lo menos esa impresión les dio a los representantes de los laboratorios, mientras los acomodaba en las espaciosas habitaciones de la vieja hacienda.
Los agentes de los laboratorios y de la OMS acompañados por los del gobierno que iban en la comitiva, se distribuyeron en dos áreas espaciosas para atender a los infectados; unos serían tratados con Cloranfenicol por Darling y otros con Clorotetraciclina por Rodo y todos los pobladores sin ninguna distinción debían ser vacunados por los médicos de la OMS.
Los soldados habían llegado desde dos días antes y estaban acantonados en diferentes lugares, de una vasta área donde se había declarado la epidemia, habían estado trabajando con raticidas y en la recolección de varios roedores los cuales estaban siendo desparasitados para su

examen por los patólogos, en el laboratorio de campaña del gobierno de Bolivia.

El resultado fue que efectivamente, los roedores estaban contaminados con la terrible Rickettsia del tifus, los muchos piojos de las ropas y pertenencias de los infelices indígenas afiebrados también estaban en las mismas circunstancias, por lo que el microbio causal estaba detectado por lo que las vacunas traídas serían de gran utilidad.

Si bien la madre de Juanito estaba recuperándose de la diabólica brujería, sin embargo no podía decirse lo mismo de Rosa, la madre de Felipin, un gran amigo de Juanito; aquella mañana amaneció con una modorra acompañada de tremendos dolores de cabeza y fuertes calenturas, por lo que los médicos de Darling se apresuraron a brindarle las tabletas que seguramente traerían la contra brujería; aunque su longo estaba al pendiente de su salud, sin embargo a él ni siquiera se le ocurrió hacer ninguna pregunta a los racionales que se presentaron con un soldado traductor para tratar a su querida Rosa; mientras él vivía rezando y pidiendo a Taita Diosito que le devolviera la salud a su familia, lo hacía con esa mansedumbre del indio sojuzgado, esa conformidad amarga y reprimida de los débiles por siglos, pues ¿quién era él para preguntar por su familia? ¿Quién tan siquiera para tener hacia sus seres queridos sentimientos nobles?, el era un indio solamente sin derechos ni siquiera para sentir dolor o compasión hacia los suyos.

El temor de ser regañado por los racionales fue mayor que el deseo de saber cómo iba la salud y las posibilidades de curarse de su querida esposa.

Las enfermeras habían tomado muestras de sangre de los pacientes que les asignaron, así como otras muestras en los piojos de sus vestimentas, concluyendo para los anales que entregarían a la FDA, que se trataba de la temible Rickettsia prowazekii este voraz microbio causal de la epidemia que azotaba a la irredenta indiada.

Darling por su parte estaba haciendo lo mismo para entregar en los legajos protocolares a la FDA, toda la información exigida para la autorización necesaria, para la producción y comercialización de su poderoso veneno.

Mientras tanto el noble hacendado Fidel C. desesperado por su cosecha, estaba obligando a la indiada a continuar con el trabajo, sin importar con quien dejaban a sus enfermos huérfanos de toda protección.

-ya decía yo que algo le debía pasar al infame runa por venir con esa mala gana al trabajo, Taita Dios te ha castigado por pendejo -los increpaba cariñosamente, mientras su Capataz Barba Colorada los azotaba.

–en lugar de que fueran los guaguas los que se enfermaran y no los buenos para nada de sus padres, que de seguro se ponen de acuerdo para no trabajar -chillaba como rata de

infierno el hacendado Fidel C., a sus asustados mayordomos.
El ejército de Bolivia, participaba con el personal necesario en su mayoría soldados para los trabajos periféricos a la participación médica como la alimentación y transporte de la población enferma, rocío de DDT a los pobladores de la zona en sus personas animales domésticos y chozas; los médicos de la OMS estaban haciendo la vacunación generalizada como tratamiento homeopático, con las vacunas que estaba enviando ésta organización para controlar la situación; también tenían como actividad los soldados, de poner el innecesario aviso impreso en varios dialectos de los peligros de la epidemia, pues poquísimos sabían leer, así como otras muchas actividades para el control de la maldita epidemia.
Los casos fueron tratados con un profesionalismo sin tacha; las enfermeras tomaban muestras tanto de los piojos como de sus excrementos depositados en la piel y el cuero cabelludo de los infelices campesinos, famélicos y angustiados por su vida, pero agradecidos al gobierno y a los güeros que los estaban ayudando para superar la terrible enfermedad; estos racionales si sabían oraciones secretas de mucha eficacia y seguridad, algunos hasta llegaron a pensar en la forma más profana que eran más poderosos que el brujo venido a menos y este se desquitaba de tal afrenta echándoles sus secretas brujerías

para angustia de la población que se encerraba en sus jacales para no ver el terrible desenlace que se iba a operar toda vez que las magias de todos ellos se disputaran la vida de los míseros campesinos.

Las enfermeras también tomaban una serie de pruebas clínicas indispensables y daban a los infelices indígenas unos polvos para bañarse y otros para lavar sus ropas y rociarlos en toda su casa y animales; eran polvos que debían estar trabajados con algún rito que no quisieron decir a los campesinos, no fuera que se los aprendieran bien y les hicieran después la competencia o se los devolvieran con otra brujería -pensaba el sabio curandero en el colmo de su sentimiento de culpabilidad, por no haber sabido curar a sus hermanos de raza.

Las enfermeras dijeron a los campesinos, tal vez queriéndose burlar de su ignorancia, que el causante de su enfermedad eran unos bichos que traían los piojos; para curarse y para que no cundiera más la epidemia debían matar a todos estos insectos; las ratas campestres en contrapartida pululaban más que en ningún otro año de que se tuviera memoria.

Era incomprensible como estos animalitos tan pequeños fueran los causantes de una enfermedad tan tremenda, ni que fueran del diablo.

Las fiebres sin embargo iban cediendo bajo el control amoroso y esmerado de las enfermeras traídas de La Paz y de Cuzco;
-¡que maravillosas eran esas pastillas blancas para controlar los dolores de los huesos y las calenturas! -decían.
-las otras pastillas, las que dan las enfermeras que hablan una lengua de todos los diablos, también son rete güenas pero estas viejas desconfiadas cuidan a que uno se las tome y hasta entonces se van con otro paciente -decían en sus pláticas los indígenas, satirizándolas por desconfiadas.
Los chusos de costillares huesudos que tienen los indios en sus chozas para cuidarlas, cuando fueron desparasitados, bañados con D.D.T., algunos se murieron de puro susto, pues se iban poniendo tristes y ya no comían; los gatos sin embargo sí que corrían lejos de puros desconfiados que eran, y si a alguno lo tocaban con esa agua pestilente, de tanto lamerse se morían a luego luego, pero que es que era importante -decían los soldados- para matar a todos los piojos y sus bichos.
Las ronchas de la piel y las manchas rojas iban desapareciendo como por arte de magia, pues el diablo iba perdiendo terreno a ojos vistas.
Cada vez se oía menos a las mujeres plañideras haciendo su trabajo, de llorar muertos ajenos.

-el miedo y la desconfianza se van retirando lejos con esas güenas medecinas -comentaba el jefe de la aldea todo agradecido.

-las chozas de trapo traídas por los güeros, se van llenando de papeles llenos de garabatos, los frasquitos de sangre que sacan a los calenturientos se los llevan para meterlos en unos aparatos y después se les quedaban mirando por unos tubos hasta que se cansaban a lo mejor así es su güena brujería.

Así se encontraban comentando los pacientes y sus familiares asombrados de las raras diligencias que realizaban los industriosos empleados de Darling y Rodo, aplicados concienzudamente en dicha tarea.

Dos meses duró la lucha por el control de la terrible epidemia de Tifus exantemático.

La caza de roedores había llenado de trampas toda la campiña y la muerte por ahogo era inmediata así como la obtención seriada de piojos de cada determinado grupo de estas peludas amenazas.

Los resultados del infame experimento se acumulaban en cientos de expedientes celosamente guardados por los personeros de Rodo y Darling respectivamente, en las diferentes prácticas clínicas en las varias aldeas en que se encontraban trabajando.

El ejército también continuó prestando sus mejores servicios al dedicarse a los trabajos de fumigación de casas, silos para los granos, pajonales y cualquier lugar en donde se pudiera esconder la temible rata portadora a través de su huésped el piojo, de la Rickettsia Prowasekii, además de la caza directa de las ratas.

El resto de las actividades de erradicación de la epidemia o sea el control de la rata campestre, quedaba a manos del gobierno para lo cual obtuvo un préstamo emergente del FMI para la compra de variados vehículos, venenos en las más diferentes presentaciones y personal capacitado para el asesoramiento adecuado; las cadenas alimenticias, a su debido tiempo harían el resto de la operación, un año después, controlando las relaciones numéricas de estos temibles roedores; dado que la Rickettsia prowasekii también mata a sus portadores los piojos y los roedores por lo que la plaga terminaría sin dejar otra epidemia latente o por lo menos reduciría sensiblemente el peligro de una fácil reaparición.

En el colmo de su generosidad y dado que era más barato donar el hospital de campaña que pagar el flete de regreso, Darling primero y después Rodo cedieron las instalaciones llevadas al lugar de la escena al gobierno para que continuara con el control de brotes posibles o les diera un uso más adecuado para mitigar las muchas penalidades de estos protagonistas de la salud, que con su pellejo en riesgo, nos dieran al mundo un par de antimicrobianos, pero que en la práctica, han sido de una utilidad dudosa

en el 90% de las prescripciones por inadecuadas e inapropiadas por ser de origen viral muchas de las enfermedades que con estos antimicrobianos los atacan y sin embargo así se hacen en todo el mundo gracias a fementidas confianzas dadas a los galenos en aras de un mercado altamente lucrativo.
Los médicos habían hecho una magnífica labor, tanto en el tratamiento de los enfermos como en la vacunación de todos los habitantes de la zona declarada en la epidemia; la población obediente y temerosa, ya estaba recuperándose algunos días después de su llegada; sin embargo y a pesar de las seguridades que les daba el cuerpo médico de que era un parásito el causante de tanta desgracia, Fidel C., al igual que toda la indiada, continuaba rezando las oraciones secretas que el curandero les había enseñado para protegerse del maldito embrujamiento.

Aquella tarde era la fiesta del santo patrono de la iglesia y había que agradecerle la bendición de la milagrosa curación, pues como San Miguel Arcángel, se presentó para destruir a "Taita Diablu Coloradu", que se había atrevido con éstos hijos de Dios; mientras se engalanaban las bellas morenas con sus mejores matinés y sus macanas para deslumbrar a los cholos en los característicos cortejos, los niños ya alegraban el día con sus acostumbradas

pillerías; algunos de los campesinos habituados al guarapo se acercaban con el cholo de la pulpería.
Pidieron a cuenta de su crédito en la renegrida tienda el apestoso brebaje que acostumbra a beber los días de fiesta la indiada.
Sin responder y maquinalmente, al cabo de pocos minutos, el dueño de la pulpería puso junto a los indios un azafate de madera renegrida, el cual estaba lleno de un líquido apestoso y amarillento y sobre éste navegaba un viejo recipiente de calabaza para que con él se sirvieran en jarros el rancio fermento.
El día de fiesta fue decursando en medio de las tradiciones que rigen en esta comunidad y cuando el crepúsculo del día iba tocando a su fin en la pequeña plazoleta del caserío mientras se acercaba el brujo para hablar con la asustada indiada la tarde del domingo; en tanto las mujeres les daban de mamar sin ningún rubor a sus guaguas tiernos y las muchachas que iban solas acechaban taimadamente a los chagras jóvenes, sin embargo las que tenían marido o amante estaban junto a su hombre sin levantar siquiera la mirada como acostumbran las mujeres recatadas.
-'conmigu se equigüeyca Taita Diablu Coloradu' -les comentaba el sabio brujo a la gente, que con mirada de espanto le daba todos los créditos al indiscutible curandero- en medio de la opresora y desconcertante oscuridad de la noche campesina de los Andes, que

penetraba sobrecogiéndolos de terror, un terror insano que les cepillaba la espalda haciéndolos temblar de espanto.

Pero despojar a los indios de sus viejas supersticiones es igual o peor que arrancar de raíz toda una selva completa.

Los indios mal iluminados, mientras escuchan las sabias palabras del curandero, con mirada de angustia buscan alelados, en el capricho de las candelas, algún presagio que les indicara que iba a pasar luego.

El selecto auditorio del docto en brujería, ahora también lo componen muchachas, rapaces haraposos, flacos, ventrudos, que tratando de ocultar su miedo, se abrazan a las piernas de sus espantados padres.

Alguna de las deudas de los muertos, en medio de sus sufrimientos, se sonó de repente sonoramente en ese momento la nariz en el revés del follón; aquel ruido fue suficiente para prender en el grupo que soportaba el grueso de la tragedia un llanto histérico que incontenible que corrió en todos los rostros erizando más sus angustiadas espaldas.

Los pobres indios con el espinazo erizado, mascaron las maldiciones, las súplicas y los carajos mezclados con sus oraciones, mezclados con sus quejas y lamentos a lo largo y ancho del caserío, hasta que terminó el espanto estrangulando la noche definitivamente con sus comentarios y ruegos; era el miedo impotente ante el impasible Dios que no sabe nada del sufrimiento de los nobles indígenas sojuzgados por Fidel C. y su zafia pandilla.

Después todos se retiraron a sus chozas, cerraron horrorizados sus puertas, atrancándolas con el grueso tronco para evitar que les entrara alguna maldición y permanecieron hasta bien entrada la noche con sus supersticiosos temores, mientras los braseros de piedra trepaban con ripios de nubes de humo la densa oscuridad, apenas desgarrada por la leña encendida en el fogón, para calentar algo los cuerpos huérfanos de bendición todas las noches.

La memoria mientras descansan gana hacia los sufrimientos más antiguos, esa memoria persistente que como ciega, va dando lazarillazos en los bultos del recuerdo, allí va encontrando a cada momento el camino de viejas hechicerías arropadas de fantasías perenes.

La noche penetra, penetra inevitablemente en su incansable decursar de los tiempos; mientras los deudos arrastran culpables pensamientos, son éstos sufrimientos dolorosos por los queridos familiares que ya se fueron.

En la cercana choza que se avecinda con la de Juanito, una mujer llora delante de la Virgen; su sollozo es un hilo que va cortando el silencio, lo hace como desgarradora navaja en las entrañas de los que la escuchan.

Así muerden feroces los sufrimientos de la indiada flagelada por la plaga, por las calles torcidas del caserío en la rivera del río; entreveradas como las supersticiones, como los laberintos de su centenaria orfandad.

Al rayar el alba antes mucho antes que el sol se anuncie en la diaria aurora, mientras los campesinos salen a la cotidiana faena, en el húmedo camino, las roncas pláticas de las ranas en su apogeo, se escuchan murmurando asombradas el acontecimiento, en los recodos donde va naciendo el crepúsculo.

Al hacerse cierto el día y va perdiéndose la pitaya del celeste, ya son verdad las chozas humildes sorprendidas desde la montaña por el papá de Juanito; son como juguetes de nacimiento que perfuman de olores resinosos hasta muy lejos, como si con su sahumerio agradecieran a Dios el alejamiento de la tremenda tragedia de la plaga asesina.

Ya son verdad también las interminables carreras de los rapaces que se persiguen por las calles y las dulces canciones de las niñas que juegan en alegres voceos.

La ranchería donde vive Juanito con su querida familia, está escondida en una encrucijada de veredas arenosas entre cerros de arbustos espinosos y también de yerba mala.

Pero a pesar del sufrimiento que sabe ignorar bien Juanito, se siente agradecido con Dios porque su madre se haya recuperado; no le importan para nada las hambrunas cotidianas, si a cambio de estas se mantiene junta la familia con todos esos lazos bienhechores que los unen.

A lo lejos se oye el río que arrastra constantemente la pena de los sauces como llorando la muerte de tantos naturales, y al acariciarlos el viento se aconsejan tantas calamidades; ahora la indiada comenta el cuento de los años el cual para ellos ahora como siempre ha sido triste y doloroso.
Son el alma sin edad que entre incansables lamentos cuentan la vida del irredento pueblo; es esta la historia de las piedras y de la tierra sin vejez de los polvorientos caminos de las almas en pena de una indiada sin indulto.
Esos legendarios árboles, de repente, cuando la negra ala de la noche avisa con eliminarse detrás de los follajes, clarea el horizonte con oro y colores de vitral religioso, como recordando que siglos atrás una Virgen morenita consoló a la sufrida indiada.
A los diez días de no aparecer ningún nuevo enfermo de Tifus epidémico, se levantó la comisión médica y regresaron en el penoso desandar que los trajera semanas antes; los soldados sin embargo continuaron en su tarea de envenenar los roedores con cereales intoxicados.
Al final de la dura jornada contra la temible plaga, la plaza del poblado se mira cansada se ve su mirar como de bestia maltratada, está cansada al extremo, sojuzgada, como muerta en vida.
Ahora que al parecer la maldición de la plaga se ha retirado, como vencida por el temible brujo, de nueva cuenta Juanito y sus muchos amigos, contemplaban las

aves multicolores y parlanchinas; vienen con el viento y corretean en la libertad de la campiña la cual ahora aparece sembrada de maravillas, alegrándoles el corazón.
Todo es felicidad en las casas donde la maldición no había podido cobrar víctimas; en las bocas de las hermosas indias florecen de ese amor que sólo saben prodigar los que no tienen más que amor y pobrezas, rosales de palabras blancas; su congoja se volvía alegría por la prole y su sosegado acento es señal de respeto por los que si lloraban todavía irreparables pérdidas y de las rosas de sus henchidos sentimientos brota una fuente enervante y sublime de aromas y emociones que aprisiona el pensamiento, pero también que apachurran el corazón y dan al alma toda suerte de regustos y sensaciones.
Ahora en estos momentos cuando se encuentra la pareja que forman los padres de Juanito lejos de las infames miradas de los caporales y caciques, están acariciándose con la mirada tanto ella a él, como él a su querida longa hasta donde es todavía una bella mujer; entonces toma el sentimiento la naturaleza divina de sus mutuas adoraciones, como la miel más dulce, desnudándose de la forma dolorosa que el aherrojamiento colonial les ha impuesto.

De todas las aberraciones terapéuticas, a la larga, la más nociva, la que más daño ha hecho a la humanidad y de la que más han abusado los industriales de la farmacia y los galenos obnubilados, es la del abuso de los antibióticos.

El Tábano
Alberto Ricardo Llorente Bousquets

*Tifus en Malaysia

Tanto en la vida de Lyn, así como en la de su padre y su abuelo, la tragedia bélica que tanta sangre había derramado en la patria de Confucio, no les había hecho mayor daño dado lo poco que tenían que perder; los comunistas chinos, cada vez tenían más poder y gobierno, pero la familia de Lyn en su calidad de campesinos pobres, apenas con cosechas suficientes para sobrevivir, pasaban desapercibidos en la inmensidad de lo que podían incautar los belicistas como botín de guerra los soldados cada vez que pasaba algún contingente tanto de Mao Tse Tung como de Chang Kaichek en su devastadora y larga lucha.
Aquella tarde ya al final de la faena diaria en la parcela de la familia donde trabajaba con su querido padre, las penas que iban en aumento en la angustiada juventud de Lyn se vieron descubiertas de pronto por la aguda mirada de Chung su padre, aquel día en que vio a Lyn su hijo que se

había hecho un hombre cuando guiando el buey en el surco mostraba su virilidad, mientras él destrozaba los terrones dejados tras el arado por lo que le aconsejo el casamiento.

-necesitamos una mujer que cuide la casa y nos produzca hijos mientras trabajamos en la parcela -le dijo-, Lyn con una mirada toda llena de brillo le explicó a su padre cómo su corazón se llenaba de felicidad cada vez que veía a la dulce muchacha Loto su vecina, cuando iban de camino de regreso a su choza.

A Chung el padre de Lyn le pareció una buena decisión la de su hijo, al reconocer el amor en su mirada triste cada vez que la cruzaba con la de la hermosa núbil Flor de Loto.

Las negociaciones de la boda las hizo Chung personalmente pues dada su calidad de campesinos, ellos no necesitaban todo el protocolo que se efectúa cuando se trata de matrimonios de gentes importantes.

Lyn aunque adoraba a la niña como debe ser, nunca había hablado con Flor de Loto, pues sería una falta grave a la decencia y por lo tanto fue su padre solo a su casa para realizar las gestiones del matrimonio.

Toda esta situación se desarrollaba al final de la década de los años treinta y cinco en que las impresionantes guerras intestinas entre los comunistas comandados por Mao Tse Tung y el gobierno del Kuomintang se hacían cada vez más intensas; por otro lado la invasión imperialista japonesa y el apoyo soviético en armas y logística a los guerrilleros comandados por Mao, estaban desangrando en forma infame a esta gran población sufrida y laboriosa; era la dolorosa historia del hombre oprimido por los poderosos, que había servido ya desde décadas como objeto de rapiña de los imperialistas ingleses primero y norteamericanos después, para explotar al numeroso pueblo Chino.

Lyn, después de seis años de bonanza matrimonial donde el trabajo agotador le constituyó una economía doméstica próspera, con el incondicional apoyo de Loto siempre dispuesta a satisfacer en todo a su ahora marido Lyn el cual sin embargo al depender al cien por ciento de los temporales de lluvias y de los compradores inescrupulosos que Inglaterra había diseminado como pústulas por todo el territorio Chino, y ahora que a la plaga se sumaba la creciente guerra entre ingleses, gobierno Chino del Kuomintang, japoneses y el ejército de Mao; ahora como maldición en el séptimo año de su vida matrimonial, ocurrió una sequía tal que la tierra apergaminada y sedienta producía tal hambruna que estaba matando de hambre al sufrido pueblo chino pero esto les tenía sin cuidado a todos los dioses y de aurora en aurora no se veía una nube en el cielo y hasta por las noches las estrellas se destacaban brillando su perversa belleza dorada.

Tras tal hambruna de la cual no tenía memoria su familia y habiéndose comido todas las provisiones diligentemente guardadas y gastado hasta el último penique en obtener algún sustento, cuando iba a recoger las mazorcas vacías para usarlas como combustible, su esposa le reclamó preocupada -no desperdicies ese alimento quemándolas, cuando yo era niña, recuerdo que en años como este molíamos el maíz junto con los olotes y así las comíamos pues son mejores que la hierba.

Estando lactando Loto la esposa de Lyn y con semejante hambruna, quedó de nuevo embarazada por lo que fue considerado en este momento como toda una desgracia; a Loto se le secó la leche, que era el único sustento de la pequeña recién nacida por lo que toda la casa se estremecía con el llanto angustiante de la criatura que lloraba el hambre desesperada constantemente.

Aquella mañana desesperada la familia por tal hambruna los adultos sufrían con angustia las carencias que estaban estragando la salud de los infantes por lo que con una voz ronca por la cólera Lyn exasperado y sin decir a nadie se dirigió al pequeño templo que años antes había recibido su padre el cual fue construido de adobe por sus abuelos a la entrada de su parcela y en fuertes gritos desgarró todo su pesar.

-¡ah eres demasiado cruel, viejo dios del cielo! -le gritó temerariamente y si por un instante se sintió atemorizado por un castigo como respuesta divina, sin embargo clamó en seguida ahogadamente -¡nada puede pasarme peor de lo que me pasa ya!- y después, deliberadamente escupió en el rostro del desnudo dios el cual siempre se mostró imperturbable, desde donde se encontraba sentado junto a su diosa, ahora en el incensario con el que se le veneraron por décadas a estos dioses de la bonanza ya no había bastoncillos de incienso ante la pareja ni los hubo tampoco durante muchas lunas, y sus vestiduras que habían hecho amorosamente de papel rojo y dorado tan cuidadas en aquel entonces, continuaron desgarradas por el viento y fueron descoloridos por el tiempo mostrando por los agujeros del deterioro, los ajados cuerpos de arcilla que fueran venerados con reverencia durante aquellas generaciones.

En la casa de Lyn la miseria campeó a tal grado que los cuerpecitos de sus queridos hijos, que antes se encontraban suaves turgentes y redondos con una mirada llena de brillo y confianza en el porvenir, ahora sin embargo se habían transformado por el hambre en angulosos y huesudos, estaban olvidados de su dios y llenos de sufrimiento.

Si antes el llanto desesperante de su pequeña hija angustiaba a Loto, ahora la pequeña que ya no lloraba con aquella cólera insistente sino con débiles murmullos por la carente alimentación, éstas eran quejas que más les dolían a sus desesperados padres y algunas veces al verla Loto murmuraba suavemente llena de maternal sufrimiento

mientras la acariciaba con un inmenso dolor -pobre hija mía que diera por ser yo la que estuviera sufriendo tal carencia a cambio de tu salud y de tu felicidad.
Una vez al ver que la criatura esbozaba una débil sonrisa, mostrándole sus pequeñas encías sin dientes, rompió a llorar Lyn con tal desconsuelo entonces apretó con dulzura su escuálida manita fría y casi sin vida, sujetándola entre sus manos flacas, duras y encallecidas.
Un día cuando la desesperación llevó a Lyn al pueblo a buscar algún alimento, regresó con las manos vacías pero con inquietantes comentarios que como fardo vació en el corazón de su adorada Flor de Loto, se trataba del gusano de metal que transportaba gente hasta un lugar en el que había mucha comida y satisfacciones que estaban provocando el destino de muchos lugareños.
Al día siguiente fue a buscar a su hermano el cual le decía el corazón, podía tener algo que darles para no morirse de hambre y después de dos horas regresó trayendo en un pequeño traste dos puñados de pequeños frijoles, los chiquillos con un hambre de muchos días se levantaron a la vista de la promesa de comida e incluso los ojos de sus viejos brillaron llenos de codicia, pero Lyn los apartó y llevó por primera vez el alimento a Flor de Loto dado que pariría en algunas horas y sin ese frugal alimento probablemente no resistiría el trabajo de parto en tan deplorables condiciones.

Después que Loto comió su pobre comida Lyn se dirigió a su pequeña hijita con algunas judías que conservó y éstas se las llevó a la boca y las masticó despacio hasta convertirlas en una pasta suave y nutritiva, después acercando los labios a los de su adorada hijita le hizo pasar a su boca la suave pulpa y al observar que sus pequeños labios se movían llenos de satisfacción, se sintió lleno de una indescriptible felicidad mientras la carita de la pequeña mejoraba de color por el noble alimento.
Y mientras miraba la hambruna y desesperación de sus vástagos y sus ancianos mientras todos contemplaban a la criatura con esa conformidad que da la antesala de la muerte por inanición, Lyn que durante todo el tiempo había conservado la fortaleza necesaria para soportar tan indescriptible sufrimiento empezó a llorar silenciosamente; los sollozos le hervían en la garganta, mientras las lágrimas le resbalaban despacio por ambas mejillas.
Esa noche en medio del sufrimiento, del hambre y la desesperación, Yang, el abuelo de Lyn dejaba de existir en su fría cama.
No fue posible sin embargo hacerle ninguna ceremonia fúnebre pues la situación no se los permitía pero Lyn su padre Chung y su hermano cavaron una fosa en el patio de la choza y ahí enterraron el delgado cadáver, mientras la desesperación de Lyn crecía en su corazón al ver a su

querido ancestro irse consumiendo en medio del más diabólico sufrimiento.

El hermano de Lyn le había dado ese pobre puñado de judías porque en breve se pensaba ir junto con su familia hacia un pueblo llamado Malaysia a 600 kilómetros, donde los ingleses estaban contratando desde décadas, mano de obra para las minas de estaño y el trabajo de campo.

Se iría en unas casas enormes en forma de vagones que escupían fuego como dragones y los estaban llevando hacia ese país donde les daban trabajo; su hermano lo trató de convencer para que aquella misma noche no fuera a ser la última oportunidad de su vida para él y su querida familia, le dio un fraternal abrazo y se dirigió a la estación que se encontraba a tres millas después del pueblo.

Lyn había oído hablar de los vagones de fuego en la casa de té, a donde algunas veces iba a tomar una taza; por la información que recibiera sabía que iban encadenadas unas enormes chozas con otras y que no eran conducidas por ningún animal, ni siquiera había algún hombre sino una máquina extraña que echaba un fuego y agua de todos los diablos como un poderoso dragón.

Aunque quería conocer los ferrocarriles desde que se los mencionaron la desconfianza le aconsejaba -no es prudente saber más de lo que conviene a un hombre para su vida diaria- y así dejaba para después, para cuando tuviera más tiempo para la visita a la misteriosa estación.

Esa noche parió Flor de Loto, ésta vez duró más tiempo que en los partos anteriores pero a pesar de la avasalladora inquietud de Lyn, no pudo entrar para auxiliar a Flor de Loto pues ella había cerrado con una gruesa tranca la puerta por lo que Lyn decidió esperar algún tiempo más; ya iba a forzar el cancel cuando escuchó el débil llanto de un bebé regresándole toda la confianza en su querida esposa; tras una hora más le dijo a Lyn que ya podía pasar; ella se encontraba exhausta y demacrada por el indecible sufrimiento y todo el lugar ya había sido totalmente limpiado.

La pequeña niña se encontraba muerta, estaba envuelta en un trapo limpio.

-es mejor que así haya sido pues no podría sobrevivir con la penosa situación que estamos viviendo.

Lyn la dejó entonces descansar lo que restaba de la noche y le avisó su determinación de salir del pueblo hacia la estación de los vagones que escupen fuego y agua, para irse todos a Malaysia a trabajar en las minas de estaño.

Flor de Loto como a toda mujer corresponde, aceptó con sumisión la decisión de Lyn y apenas clareó el día, ya se encontraba toda la familia llena de esperanza rumbo al incierto destino.

A medida que se iban acercando a la estación de trenes crecía la multitud que los llevaba arrastrados en la confusión del momento, por lo que Lyn y los suyos estaban siendo empujados hacia aquí y hacia allá pero siempre iban manteniéndose aterradoramente juntos, fueron llevados en medio de la angustia y del escándalo de muchas voces tan desesperadamente asustadas como ellos mismos y llegaron a través de una pequeña puerta a un vagón donde estando dentro de una habitación que parecía una casa; después aquella casa en la que fueron encerrados comenzó a moverse, roncando espantosamente y avanzó llevándoselos llenos de angustia en el más espantoso encierro.

En la primera parada del gusano de fierro, les dieron algún puñado de arroz y suficiente agua para que soportaran el largo trayecto que aún les faltaba para llegar a las minas de estaño en Malaysia, a más de seiscientos kilómetros de la aldea de Lyn; los escuálidos cuerpos de los campesinos se negaban a soportar el alimento dada la inanición, por lo que el anciano Chung le comentó a su hijo Lyn mientras masticaba perezoso el arroz recibido.

-me importa poco que mi estómago se haya transformado en perezoso por de estos días de no hacer nada, él tiene que alimentarse, pues no deseo morirme porque a él no le dé la gana de ponerse a trabajar.

Lyn había recibido de su hermano además de las judías, algunas monedas de cobre que guardaba del pago de su cosecha para una emergencia como la que estaban viviendo; con estas monedas pensaba establecerse los primeros días de su estancia en el país extraño a donde se dirigían ahora; mientras la zozobra por el acaso le hacía estar en constante alerta y asimilar las experiencias de los hombres que antes que él ya habían ido a trabajar en tales instalaciones.

-a mi no me pueden burlar los hombres de la ciudad aunque sean ricos -les comentaba un veterano- y mientras comentaba esto a gritos y con significativos desplantes de pedantería, torció la cabeza con ufano orgullo miró a los que le escuchaban en espera de admiración y respeto.

-¿hay que mendigar? -preguntó Lyn con cierto estupor e indignación al parlanchín, que en medio de afectada tutoría le explicaba a todos mirando con severidad a Lyn.

-naturalmente, pero no hasta que hayáis comido, esa gente tiene tanto arroz que cada mañana uno puede ir a una cocina pública y comer por un penique tanto arroz como le quepa en la barriga, entonces ya se puede mendigar confortablemente- les explicaba mientras señalaba con la palma de la mano toda la extensión de su escuálida barriga -tras recibir suficientes monedas puedes comprar judías, coles y ajos y así sobrevivir cómodamente por el tiempo que te plazca.

A la llegada a la ciudad de Sabah, unos hombres fueron reclutados para los trabajos de las minas, otros hacia diferentes plantaciones de diversos frutos; mientras Lyn se enlistaba, veía como otros preferían escurrirse hacia la ciudad en busca de una confortable vida, mendigando por las calles y comiendo en las cocinas mantenidas por caritativas y nobles iglesias, era en estos lugares en donde desembolsaban los religiosos algunas cantidades para comprar los alimentos que a irrisorios precios se distribuían a los muchos menesterosos.

Flor de Loto mientras tanto fue a buscar un lugar adecuado para pasar con sus hijos y el anciano Chung, la fría noche que ya se avecinaba.

Cuando Lyn los alcanzó con unas esterillas compradas por algunos peniques, formaron una choza para soportar los fríos del invierno que se acercaba amenazador, después fueron a buscar las tan mencionadas cocinas públicas.

Para encontrar éstos lugares él hablaba a los lugareños preguntando por las cocinas, paro ellos no le entendían por lo que se impacientaban tanto que Lyn aprendió a observar atentamente y a dirigirse sólo hacia aquellos en cuyos rostros podía leer cierta nobleza espiritual.

-fíjate que gordas están estas gentes de aquí, y que pálida y aceitosa tienen la piel, seguramente que comen cerdo todos los días -comentó a Loto, Chung el anciano padre de Lyn mientras caminaban a la cocina.

Cuando llegaron orientados por los cada vez más abundantes desarrapados que se acercaban con sus cazuelas y sus palillos a las interminables colas, se encontraron con que la gente al igual que ellos, percibía ese olorcillo del arroz, este era por el hambre el mejor de la tierra; en tal situación se empujaban unos a otros en su impaciencia por avanzar hasta la ansiada cocina, pero sin embargo las madres preocupadas entonces por el peligro cierto de ver a sus hijos atropellados les gritaban a todos encolerizadas, pues estaban temerosas de que sus hijos quedaran aplastados por la barahúnda, y entonces las criaturitas rompían a llorar asustadas y los hombres que abrían los calderos les vociferaban estruendosamente - ¡Hay para todos, esperen su turno!.

-Al llegar a los enormes peroles fueron atendidos por los cocineros que estaban sirviendo y entonces comieron opíparamente esa tarde, si se puede aceptar aquella exclamación, pues devoraron todo el arroz que quisieron y después con el estómago a reventar con una mezcla de felicidad y hartura, quisieron llevarse algo a su barraca de esterillas pero se los prohibieron esos hombres que hacían el papel de guardias, por lo cual a pesar de las consideraciones sobre lo que les vendría, habría que conformarse.

Iban ellos ahora comentando alegremente todas las situaciones vividas durante el regreso a la barraca que construyeran, los chiquillos no dejaban de parlar todas las bondades que les estaba deparando una ciudad llena de comida, era tanta que los muy tontos casi se las regalaban; al llegar a su pequeño cuchitril, se encontraron que había alrededor otros muchos a lo largo del muro protector que tenían a sus espaldas y este les servía de recargadera para fijar las endebles esterillas que les servían de paredes dándoles una escasa protección al clima; todos sin embargo ignoraban qué oficinas de gobierno estaban de aquel lado, a cuyo alrededor se hacinaban las pequeñas zahúrdas, como si fueran molestas pulgas ensuciando la espalda de un perro.

En Malaysia miembro de la Commonwealth, el inmenso Imperio Británico, separada por 650 kilómetros de lo que hoy constituye la República Popular China.

Desde 1824 en que adquirieron los británicos, Malaca de los holandeses junto con Singapur y Pinang, conocidos como los asentamientos del estrecho, desarrollaron una economía a base de la explotación de los diferentes productos minerales y agrícolas.

La Malaysia peninsular ha sido desde hace mucho tiempo, uno de los principales productores mundiales de estaño, también extraen de las minas bauxita, hierro, cobre y oro, y esto la hace una importante fuente de abastecimiento de estos materiales estratégicos tanto en una economía de paz como en tiempos de guerra; es también un importante productor de variados cultivos comerciales entre los que se considera el aceite de palma, el cual representó casi la mitad del total de la producción mundial; con sus productivas huertas, ha alcanzado a ser el cuarto mayor productor de cacao; Malaysia también fue en esos momentos el mayor productor mundial de caucho y para hacer económicamente productiva esta colonia, los ingleses estuvieron importando mano de obra suficientemente alta para estas explotaciones, por esto China con su poderosa explosión demográfica fue la fuente idónea que abasteció de mano de obra barata durante todo este tiempo, alcanzando hasta el 32% de chinos de la población total actualmente.

Todo este necesario trasiego de seres humanos fue creando una serie de perjuicios en lo que ahora conforma una sociedad compuesta por los más variados conjuntos sociales, pero regresemos al punto en el que nos quedamos.

-¿Por qué se da el arroz a los pobres y quién lo da? -le preguntó Lyn a su nuevo vecino.

-son los ricos, la nobleza de la ciudad y el gobierno que está interesado en nuestro trabajo en las minas y sus plantaciones, para eso nos trajeron; algunos de acuerdo a sus creencias religiosas hacen las donaciones para contar con una buena obra en el futuro, hacen méritos para el cielo y otros para que se hable bien de ellos; el gobierno lo hace porque sólo estando nosotros adecuadamente saludables les seremos de utilidad en el trabajo.

Con esta explicación dada por el antiguo profesor en China y ahora su nobel vecino se echaron en el suelo de la choza que habían construido y durmiendo hasta bien entrada la mañana siguiente, pues era la primera vez desde el verano que habían comido verdaderamente y el sueño les rendía tras saciar sus viejas hambres.

Cuando se levantaron y hubieron saciado sus nuevas necesidades de alimentación y sustento a través del trabajo a donde ingresó Lyn, continuaron la ilustración que iniciara el viejo profesor con lo que se fue haciendo una amistad que duraría muchos años.

-los malayos étnicos sólo constituyen actualmente el 47% del total de la población del país pero dada la fuerte migración que desarrollaron los ingleses desde la población China esta alcanzó alrededor del 32% y el 9% lo constituyen pueblos de las etnias de Borneo y un 8% son indios.

Lyn con sus escasos conocimientos sobre los muchos temas que le estaba ilustrando su amigo y vecino fue conformando una serie de entendimientos con los que iba dando a sus hijos padre y esposa la inteligencia necesaria para que entendieran de donde venían y a dónde irían a parar con el tiempo.

-al estar promoviendo los británicos casi desde principios del siglo XX la fuerte inmigración desde China, nuestra tierra hasta aquí les fueron conformando a los malayos los fuertes problemas de identidad cultural que tarde o temprano desarrollarán para mantener el control del gobierno, le iba explicando el profesor a Lyn el cual desde que llegara a Malaysia, no se atrevía a vivir de pedir limosna por lo que prefirió trabajar de cargador en los grandes mercados de la ciudad; su padre Chung le comentaba lleno de ilusión en las noches cuando llegaba del trabajo a la choza y mantenía las largas pláticas con el viejo profesor y su padre

-aquí, entre el ir y venir a diario veo gentes bien nutridas y también veo los mercados llenos de carne verduras y pescado por lo que pienso que es imposible que una familia como la nuestra pueda morir de hambre.

Sin embargo todos estaban buscando durante el día el necesario sustento por lo que Lyn laboraba de cargador en el mercado y Flor de Loto les aconsejaba a sus hijos la manera de acercarse a los transeúntes para ejercer el antiguo oficio de la mendicidad.

-¡tened compasión! -digan con mirada compungida- una buena obra por el cielo, dadme una monedita, la más pequeña, que sea la que no queréis y alimentad a una criaturita que se muere de hambre.

Sin embargo los hijos de Flor de Loto en medio de su inocencia y haciendo todas las cosas que la licencia de su edad les permite, se dedicaron a mendigar con grandes risotadas y juegos entre los dos, por lo que Loto se acercó feroz y les aplicó el correctivo protocolar para que aprendieran rápido el nuevo oficio.

-y habláis así de morir de hambre, estando riendo al mismo tiempo, son unos ¡idiotas!.
Entonces les golpeó hasta que las manos le dolieron y los niños se pusieron a llorar desconsoladamente mientras miraban espantados a su madre enojada, con grandes lagrimones que les rodaban por las mejillas y les mandó otra vez a la calle exclamando -¡ahora sí que están en condición de pedir! ¡Eso y más les daré si vuelven a reírse!.
Con el tiempo se fueron conformando las actividades que les estaba proveyendo el sustento mientras Lyn se aplicaba al trabajo duro del cargador en los mercados, jalando pesados carretones de mercancía o basura que llevaba al campo, su mujer junto con sus queridos hijos se dedicaban con ahínco a la mendicidad.
Confiaba el anciano padre de Lyn viendo sonreír el porvenir, como un niño en que de acuerdo a su rectitud en la vida pasada, no le faltaría que comer, puesto que tenía un hijo y nietos formados en la severidad moral de la vida, además de una nuera todo lo recto que se necesita para tener asegurado el futuro.
Como ellos había un enorme ejército de menesterosos y gente pésimamente pagada que vivía en aquella opulenta ciudad, como puede vivir una rata en la casa de un rico; de lo que se desecha en cada hogar y escondiéndose aquí y allá sin jamás formar parte de la verdadera vida de la nación.

En las noches cuando se contaban su día de trabajo Lyn y Flor de Loto después de regresar de las cocinas para menesterosos, a veces aparecían los extraños blancos, esos que siempre iban bien vestidos, limpios y con el estómago lleno.
-les he visto, y siempre les pido a ellos -le comentó aquella noche ella a Lyn- son los únicos que a veces se atreven a echar plata en lugar de cobre dentro de mi hojalata.
Pero ni Lyn ni Loto sentían que los extranjeros obraban así por bondad de corazón, en medio de la sordidez en que vivían, no podían alcanzar este pensamiento y concluían que lo hacían por ignorancia, por no saber qué es más apropiado dar monedas de cobre a los mendigos que las escasas monedas de plata.
Aquí en esta ciudad de abundancia, donde llueve casi todo el año y los ríos son anchos y de dulces aguas, se encontraban comestibles por dondequiera y los pasillos del mercado de peces siempre estaban invadidos por grandes cestas llenas de pescados plateados, que habían sido alcanzados la noche anterior en el río prolífico, en ocasiones Lyn cargaba cestos llenos de estos peces hacia la ciudad cuando se contrataba de cargador de los pescadores en el mercado; también se encontraba con enormes cubos atestados de incontables pececillos lisos y brillantes que fueron cogidos en las aguas tranquilas del río, y acomodados en muchos canastos cuidadosamente, a

veces también había montones de crustáceos amarillos; y llegó a cargar en algunas ocasiones anguilas que ni siquiera se le ocurría pensar en comer algún día porque eran para las fiestas de las gentes de poder.

En los mercados de grano, a los cuales también acudía a contratarse como cargador, veía cestas de cereales de tal tamaño que un hombre podía meterse cómodamente en ellas o también podía esconderse sin ser descubierto; había en este mercado una gran variedad de cereales como el arroz blanco y moreno que le fascinaban al tocarlos, recordando con esta acción sus amadas raíces de campesino; le gustaba tocar el trigo de un amarillo oscuro y otro era como oro pálido, y en ocasiones también tenía contacto con las judías variadas amarillas, verdes y encarnadas, y los cestos cerrados para contener el mijo y el ajonjolí abundantes siempre.

Las grandes necesidades que tenía de trabajar para mantener a su querida prole así como los muchos lugares en donde lo contrataban para desarrollar el trabajo de cargador, en ocasiones lo llevaban a los mercados de la carne, donde alcanzaba a ver en muchos puestos los cerdos enteros colgando, los cuales quedaban enganchados por las patas y habían sido cuidadosamente rasurados; todos se encontraban abiertos en canal mostrando su carne rosada con gruesas capas de buena grasa y piel brillosa y blanca recordándole los días de fiesta en su añorada China cuando mataba algún animal para festejar los escasos eventos que en su vida se le habían presentado; a veces cuando era apropiado llegó también a encontrarse con tiendas donde colgaban limpias y frescas formando hilera tras hilera desde el techo hasta el suelo diferentes aves, también en las puertas de entrada de los diferentes puestos se encontraban exhibiendo deliciosos patos, que habían sido lentamente dorados sobre fuego al carbón, además tenía presentes a los patos blancos crudos y salados y las menudencias formando largas y olorosas ristras que le llenaban la imaginación con tan deliciosas comidas; otras veces se encontró con ocas también faisanes y aves que ni siquiera pensaba alcanzar a probar alguna vez, eran delicadezas elaboradas cuidadosamente para las gentes que monopolizaban todas las riquezas de la ciudad, no estaban hechas para los advenedizos chinos que llegaban por montones traídos en el vagón que aventaba fuego y agua como los dragones.

A los mercados de verduras sin embargo era adonde más le gustaba ir a trabajar, pues en este lugar conseguía una contratación más fácilmente dado el pesado del trabajo y ahí se topaba la vista con todo lo que la mano laboriosa del hombre puede arrancarle a la tierra, recordándole su querida patria, cuando los dioses fueron benévolos llenando las cosechas de rábanos blancos y rojos, huecas y apetitosas raíces de loto abundantes las verdes coles y los apios, los gérmenes de deliciosas judías, las preciosas castañas morenas y los fragantes berros; también veía con cierta codicia las dulces frutas y las nueces, los botes de batatas que habían sido fritas en aceite dulce y cuando le iba bien en el trabajo, podía darse el lujo de llevarles a Loto a su padre y a sus queridos hijos alguna de estas deliciosas mercaderías.

Sin embargo a pesar de la riqueza y abundancia que se desparramaba por todos los mercados, los pordioseros cada mañana un poco después que despuntaba el alba, salían de sus chozas cargando sus escudillas y sus palillos y formaban un pequeño grupo en la larga procesión de gentes que se desplazaban todavía temblando dentro de sus delgadas ropas, casi siempre demasiado escasas para la húmeda niebla del río; iban bajo el helado azote del cierzo matinal hacia las cocinas públicas, en donde por un penique podían comprar pasta de ese arroz apetitoso hasta hartarse.

Día tras día una multitud de menesterosos vivía en los cimientos de miseria, sobre la ciudad que se levantaba en esta colonia del infame Imperio Británico, el cual se encontraba siempre con los mercados rebosando de comestibles, sus almacenes saturados de finas sedas, las calles llenas siempre de tiendas engalanadas de vistosos estandartes multicolores y de tantos hombres ricos vestidos de pulcro satén y de terciopelo; con sus manos perfumadas y tiernas las que trtaban como flores de delicadeza y ocio, que ofendían por su inaceptable contraste con los millones de seres que vivían por la cruel imposición de la cultura de la explotación humana.

Sus calles adoquinadas eran testigos de cómo hombres venerables y de barba gris para vivir los últimos días que les restaban sin embargo tenían que trabajar tirando de los rickshaws o arrastraban los carretones de carbón y leña con destino hacia los hornos para la panificación y también para calentar los suntuosos palacios; era una generación de hombres que trabajaban forzando sus ancianas espaldas hasta que los músculos quedaban tirantes como cuerdas dolorosas; dada la alimentación deficiente presentaban enfermedades de nutrición ya que siempre comían frugalmente su escaso condumio y dormían sus breves noches, mientras callaban sus dolorosas cuitas; sus rostros eran inarticulados y mudos, nadie sabía lo que pensaban pues habían aprendido a no exteriorizar sus sentimientos de sufrimiento y dolor perennes; su plática sólo era de comida y monedas de escaso valor pero en cuanto a la palabra plata esta era rara en su boca y más rara en su mano así como el hablar de las muchas exquisiteces culinarias que disfrutaban los explotadores.

Las caras de los habitantes de estos tugurios diseminados por todas las ciudades de Malaysia, en reposo, se hallaban crispadas; daban la impresión de un

eterno acceso de cólera, como consecuencia de los años interminables que habían vivido de esfuerzo y de tensión cargando unos pesos superiores a sus menguantes fuerzas.
Habían arado con su dolor perene, las arrugas profundas hechas de incontables sufrimientos, en torno de sus ojerosos ojos y de sus resecas bocas.
Sus mujeres delgadas por la falta de una nutrición adecuada, se afanaban cosiendo trapos mendigados para cubrir a criaturas que daban a luz incesantemente, como respuesta a la elevada mortandad de sus infantes; todo esto se desarrollaba como un extraño mecanismo de defensa de la naturaleza, para preservar la especie humana.
En sus actividades de mendicidad los menesterosos también robaban pedacitos de col en los huertos y puñados de arroz en los mercados y andaban todo el año por los bosques abundantes de Malaysia buscando las hierbas comestibles que daba la tierra.
Durante las abundantes cosechas, Flor de Loto y sus dos hijos se sumergían en los ríos de menesterosos que seguían a los laboriosos segadores, iban como una bandada de aves de rapiña; con los ojos acerados, zafios y agudos sobre el grano que cayera al suelo para recogerlo con veloz actitud mezquina y avara, de esa avaricia que produce el hambre centenaria.

Los abundantes niños constantemente nacían y morían; estos miserables desarrapados nacían mientras otros tenían a morir, hasta que ni su padre ni su madre sabían cuantos habían nacido y cuantos habían fenecido en su doloroso martirologio casi ni cuantos vivían; pensaban sólo como bocas que había que alimentar y no como criaturas que formaran su fecunda prole, su cuantiosa trascendencia.

Los viejos en su impotencia aceptaban aquella vida degradante; sus hijos sin embargo, sobre todo los hijos varones como los de Lyn, llegados a esa edad en que la infancia del camino de la vida ya se ha esfumado y la vejez todavía se encuentra demasiado lejos, se vivían descontentos y amargados; sus conversaciones estaban llenas de tenaz resentimiento y de amarga cólera, por un sistema de cosas que no habían pedido y el retorno a la amada tierra estaba lejos de ser una realización fácil.

Estas criaturas más tarde cuando llegaron a ser hombres, se casaron y vieron con dolor su rápida reproducción, y así desaparecía la cólera manifiesta en su juventud; ahora cuando aparecían los anhelos por regresar a su lejana y amada China, se trocaban en una creciente desesperación por darle a sus vástagos lo mejor que podían obtener en esa lejana Malaysia; su rebeldía era tal que no podía expresarse con palabras fáciles; a veces querían ser bestias las cuales en lugar de palabras para expresar sus

sentimientos de aflicción e insatisfacción, preferían los gruñidos y los golpes infames sobre su descendencia y su cónyuge, en esos momentos de endiabladas borracheras.
Cierto día al final de su juventud y su madurez vital, ya en el umbral de su vejez, en medio de la más desesperante situación, Loto, contestando a los pensamientos que acariciaba atenazadoramente el viejo Lyn de regresar a su añorada patria, antes de que el crepúsculo de la vida terminara estrellando su cielo y sabiendo que aún tenía en su poder la pequeña parcela familiar pero sin ningún recurso para el viaje, le dijo Loto resuelta.
-no tenemos nada que vender excepto la niña.
-Yo no venderé nunca una criatura -le respondió Lyn horrorizado.
-y si no se tratase más que de mi antes preferiría matarla que venderla.
Y para significar sus vehementes palabras endulzaba la situación pormenorizando.
-tal vez lo hubiera hecho si no la hubiera tenido abrazada contra mi pecho y me hubiese sonreído así -le contestó lleno de desesperada zozobra Lyn.
La vida continuó corriendo en las barracas que desde treinta años atrás se iniciara con el fecundo aluvión de campesinos chinos desesperados llevados a Malaysia, acarreados por los ingleses, buscando mano de obra barata para sus minas y plantaciones.

Ese año como fueron los anteriores, durante la primavera hervía en el pueblo de chozas, la turba de mendigos; se dirigía hacia las colinas y los campos en busca de las codiciadas hierbas; recolectaban dientes de león y otras plantas de las que desplegaban débilmente sus hojas nuevas las cuales eran una buena alternativa para alimentarse combinando estas hierbas recogidas con el arroz comprado en las cocinas para menesterosos y alguna rapiña obtenida de algún comerciante descuidado.

Todas las mañanas desde que el cielo era enrojecido por los dioses con su manto divino, se encontraban a la vista estos desarrapados por doquiera; era una procesión de mujeres harapientas y de chiquillos que salían de las chozas, y con pedazos de hojalata piedras afiladas o cuchillos gastados recolectaban las plantas que eran acomodadas en cestos de bambú trenzado o juncos que llevaban al brazo; afanados buscaban por los montes y los caminos aquellos alimentos que podían conseguir sin dinero y sin mendigar, esta era la mejor época del año.

La mayoría de aquellos desgraciados seres no poseía otra cosa que el producto de un día de trabajo o de pordioseo; por esto la recolecta de hierbas silvestres y la pepena de la cosecha les daba cierta sensación de bienestar, que no les daba ninguna otra época del año.

Con el tiempo habían crecido los hijos de Lyn, todos con el ansia de regresar a su querida China.

Cierto día Lyn, mientras peinaba su ya cenicienta cabeza, escuchó los comentarios ácidos de un vecino que peleaba verbalmente con su hijo mayor, señalando su choza.

-aquí está este patán coletudo pues el no entiende una palabra de la próspera vida ciudadana ni de lo que puede hacer con el dinero; él continuará trabajando siempre como un esclavo detrás de un buey o acaso de un viejo asno.

En ese momento el viejo Lyn cuya experiencia en la vida había sido grande no le dijo nada a su hijo, los años le estaban aconsejando tener siempre presente la prudencia con gentes inescrupulosas y sucias de espíritu, pero después llamó a su hijo y lo felicitó por su elevado sentir la tierra como la base primordial de su existencia.

Chen era tan alto y tan delgado como un árbol abatido por vientos hostiles; sin embargo sus sentimientos hacia los menesterosos como él, eran de un desprendimiento singular y altruista.

Por ese entonces y teniendo Chen el hijo de Lyn veinte años, se iniciaba la guerra de independencia en Malaysia en 1942; su abuelo queriendo tranquilizar a su descendencia que vivía en cercanas barracas, les decía constantemente.

-no es más que otra guerra en alguna parte; ¿Quién sabe el porqué de todas estas luchas?, esto ha sido así desde que

yo era niño y así será después que me haya muerto y bien que me consta.
-¡ah, la bella tierra! -gritó de pronto y empezó a sollozar de tal manera que los niños se asustaron y el anciano mirando a su nieto consternado, inclinaba el rostro de un lado hacia otro como hace una criatura al ver llorar a su madre; no quería sentir la vergüenza del llanto incontrolable, por la pena honda de una tierra entrañablemente añorada.
En todas las chozas del barrio de Chen, ya no había al anochecer más pláticas ociosas; hasta en los mercados, los puestos de comida se encontraban vacíos; las tiendas de seda retiraron sus alegres colgaduras que usaban para llamar la atención de los clientes, y tras vaciarlas cerraron la fachada con gruesas tablas ajustadas sólidamente; daba la impresión a los que desconocieran la situación real, que la gente se hallase durmiendo en la ciudad a pleno medio día.
Finalmente llegó la guerra a Kuala Lumpur, capital de Malaysia en aquel 1942; tras la invasión de los japoneses apareció el pillaje, aumentó la miseria la insalubridad y las muchas enfermedades contagiosas.
Aquella madrugada mientras se acercaban los truenos tremendos de los cañones, en el barrio de Chen apareció la oportunidad de robar aquellas muchas casas que habían quedado vacías por la intempestiva huida de los hombres

de otra raza, que desde meses atrás se habían ido retirando.
Chen junto con su padre y algunos de sus vecinos se desplazaron por la ciudad, no era cosa de dejar ir tan excelente oportunidad; la zafia necesidad los hacía codiciosos de los innúmeros botines diseminados; llegaron ávidos ante la férrea verja de la casa que tanto a él le habían comentado cuando lo invitaron al pillaje, se trataba de la casa enorme del hombre rico al que desde meses antes otro vecino de barraca que con éste trabajaba le comentó su ida del país, y le ayudó finalmente a trasladar sus pertenencias al vapor que zarpaba hacia la Gran Bretaña; mientras se iban acercando a la mansión, eran movidos con más fuerza por la gente que se apretujaba como una clamorosa multitud del pueblo, ahora avanzaba decidida y vociferante, dando ese ronco aullido del tigre hinchándose y creciendo.
La muchedumbre los empujó literalmente hacia el interior violado de la enorme casa, dentro Lyn y Chen siguieron hacia las estancias donde los señores y las damas tienen sus lechos fastuosos; sus arcas estaban bellamente pintadas de laca negra, roja y dorada, en esas estancias había también cajas llenas de ropas de seda, las mesas y sillas habían sido labradas con esmero y las paredes se encontraban todavía adornadas con buen gusto; ahora

todo era usufructo del pillaje, de una ciudad formada de miserables y magnates.
Encontrábanse Lyn y su hijo Chen al fondo de una de las estancias que usan como habitaciones donde a juzgar por los bellos vestidos colgados, pertenecía a alguna de esas damas de los ricos; estaban frente a una enorme cómoda que se encontraba extrañamente movida, atrás había una de aquellas puertas que durante siglos y siglos han tenido los ricos para sus fugas y que por lo mismo se llama la puerta de la paz.
Penetró Chen lleno de curiosidad por la puerta falsa y en el camino hacia la salida de la casa por ese túnel encontró en el suelo una pequeña bolsa de monedas de oro, las recogió lleno de zozobra por las consecuencias que podía traerle si lo pescaban, o si algunos de los que como él habían ido a la rapiña de todas las casas de los ricos; se daba cuenta del hallazgo, ahora que los japoneses estaban invadiendo Malaysia.
De regreso a su casa hizo Chen un agujero dentro de su barraca y depositó la bolsita con el oro, la tapó con una piedra y sobre ella puso el viejo mueble que le servía para acomodar sus escasos utensilios de cocina.
El sabía que la tierra era lo único que interesaba a sus ancianos padre y abuelo, en su loca ilusión de regresar a la China; desde que una vez los viera salir años atrás siendo él apenas un niño por la desesperación y el hambre; ahora sin

embargo, con este dinero podría comprar alguna parcela de esas muchas que se habían abaratado considerablemente por la llegada de la plaga de la guerra.
Buscó con ilusión un pedazo de tierra adecuado para la familia pero también a una distancia prudencial de la ciudad, lejos de los odiosos invasores que según sabía por los comentarios escuchados en los mercados estaban decididos a arrasar de la población cuanto bien pudieran.
Encontró una preciosa choza de adobe con techo de paja de palma de tres habitaciones y un pequeño corral para criar aves y cerdos la cual estaba disponible y a muy buen precio, contaba con un par de hectáreas de terreno negro arcilloso y también estaba bien abonado pero además tenía adecuados canales de regadío suficientemente buenos todavía para muchos años por lo que lleno de ilusión; casi sin esperar siquiera que le dijeran un precio razonable, él ofreció su tesoro al comprador que estaba a punto de partir en pavorosa huida hacia Europa junto con otras familias que se habían relegado hasta el último momento con la esperanza de que los japoneses no invadieran esta tierra de promisión.
Lleno de gozo llegó hasta su choza y se llevó a su familia para la instalación que tanto habían soñado durante generaciones de expatriados Chinos, en una promesa de bienestar por los ingleses y que nunca les fue realizada

hasta que la oportunidad del hurto les dio la tierra añorada, tierra que por derecho tiene cada ser humano.

Con tres piezas de oro del dinero que separó para las otras necesidades que se pudieran presentar compró en el campo, dado que los mercados habían cerrado desde varias semanas atrás, buena simiente de grano de trigo, arroz y maíz, y como alarde de lujo que presumió a su padre y abuelo, semillas que nunca había plantado su padre antes en su lejana China; eran para él estos cultivos una gran ilusión tenerlos en la parcela antes de regresar al final de su vida a la madre tierra; dado que era adecuado en ese lugar lleno de fecundidad, adquirió semillas de loto y apio para su estanque y también grandes rábanos deliciosamente encarnados, de esos que rellenos de cerdo constituyen un plato exquisito en las festividades que tenían raras veces como un lujo gastronómico; también consiguió pequeños y fragantes frijoles.

Se encontraban ya en plena primavera, cuando aparecieron esas auroras ensangrientan el firmamento dando al sol la ilusión de gigantesco globo que cubre la cuarta parte del firmamento; esto le recordaba al anciano abuelo Chung los ya lejanos tiempos, cuando su padre lo llevaba en la mañana al mercado a vender alguna parte de su cosecha; entonces mientras contemplaba como el sol iba subiendo al firmamento y las tonalidades celestes se

iban tornasolando hasta quedar de un azul límpido e inmaculado, ellos regresaban a casa.
Ahora el anciano escuchaba lleno de felicidad a las ranas en el estanque y las veía que cantaban soñolientamente, parecía que estaban como presagiando buenos tiempos a pesar de la infame guerra que temerosos vivían.
Los bambúes coloreados de un verde fuerte al fondo de su finca recién comprada tenían sus troncos que parecían barnizados, ellos crecían junto a una esquina de la choza y a la distancia se veían imponentes mientras se balanceaban lentamente a la caricia de una brisa a sus hojas lanceoladas y a través del crepúsculo aparecía difuminada la franja de árboles al borde del campo cercano que delimitaba su propiedad.
En su parcela tenía sembrados aromáticos melocotones los cuales se encontraban en flor, matizados de un tinte delicadamente rosado y con su presencia hermoseaban con elegancia el paisaje, también a lo lejos había sauces que asomaban sus tiernas hojas verdes.
Chen comentó a su querido abuelo mientras disfrutaban el paisaje, las peripecias de aquella mañana en que aparecieron los odiosos invasores irrumpiendo a cañonazos en la tranquila ciudad, mientras el caminaba despacio de regreso a la choza por los linderos del sembradío de trigo; le explicó dónde adquirió la fortuna de la que ahora disfrutaba toda una familia hasta entonces irredenta.

-el hambre hace un ladrón a cualquiera -le contestó mientras lo miraba con esos ojos ancianos y vivos que su presbicia acusaba.
No todos eran gente que se había manifestado interesada por los acontecimientos bélicos, la mayoría de la gente, esta situación ni siquiera la entendían y sólo les interesaba vivir en paz, tener su arroz en las cocinas por un penique y mendigar cada mañana hasta el fin de sus días; pero sin embargo algunos de los que compartían los tugurios de la vecindad eran vigilados por una muchedumbre temerosa de represalias.
Durante estos terribles años de desastres, vieron los habitantes de esas ciudades surgidas de la miseria, todo tipo de atropellos, de violaciones y crímenes; este es el bagaje de la guerra, donde el hambre, su principal espina se hinca en la muchedumbre desesperada; la insalubridad aumentó campeando las epidemias infames, los piojos, chinches, pulgas y todo el diabólico séquito de insectos que acompañan los desastres bélicos aumentó su población en la indefensa muchedumbre olvidada de Dios.
Pasaron rápido los tres años de invasión japonesa y finalmente, una mañana se escuchó en todas las bocas la rendición de los asesinos que estaban aniquilando a la población, en su desesperación por aherrojar de una vez por todas, la inalienable rebeldía.

Al final de la guerra Lyn y Chen su hijo, fueron a visitar a sus antiguos vecinos en los barrios hechos con las esterillas; habían crecido en tal magnitud formando verdaderos tugurios de suciedad y hambre, que la gente hacinada moría sin ninguna atención, sin ningún alimento; ahí supo Lyn que algunos se dedicaron enteramente al trabajo de traidores y hasta verdugos al servicio de los japoneses que habían invadido Malaysia.
-se dice que tu vecino Fo tuvo que ver con los japoneses más de lo que le conviene a un hombre honrado -le dijeron sus viejos compañeros y esto le dio un aviso de cautela pues los horrores de la guerra se continuaban viendo y las ejecuciones masivas eran el pan de cada día.
En 1946, terminada la sangrienta guerra mundial y a pesar de la violenta oposición malaya, los británicos impusieron un esquema conocido como la Unión Malaya; concebía la parte británica un movimiento hacia el autogobierno; muchos malayos sin embargo, temían que fuera un paso previo para poner punto final al protectorado y establecer en su lugar una colonia de pleno derecho.
La violenta oposición al conceder la ciudadanía y el derecho al voto a los inmigrantes, entre los que destacaban los chinos, era muy alta, pues se reducía el poder de los mandatarios malayos.
La oposición a la Unión llevó en 1946 a la formación de la Organización Nacional Unida de Malaysia (UMNO).

Pasados los agitados tiempos de reacomodo social, donde los parias como es una precoz costumbre, les tocó la peor parte y las sangrientas luchas sociales amainaron poco a poco.
Chen y Lyn su padre iniciaron la búsqueda de mejoras a su querida parcela que les estaba dando la manutención necesaria al clan que formaban; La guerra les había quitado casi todos los muebles en las odiosas incautaciones que los japoneses realizaban así como los alimentos obtenidos en la parcela, pero habían sobrevivido y ahora necesitaban prosperar; aquel día que fueron a la ciudad Chen y su padre Lyn y compraron unas camas viejas, una mesa añosa pero en buen estado todavía y bancos, consiguieron también un gran caldero que mucho le gustó al anciano para las tareas culinarias; luego por capricho adquirieron una tetera hermosa de barro rojo, la cual presentaba como ornamento una flor negra dibujada en tinta y seis tazones que hacían juego y servirían para elevar el orgullo de Loto.
A pesar de las carencias que se sentían en todos los lugares de la ciudad, pudieron sin embargo adquirir en una tienda de incienso un dios de la abundancia de papel para colgarlo en la pared del cuarto central, sobre la mesa; en otro lugar obtuvieron dos candeleros y una urna de incienso con acabado de peltre rojo y dos velas también rojas para quemar ante el dios, y por unos peniques más adquirieron

dos velas gruesas de sebo de res, con un junco fino en el centro que servía de mecha.
-tengo que poner un poco de incienso ante los dioses del pequeño templo -le dijo Lyn a su hijo mientras regresaban con las compras- porque ellos tienen poder inmenso sobre la tierra.
Mientras regresaban con el cargamento pensó Chen en sus dos hijos que crecían sanos y vigorosos como dos brotes de bambú en la primavera; por consejo de su querido abuelo decidió hacerles abandonar sus juegos al sol aquel mismo día y ponerlos a trabajar junto con él en el campo, por lo que al siguiente día lo acompañaron y empezaron a sentir bajo sus pies desnudos la madre tierra, mientras al arañarla con el arado para pedirle el sustento diario, sintieron su naturaleza así como cuando trabajaban desbrozando los surcos y sintieron la presión de la azada en sus manos.
Cada mañana en la lejanía de la tragedia de las profundas heridas que dejara la guerra y tratando de mantenerlos alejados del infame sufrimiento, traía consigo al campo a sus dos hijos obligándoles a trabajar en algunas labores que sus pequeñas manos podían hacer; guiaban al buey y ya que no podían realizar gran trabajo, les dejaba deshierbar los surcos, haciéndoles sentir en sus espaldas al menos el calor del sol y así disfrutaran del cansancio de andar arriba y abajo a lo largo de los surcos, con lo que

iban desarrollando el amor a la tierra que les estaba dando el diario sustento.
Aquella tarde del año de 1948, había ido Lyn con sus hijos Mou y Chen al centro de la ciudad, a vender unos sacos de trigo y a comprar ciertos polvos apestosos que daban una fuerza tremenda al suelo para que mejorara las cosechas, al llegar se encontró con la novedad que mucha gente estaba enfermando en las zahúrdas donde vivió antes de comprar la parcela que ahora usufructuaba toda la familia.
Chang el comprador de granos, le explicó que la gente que se enfermaba iniciaba con fuertes calenturas y dolores de cabeza, después las manchas rojas en todo el cuerpo menos en las palmas y las plantas; continuó con una serie de síntomas que bien debían de ser una tremenda maldición la que estaba enfermando tanta gente y por la que algunas habían muerto ya.
Sin embargo los hombres vestidos de blanco que vivían en los hospitales donde llevaron a algunos de los enfermos dijeron otra cosa diferente a la brujería, que estaban padeciendo tantos infelices.
De seguro ellos sabían mucho de medicina pero no sabían nada sobre los dioses, cuando se enojan con las gentes que viven bajo su cielo.
La información de que se estaba desarrollando la epidemia de tifus exantemático, pronto llegó a los noticiarios y a través de estos también se le informó a la OMS, interesada

en erradicar cualquier brote de esta plaga; Darling a la caza de estos brotes, fue enterado por sus agentes, con la consabida encomienda de probar su venenoso Cloranfenicol en estos infelices.
En tan solo tres días después que se enteró el laboratorio, ya se encontraba un eficiente contingente de médicos del laboratorio y al igual que en Bolivia, meses atrás, aquí los resultados fueron también espectaculares.
Los tugurios donde vivían tantos miles de miserables, se barrieron con buldócer y quemaron todas las montañas de cartones renegridos y hediondos; quemaron con éstos los millones de piojos transmisores de la temible Rickettsia.
Para evitar un brote social de proporciones gigantescas dado el imponente grupo de desarrapados, el gobierno les dio ropa y asistencia médica, así como comida por algunas semanas, mientras se erradicaban los brotes posibles de formarse.
Finalmente los dioses de los cielos y de la tierra, tuvieron pena por el dolor de tantos sufrimientos que estaban aconteciendo en los tugurios de Malaysia; así como llegó la mortandad con que los estaban castigando, así también de pronto les quitaron el castigo, aunque los desarrapados siempre pensaron que la plaga fue eliminada por acción divina más que por estos soldados infelices que les quemaron sus zahúrdas y su ropa.

En las oficinas de Laboratorios Rodo tras el control de la epidemia en Bolivia, el Doctor Wallace presentó ante el staff un concienzudo estudio de los resultados de los tratamientos en la erradicación del tifus exantemático.
Este conjunto de resultados por supuesto no llegó a la prensa en su totalidad y las conclusiones clínicas se estaban presentando a estos despiadados dirigentes sin el oropel de la victoria contra la terrible plaga, victoria que sí había llegado al quinto poder totalmente oropelada.
Mientras que los Laboratorios Darling desarrollaban su macabra experiencia en los indefensos chinos que vivían en Malaysia, los laboratorios Rodo concluían ante la prensa que su fármaco era todo un éxito.
Ahora se contaba con dos tremendos medicamentos para el tratamiento y erradicación de flagelos tan desastrosos como los que se habían presentado tanto en Bolivia como en Malaysia.
Aquel día en que se presentaron los resultados en las oficinas de la presidencia, se encontraba el staff de Laboratorios Rodo en la misma oficina en que meses atrás se arriesgaba la moral del laboratorio junto con la vida de los contagiados de Tifus, en el abusivo albur en el que se estaba exponiendo a una población a tratamientos medicamentosos sin haberlos experimentado antes en animales para garantizar la seguridad suficientemente; misma que era el pago que abonaron estos parias,

desheredados desde cientos de años y sólo servían para dar a “la civilización” toda posibilidad de desarrollo, fue la historia de siempre.

Wallace presentó en su acostumbrada forma, un sobre lacrado con el informe y con el sello rojo de “altamente confidencial”.

-vean los resultados y en un momento lo iremos discutiendo para que podamos tomar una decisión sobre la posibilidad de su explotación actualmente en el mercado mundial.

Mientras decía esto su secretaria iba dando documentos a los asistentes a la reunión.

-se observaron mil ochocientos cincuenta y cinco pacientes tratados entre Bolivia y Ecuador con Clorotetraciclina y las reacciones secundarias al tratamiento manifestadas en la piel fueron: erupción parecida a la del sarampión, urticaria, inflamación de la piel, caracterizada por un enrojecimiento intenso y cierta descamación abundante misma que se hizo generalizada, la cual para los profanos era fácilmente confundible con los síntomas del Tifus, pero que podemos hacer la imagen de hipersensibilidad como cualquier otro medicamento sin que por esto haya crisis -pidió cínico a su audiencia.

-también se presentaron otras reacciones de alergia, entre las más serias que se hubo fueron el edema de los vasos que componen el sistema circulatorio y la respuesta de

sensibilidad exagerada o hipersensibilidad, por la introducción de la actividad nociva de la Clorotetraciclina en el cuerpo, así como ardor de ojos, inflamación de los labios y en algunos pacientes se presentó lengua parda o negra, inflamación de la lengua con reducción o aumento anormal de ésta y en algunos hubo comezón anal, bulbar e inflamación de la vagina; estos fueron efectos que en algunas personas persistieron durante semanas o incluso meses y no podemos decir años, porque aún no pasaba el suficiente tiempo, así como tampoco podemos hablar de los efectos hereditarios, pero podemos signarlos como secundarios al tratamiento.
Otros efectos que llamaremos tóxicos e irritativos para diferenciarlos del envenenamiento al cual hemos llamado hipersensibilidad, para que nuestros médicos no se sientan engañados, vienen a continuación.
Una carcajada de los respetables doctores Lee y Borman, cubrieron la sala ante la exposición ante el cinismo de Wallace.
-todos los efectos son de envenenamiento, ya que en realidad no hay diferencias de concepto, eso lo sabemos -les advirtió Wallace un tanto amoscado- pero hay que determinar una serie de nombres con los cuales poder definir en forma afeitada nuestra realidad; usted no se presentaría en traje de baño al trabajo ¿verdad?, y es lo

más natural en la playa -concluyó cínico cerrando así la molesta intervención de los respetables médicos.

-también encontramos con el uso de nuestra nobel Clorotetraciclina irritación de estómago e intestinos en grado variable, desde ardor y malestar, molestias abdominales, hasta nauseas diarrea y vómitos; estos también son síntomas de envenenamiento -continuó explicando mientras dirigía una severa mirada a Lee.

-en el caso de las diarreas, se ha observado la importancia de distinguir pronto ésta que fue provocada por la sobreinfección o la causada por la Clorotetraciclina al alterar peligrosamente el conteo de la flora normal del intestino, permitiendo el crecimiento de la flora nociva, ya que pone en peligro la vida del paciente, y esto nos quitará seguramente muchos puntos con el cuerpo médico, el cual sabrá bien diferenciar no como la población profana a la cual va el tratamiento, pero no la responsabilidad médica.

-los tratamientos de varias semanas pueden traer alteraciones de la sangre periférica; tenemos pruebas de un aumento anormal de los leucocitos, linfocitos atípicos, granulación tóxica en los granulocitos y una afección en la sangre caracterizada por la formación de manchas rojas de la piel, constituidas por pequeñas extravasaciones sanguíneas subcutáneas; ésta enfermedad medicamentosa o intoxicación o envenenamiento -declaró Wallace esperando con esto no ganarse otro sarcasmo- es muy grave; puede presentarse con hemorragias de muy diversos grados y extensiones, trastornos neurológicos, insuficiencia funcional del hígado y aún sepsis en los cuadros terminales.

-también descubrimos destrucción de la sangre y formación de microtrombos en los vasos pequeños, con los peligros de trombosis; sobre todo cuando aparecen en el cerebro o viajan a él -concluyó su cínica intervención.

Al abrir el Doctor Borman el sobre lacrado confeccionado por el Doctor Wallace lo primero que encontró fue un bosquejo de la historia del tifus exantemático en el mundo.

-está probado que el tifus exantemático afligió a la humanidad desde los tiempos más remotos -inició esta parte de la conferencia el Doctor Wallace.

-aunque la peste que apareció en Atenas en 430 a. J. C. se piensa que fue tifus epidémico, sin embargo tenemos pruebas de que hasta 1546 en que Fracastorius, describe la primera epidemia con una exposición de carácter médico y esta información de la enfermedad es con suficiente precisión para permitir su identificación -continuó exponiendo.

-sin embargo vemos que la fiebre tifoidea y el tifus fueron considerados por los médicos como una sola entidad hasta 1837; en esta fecha el Doctor Gerhard, de Filadelfia, diferenció con precisión las dos enfermedades, fundándose en significativas distinciones clínicas y características del organismo enfermo.

La secretaria Susy inició una serie de exposiciones con diapositivas donde se presentaba la ilustración de las diferentes etapas del Tifus en humanos y después continuó con toda una serie de fotografías de los enfermos que controlaran en Bolivia.

Mientras Susy exponía sus transparencias, el Doctor Wallace continuaba con la exposición histórica.

-el tifus exantemático ha jugado un papel importante en la historia de los últimos cuatrocientos años, nos ha acompañado como una sombra la plaga de la guerra y esta que acabamos de presenciar en casi todo el mundo es prueba de ello donde hubo más muertes por el terrible flagelo del tifus que por la guerra misma; además ha ido acompañando de hambres e infortunios humanos de toda clase.

-fue tan importante hasta antes de la aparición de nuestra Clorotetraciclina, que llegó en muchos casos a desarrollar un efecto decisivo en las batallas militares -intervino el Dr. Borman- y se calcula que las epidemias de Europa oriental y Rusia, entre 1918 y 1922, produjeron 30 millones de casos, con tres millones de muertes, donde el 10% de los infectados fue como mínimo.

-también tenemos constancia de los millones de casos que aparecieron en esta segunda guerra mundial en los campos de concentración nazi -hizo una pausa para que -Susy cambiara las diapositivas- también en la zona de combate del oriente de Europa, entre las fuerzas de los partisanos yugoslavos y en el norte de África fue Tifus exantemático -continuó su explicación.

-todo este panorama nos permite presumir que en este sólo campo -insistió Borman- nuestra Clorotetraciclina juega un papel importante en el mercado de los tratamientos terapéuticos con antimicrobianos.

-se trata sin embargo de un germen muy sensible a las temperaturas ambientales, pues muere en unas pocas horas si se expone a la temperatura del ámbito; sin embargo los gérmenes se pueden conservar viables durante varios meses en las heces secas de piojos y también han sobrevivido durante más de veinte años cuando se han conservado congelados en un baño de alcohol almacenado a menos 60 ºC.

-por lo tanto pudiera ser útil para producir bombas bacteriológicas -intervino estúpidamente el Respetable Dr. Mengele.

-sí pero nuestro objetivo es vender Clorotetraciclina no bombas -corrigió el Doctor Grabner -dado el plagio a su papel de director de comercialización.

-sabemos también que los gérmenes vivos de R. prowazekii -continuó Wallace- pues contienen una toxina que es mortal para sus huéspedes roedores, así como una

sustancia la cual es destructora de la sangre de los glóbulos rojos de muchos animales.
-también y como una defensa natural encontramos también que la rata, el hombre y el piojo son los únicos huéspedes naturales conocidos de R. prowazekii con lo que se limita su nefasta acción.
-además encontramos que de una generación de piojos vectores a la generación siguiente por la vía del huevo, no existe paso -puntualizó Wallace.
-y sabemos que afortunadamente la enfermedad que produce la Rickettsia ataca también al piojo y lo hace con un desenlace mortal invariablemente, debido a destruye completamente su epitelio intestinal.
La tarde se manifestaba hermosa, cálida y de un prometedor tono la luz que irradiaba el sol que la audiencia de aquella reunión pronto sintió los efluvios del bienestar que esta le estaba produciendo.
-en cuanto a los tratamientos con los sulfamídicos -dijo el Doctor lleno de confianza en su producto- nos encontramos con una franca superioridad dado que estos tienen un efecto netamente perjudicial y con las penicilinas o estreptomicina podemos concluir que tienen muy poco o ningún efecto; sin embargo son útiles cuando aparecen las frecuentes infecciones o superinfecciones, provocadas por nuestra Clorotetraciclina -concluyó dando por cierto que el mercado les iba a proporcionar todos los beneficios que

harían al laboratorio llegar a la cúspide en forma apoteósica- así como también por las superinfecciones provocadas por la Cloromicetina de Darling ya lo hemos constatado en nuestros laboratorios.

-pero debemos de tener cuidado con las excesivas confianzas dado que en estas epidemias a las cuales hemos enviado nuestra activa participación encontramos como una peligrosa actividad la competencia de Darling con su Cloromicetina, la cual demostró ser tan eficaz como nuestro antibiótico.

-tenemos también como un verdadero competente en el control de estas invasiones infecciosas que tanto dinero nos pueden arrancar, al concurso de la homeopatía -informó con un dejo de tristeza inenarrable- la cual demostró excelentes resultados en estas últimas actividades presentadas por la OMS en Bolivia, Ecuador y en estos momentos en la península Malaya a través de la inmunización por vacunación pues sabemos que se empleó por las Naciones Unidas una vacuna de Rickettsias muertas, producidas en sacos vitelinos de embriones de pollo infectados, pero estamos ciertos que la inmunización con vacunas no protegió completamente contra la infección, pero cuando fueron atacados estos pacientes vacunados, su curso fue más corto y leve y no se observó ningún caso de muerte; además cuando se trate de coberturas económicas por algún gobierno o institución pública, seguro que se decidirán por ésta alternativa por ser cientos de veces más económica pero sobre todo más segura y eficaz que cualquier antibiótico.

-la economía es la base de sustentación de todas las guerras -intervino entonces cínicamente el Doctor Grabner, director comercial de laboratorios Rodo- nosotros debemos imponernos en la guerra del mercado de los antimicrobianos ya que es el renglón más prometedor de la economía que nos interesa.

A continuación les fue entregado por la primorosa secretaria de Wallace a cada uno de los integrantes del staff, otro sobre conteniendo el voluminoso legajo donde se encontraban las diferentes pruebas que necesitaban realizar tanto en animales como en humanos; faltaba aún llenar enormes vacíos para cubrir los más generales campos de acción del antimicrobiano recién descubierto por los investigadores de laboratorios Rodo, necesarios para lograr presentar un basamento de seguridad indispensable para la autorización en el mercado de casi todos los países de Europa y los Estados Unidos.

En cuanto a eficacia y gracias a los infames experimentos desarrollados en las epidemias tratadas, afortunadamente con un éxito avasallador, estaban seguros que en lo tocante al tifus su poder era indiscutible; faltaba sin embargo contar con estudios incontables sobre la seguridad y esa aunque la tenían documentada en estos cientos de pacientes, sin embargo quedaban enormes lagunas que debían ser esclarecidas antes de entregar los estudios a la FDA la cual contaba con eficientes científicos reacios a cualquier componenda para su uso en casa.

-¿cómo era posible que el gobierno de un país civilizado como el americano, pusiera tantas trabas al paso de la medicina científica? -expuso irritado el director de comercialización.

La alternativa a que quería llegar Wallace en su exposición era la de alcanzar otras zonas de epidemias de diferente origen de la que se había desarrollando en Ecuador y Bolivia para probar en humanos la Clorotetraciclina; la eficacia alcanzada no era ningún problema pues en las pruebas en ratas de laboratorio demostraron una sin igual potencia antimicrobiana y la R. prowazekii había sido eficazmente atacada.

En cuanto a la seguridad sin embargo era dudoso el resultado alcanzado en los animales de laboratorio por la tremenda agresión a los organismos animales y en el ser humano, y para alcanzar a probar lo contrario era menester hacer delicadas pruebas que durarían por lo menos de siete a diez años y para entonces ya habría sido cubierto el mercado por otros muchos laboratorios tan rapaces como ellos y con los mismos intereses en pugna; todas estas pruebas o la mayoría desarrolladas en ratas, estaban en la bóveda del laboratorio y eran concluyentes

sus agresiones, por otra parte eran poquísimas las que se desarrollaron en humanos, ni siquiera eran suficientes para hacer la más remota estadística, por lo cual era tan importante continuar los estudios en humanos como las experimentaciones que se realizaran con un reducido grupo de seres humanos como los explotados campesinos de las riveras del Río Napo en Ecuador, así como las que se desarrollaron en Bolivia en las riveras del río Poopó, sin conocimientos ni quien se preocupara por sus vidas, más allá de lo que se interesan los mismos latifundistas de sus hermanos de raza que vehementes esclavizan, considerándolos más como bestias de trabajo y a los cuales ni siquiera su gobierno les presta la debida atención.
Desde las alturas donde se había instalado la jefatura del laboratorio y el salón de juntas donde se encontraban ahora sesionando se podía observar el azul del mar a lo lejos, pasando el elevado acantilado donde azotaban las olas tras penetrar abruptamente la hondonada del elevado risco a cincuenta metros por esa lengua marina que con sus bravos embates nos hace sentir lo inmenso del universo contra la insignificancia de nuestra humanidad.
El aire acondicionado contrarrestaba sobradamente los excesos del calor, dando a la estancia el confort necesario para poder usar el exigido traje por la dirección a pesar del estío y la latitud en aquel Miami siempre en primavera.

La arboleda que cubre de sombra los enormes cristales dobles y de un grueso descomunal de la sala de conferencias de la dirección general, lograban evitar la resolana y la polarización de los cristales hacen el resto, para permitir contemplar la naturaleza oceánica capaz de imbuir de sus energías y misterios a los preocupados ejecutivos por los resultados de los experimentos de la Clorotetraciclina reunidos en aquella sala.
El tema central desde meses atrás se venía preparando y este era el apremio del lanzamiento de la Clorotetraciclina; los resultados de todas las experimentaciones en animales de laboratorio que se alcanzaron eran concluyentes y cada semana se estaban presentando nuevos avances, en las juntas de los lunes en la inmaculada sala de la dirección.
Donde la capacidad bacteriostática de este veneno demostró una indiscutible eficacia contra los microorganismos enfermantes grampositivos como son el estafilococo, estreptococo y los gramnegativos como el enterococo.
-microorganismos que nos darán con su muerte temporal, el mercado más próspero de la farmacia -les declaró convencido el Doctor Wallace.
El director de investigación, de Laboratorios Rodo llevaba varios años bajo la presión de la dirección general, para alcanzar rápidamente los resultados; la demora podría llevar al posicionamiento por la competencia que

representaba Darling con su potente antimicrobiano el Cloranfenicol; otros laboratorios más con sus antimicrobianos como las cefalosporinas y la gentamicina iban también con prosperidad en sus investigaciones sin contar a los laboratorios que en su celo no habían dado a conocer ningún informe de sus hallazgos y con la aparición de ellos antes en el mercado bien podían mermar y aun eclipsar los efectos del lanzamiento de la Clorotetraciclina, situación que enfermaba terriblemente al médico en cuestión por las posibles millonarias pérdidas y la consecuente represión de la dirección a su persona.

Los otros laboratorios también para alcanzar el codiciado mercado con sus respectivos antimicrobianos y al igual que Rodo, estaban decididos a experimentar sus venenos con poblaciones de humanos residentes en lugares lejanos a cualquier "centro civilizado"; claro está que con tal acción les podían la dañar la imagen de benefactores de la humanidad si algo salía mal, pero si todo va bien los medios de información masiva llevarían sus resultados a las grandes urbes, con la aureola de héroes que les interesaba alcanzar, antes de lanzar sus respectivos antimicrobianos.

El término de dicotomía dado en medicina, se refiere al proceso de división de un tejido en dos partes, pero también se refiere a la práctica proscrita por la ética médica, y consiste en la participación de honorarios entre médicos o entre éstos y el personal paramédico ya que ésta práctica lleva a la corrupción entre los profesionales de la medicina, en incontables formas; lo hace generalmente dañando tanto la salud del paciente como su bolsillo, por prácticas de laboratorio innecesarias, prescripción de medicamentos innecesarios, uso de prótesis prescindibles para la curación de una dolencia determinada, en fin los ejemplos se pueden extender hasta el infinito, ahora el Doctor Borman se refería a la dicotomía como la participación del mercado de los antimicrobianos en esos procaces términos.

-caballeros tenemos en las manos el boleto que nos ha de permitir entrar a la fiesta, donde se corta el pastel de las participaciones de los antibióticos; la dura lucha por la competencia nos obliga a ser capaces de barrer todos los obstáculos en bien de Rodo, y finalmente de los intereses de la farmacia con la cual estamos casados; tenemos fuertes contrincantes pero también tenemos profesionales capaces de desarrollar, y comercializar nuestros productos satisfactoriamente.

El Doctor Roig, conocería más del término de dicotomía cuando se enterara de conclusiones de científicos, que al ser entrevistados, concretaran que el 90% de prescripciones antimicrobianas, son inadecuadas e inapropiadas y que se impulsan estas aberraciones lesivas a la humanidad, a través de los laboratorios de la farmacia, a costa de la extinción paulatina pero inexorable de la especie humana corrompiendo gobiernos y toda ética que se les oponga.

Los manejos de la información ante los accionistas sobre el descubrimiento de la Clorotetraciclina, habían dado una confianza en el curso de sus inversiones; la voracidad sin embargo, propia de estos zafios inversionistas continuaba presionando demasiado a la dirección de Rodo, para apresurar y aún "obviar" en lo posible los pasos siguientes necesarios en el campo de la seguridad, que los llevaran a la obtención de la codiciada patente y los subsecuentes permisos de comercialización en el mundo entero.

La tarde había caído insensiblemente y a ésta le estaba llegando la noche, anunciada por el naranja carmín y bermellón del cielo, de los majestuosos crepúsculos de Miami.

Los preparativos para ésta reunión habían sido cuidadosamente controlados por la dirección general directamente.

Los resultados de las piratas incursiones a las poblaciones infectadas de Tifus, en ese arrabal científico, impugnado por los capitalistas de Rodo y por los investigadores entusiasmados en la experimentación a todas luces criminal, si no por su violación fundamental a una legalidad que terminaba con el título de inexistente en casi todo el mundo, si en el campo de los principios que corresponden a la ética y a los derechos humanos, a ese legítimo derecho a la vida de cada ser que compone la especie humana; esos resultados que se afeitarían convenientemente para ser presentados tanto a la prensa como a la FDA.

La humanidad sabría por lo pronto, sólo los resultados más gruesos, los que le interesaba sacar a los laboratorios; para eso ellos habían pagado bastante caro con el control de la epidemia y consecuentemente la salvación de estas poblaciones; sin embargo las sutilezas como también los significativos resultados de los efectos venenosos, eran calificados como sólo de incumbencia de los profesionales de cada laboratorio, escondiéndoselos a toda la humanidad; serían conocidos por esta sin embargo cuando las temibles resistencias que son capaces de hacer mortal cualquier enfermedad otrora benigna pero después de una capacidad de matar a la humanidad sin ninguna consideración, amenazaran con nuestro fin como especie en medio de las epidemias más espantosas, el temible caballo del Apocalipsis se estaba desamarrando poco a poco por los irresponsables laboratorios de la farmacia.

-eso es "cosa nostra" -meditaba amargamente Roig recordando el término que los mafiosos usan para realizar sus negocios y proteger su nefasto ambiente.

-no se puede vaciar ciencia en mentes profanas las cuales sólo alarmarán a la humanidad, como tampoco es necesario inquietar más de lo que ya están los científicos de las universidades, esos aguafiestas sobre estas actividades que realizamos con los desgraciados campesinos bolivianos y ecuatorianos y sus familias -dijo Wallace a algunos médicos reunidos a la hora del delicioso refrigerio con los cuidadosos patés y carnes traídos de Alemania para esta exclusiva ocasión de festejo por el éxito demostrado en el control de la terrible plaga en Bolivia.

A bombo y platillo las cadenas televisivas así como los más importantes diarios de las capitales de los más fuertes países, hicieron caja de resonancia de los apoteósicos triunfos de Rodo y de Darling, ante el terrible flagelo del tifus que atacara a estos parias de la tierra boliviana, quedando los paladines de la farmacia como los indiscutibles héroes en los dos meses que duró la emergencia y que se repetiría después en Malaysia con Darling usando el Cloranfenicol para el control de otra epidemia de Tifus exantemático.

No se comentó fuera del pináculo del poder de Rodo sobre las decenas de millones de dólares que se gastó en esa publicidad con que bañaran a todo el mundo del éxito logrado por la pseudociencia, en los miserables sudamericanos infectados de tifus exantemático.

Tampoco lo hicieron los jerarcas de Darling cuando llevaron a todos los rincones de la tierra el voceo de su triunfo con su Cloranfenicol, pero la batalla continuó entre los laboratorios que compiten por la posición de sus venenos, aún antes de que se dé la autorización de producción industrial y comercialización, es la antesala del infierno comercial a costa de la humanidad sin defensa ninguna.

Ahora estaban luchando por la supremacía varios laboratorios y todos sabían que les pisaban los talones con sus investigaciones; las cefalosporinas y la gentamicina iban muy adelantadas y prometían también soluciones significativas en el control de los microorganismos infectantes de todo el planeta.

Los resultados que se presentaron a la población profana en todos los diarios de la tierra con ésta información manipulable sólo hablaban de éxito terapéutico, recordándonos los partes militares en los cuales nunca se habla de bajas propias ni de pérdidas de ninguna clase, nada que diezme la triunfal imagen de la fuente informante; por ésta razón los resultados que reportaron los medios de información masiva en todo el mundo, fue de una calidad clínica asombrosa casi milagrosa, inspiración del equipo de propaganda y difusión de cada laboratorio; la prensa médica manipulada hasta la infamia, realizó el resto a los médicos engañados de la tierra para mal de una humanidad profana y engañada de la realidad existente.

El resultado en bruto fue la salvación de estas poblaciones de las terribles consecuencias que produce el tifus; ya después se entraría en detalles, ahora lo importante era aprovechar el crecimiento que como la espuma había realizado sobre las acciones de ambos laboratorios por este apoteósico éxito.

La terapia de los antibióticos es muy bella cuando a uno se la cuentan o cuando la lee en los libros; pero tiene un inconveniente, hay que vivirla asesinando a la humanidad o a su futuro, dados los abusos de su utilización.

El Tábano

Alberto Ricardo Llorente Bousquets

Salieron de la preparatoria Universitaria Antonio Caso en la calle de Corina #6 en Coyoacán en la Ciudad de México: Rosalba Laurens, Jorge Ramos Valdez y Ramón Sánchez Estudiantes y compañeros de tercer año siendo vecinos de aula desde seis semestres atrás en que iniciaran sus estudios en esta hermosa preparatoria; la tarde fría de otoño al final de las lluvias obligaba a ponerse las chamarras que llevaban el puma de la Universidad y les hacía sentir cierto aire de superioridad del cual se ufanaban en la intimidad.

La luz tardía y cercana a la noche alzaba mirajes de oro, ahora se trataba de la pompa llena de ideales en una perspectiva desmesurada llenando el alma de recuerdos a cada calle que andaban hacia el famoso parque de Coyoacán que recuerda épocas virreinales y precolombinas.

Se dirigieron caminando hacia los cafés alrededor de la plaza iban llenos de esa tristeza que hace sucumbir los ánimos dado que pronto se separarían en las diferentes facultades en la Universidad, la plaza se había hecho tradicional por sus mimos y otras formas de expresar ciertos rasgos de cultura; los puestos de los más variados géneros de bellas artesanías domésticas e indígenas se esparcían por doquier haciendo un lugar agradable y lleno de interés.

Era toda una floración áurea y durazno que como quimera, se abría sobre el perfil celeste de las coloniales calles.

Rosalba se había quedado impresionada ante aquella luz difusa y purpúrea que parecía reventar en el desmesurado cielo de Coyoacán las mágicas rosas de fuego mientras caminaban hacia la plaza; ella tenía en su inconmensurable amor la entrañable inclinación al indigenismo milenario de nuestra América era algo más que amor hacia esa raza de maíz, era un fervor que superaba todas las barreras de la mesura; desde sus ilustres bisabuelos grandes recopiladores de sus místicas tradiciones hasta su padre antropólogo y en estos momentos estudioso ferviente de la cultura Huichol; ella por consecuencia era no menos entusiasta de sus riquísimas raíces que tanto nos ennoblecen.

Debido a ésta situación y a que se encontraban en un triste Septiembre, mes que cuenta sólo con algunos días de clases y después se cierran las aulas de la preparatoria, estaban decididos estos compañeros antes de despedirse definitivamente de la escuela que les diera tantas y tan

grandes gratificaciones, hacer juntos un viaje de despedida a la Sierra Huichol.
Jorge también descendía de grandes admiradores de estas insuperables culturas descendientes de dioses y esparcidas en América toda, en esa magnífica tradición salida del maíz.
Debido a que Guadalupe la madre de Jorge, se encontraba en esos momentos realizando prácticas médicas y antropométricas en la aldea Huichol de Bolaños, Jalisco, para determinar los efectos de las posibles carencias alimentarias de la población y que el padre de Rosalba el antropólogo Ricardo Laurens, se encontraba también en dicha aldea estudiando las más bellas tradiciones de su cultura, misma que por su singularidad se mantenía como una de las mejor conservadas hasta nuestros días a pesar de seculares persecuciones criminales y atroces de la feligresía española; Jorge Ramos Valdez, Rosalba Laurens y Ramón Sánchez estaban planeando ahora dirigirse hasta aquella altiplanicie de la Sierra Madre Occidental para compartir sus vidas en estos momentos en que llegaban a la encrucijada natural, donde debían separarse hacia las diferentes facultades de la Universidad para estudiar la profesión futura de su vocación.
Esa sensación de dolorosa soledad previa a la separación de tan queridos compañeros, era vivida por el grupo que se abrazaba angustiado sin apenas expresarlo a los últimos

ripios de tiempo que quedaban de convivencias estudiantiles, antes de que se disolvieran en la nada los recuerdos añorantes, de aquella generación de preparatoria.

Al fondo del café donde llegaron después de cruzar el adoquinado parque colonial de Coyoacán de centenarios árboles frondosos, se oían los aplausos de los concurrentes a una exposición fotográfica de la teoría de la formación del Universo, exponiendo lo infinito del macro y microcosmos, en extraordinarias tomas.

Habían sido acompañadas de utilería artística para conformar la idea en una entusiasmada concurrencia que aplaudía agradecida por el espectáculo.

En la calle soplaba majestuoso Céfiro, realizando acompasados arpegios en las láminas de zinc de ciertos tejados y en algunos árboles y este arpegio daba un toque especial de romanticismo a ésta legendaria plaza tan querida por los incansables enamorados y artistas de todas clases que aquí se dan cita cada tarde.

Al llegar al café tradicional Rosalba había preferido una mesa en el portal que mira hacia la calle para continuar contemplando ese imponente crepúsculo que iluminaba de un resplandor estratosférico, la calma enervante de la romántica plaza.

La plática se fue amenizando con los temas indígenas de las más diferentes etnias del Anáhuac tan llenas de ricas tradiciones, en cuyas pinceladas orales con que retocaban la cultura trascendente de esta soberbia raza, infamada desde cien lustros atrás por la criminal conquista que auspiciara el no menos criminal clero católico, pero que sin embargo perduraba incólume esta raza de maíz, la cual hablaba con elocuencia a través del espíritu.

El colorido hábilmente expresado por Rosalba, incansable viajera, fue entusiasmando a su auditorio compuesto por Ramón y Jorge, que por momentos se inclinaban sobre la desolada perspectiva de la separación física de todos, en la ya próxima encrucijada.

El tema de los mazatecos de recias tradiciones y cantarino dialecto exquisito y poético, estaba de turno en ese interesante viaje a través de la oratoria de Rosalba Laurens.

-los tupidos cafetales bajo los ramajes frondosos de los naranjos de la sierra, con su enervante aroma forman el rasgo principal, estos compiten con su color rojo en tiempo de cosecha, con el color esmeralda de inacabables tonos de la serranía; los naranjos de exquisito aroma con que bendicen la faena a cada soplo de brisa y matizan la perenne belleza, hacen que las canciones mazatecas referentes a la cosecha, broten agradecidas a Dios de las sensuales bocas de sus morenas indias alegres y dicharacheras, envueltas en sus huipiles de hermosos bordados.

Esbozaba Rosalba con una maestría capaz de describir al detalle los elementos sustanciales de ésta escena viva, desde miles de años atrás desde que se inició el neolítico.
-los calzones blancos de primorosos bordados deambulan por el mercado compuesto de calles empinadas de terracería los días de "tianguis"; cuando se congregan de los caseríos aledaños, multitudinarios campesinos para adquirir o vender sus mercaderías y la plaza empedrada termina coronada con la secular iglesia de modestos recursos.
Huautla de Jiménez se pierde en el imponente nudo que conforman las sierras madres en su apoteósica localización, ubicando a los creyentes que acuden cada domingo a la misa en su insignificancia, contra la magnificencia de la mano divina que realizara tan inconmensurable portento.
-las estrelladas noches son no menos interesantes que los días paradisiacos de ésta serranía hecha hasta con los más cuidadosos detalles y sólo para disfrute de una raza cósmica, en cuya presencia se siente toda la teología milenaria del sacralizado indigenismo, cuya existencia no se discute; porque tener fe es una necesidad del espíritu, parte componente del ser humano.
Concluyó Rosalba Laurens creando una mezcla de envidia y anhelo de vivir aquel paraíso, perdido hace muchos siglos para los profanos como si Dios abriera el entendimiento y

sobre todo el espíritu sólo a los que han vuelto el corazón hacia el mundo de los iniciados.

Jorge no queriendo ser menos que Rosalba iniciaba su exposición sobre los huicholes en la sierra de Jalisco -el abuelo cola de venado en esa mística trilogía de la tradición teológica Huichol, apareció guiando a los peregrinos hacia Leunar en busca del "sagrado luminoso" que cada año realizan para agradar a los dioses -les dijo con entusiasmo.

La artesanía de barro bellamente ornamentada aparece distribuida en la utilería de cada casa, y la vestimenta detallada y de vivos colores que visten con las significativas diferencias de los coras, se fue enriqueciendo con las intervenciones de Rosalba preocupada por exponer la riqueza multicolor de su paisaje y su expresión rica en pormenores, en ese constante arrebato de la palabra.

Los "ojos de dios" son bellamente diseñados por las artísticas manos huicholes en sus inimaginables formas, a partir de la cruz de madera desnuda y ornamentada con estambres multicolores; va haciendo los más caprichosos cuadros -ésta antiquísima imagen desfiló a través de la boca joven y hermosa de Rosalba Laurens- la frondosidad de sus árboles milenarios, los calihueyes de adobe encalado cuidadosamente, los morenos rostros joviales y prestos a la broma, sus bellas mujeres de mirada profunda y diáfana, aquellos rostros morenos de singular belleza, hábilmente resaltada con su flotante cabellera negra, que el constante viento levanta va sin el falso retoque del cosmético urbano y las proponía como la realidad excelsa de la especie humana en su más natural hábitat y su cósmica grandeza.

Sus recios varones de incansable andar la serranía, sus profundos respetos a lo que han sacralizado manifestados en el trabajo de la milpa que les diera la fama de hacedores de la naturaleza, en aquella pródiga hibridación del maíz a partir de antepasados silvestres y que tiene predestinado como cereal en el primer lugar de consumo en el milenio que iniciamos, para alimentar a una humanidad creciente y hambrienta; eso era sólo una parte de los temas que animosos e incansables tocaban, sin siquiera esperar el turno de la palabra en franca competencia expositora.

Deliciosos pedazos de pastel de naranja, nuez, Pistache, moka y muchas ricas expresiones más de la pastelería de Coyoacán, fueron presentados en el carrito de la cafetería por la alabastrina mesera de brunos cabellos rebeldes, que pugnaban por escaparse de la cofia; para gula de los colegiales estos pasteles fueron puestos a su alcance, los cuales siempre que consumían dichas exquisiteces las acompañaban del tradicional café tipo capuchino que enorgullecía la plaza desde el siglo diecisiete en que los religiosos desarrollaran tan rica tradición.

El padre de Rosalba reconocido antropólogo originario de la Universidad de México tenía en Bolaños Jalisco, la encomienda del estudio de las milenarias tradiciones huicholes; dado el complejo estudio llevaba diez meses en aquella zona; esto fue el motivo por el cual en la reunión del café, estaban planeando ir a pasar las vacaciones a esas místicas altiplanicies donde la diosa Tatei Urianaka, la madre tierra, cuidaba de los huicholes desde que fueran hechos de maíz desde tanto tiempo hace, que se perdía la memoria de la voluntad divina en los polvos esparcidos de los tiempos.

Finalmente llegaron a un acuerdo, el antropólogo Ricardo Laurens, padre de Rosalba regresaría en unos días más desde la Ciudad de México hacia la sierra de Bolaños, para concluir sus estudios sobre los huicholes y dado que la universidad le facilitaría una avioneta por una semana para realizar dicho viaje, podrían ir los tres si estaban listos para el fin de la semana.

Fue necesario dar asesoría y algún apoyo económico a Ramón para que se decidiera a la excursión, y finalmente saldrían el próximo domingo temprano; era importante estar en el aeropuerto internacional de México a las siete de la mañana y con un equipaje de no más de veinte kilos.

A las doce de la mañana la avioneta, después de surcar el cielo límpido y fresco llegó a Bolaños, regalando un singular evento a los niños huicholes que corrían a la pista, para ver aterrizar este extraño aparato que como maracame surcaba el firmamento.

Entre la comitiva de recepción se encontraba la Doctora Guadalupe Valdez madre de Jorge, también estaba la preciosa indígena Xochitl de mirar alegre y con cierta melancolía en su semblante; era como si expresara antiquísimos sufrimientos, heridas ancestrales, ascendientes tristes de una raza flagelada por la infamia de la más brutal conquista que amparara el zafio clero, para vergüenza de su apostolado.

Don Gerónimo, aquel fornido maracame de más de cincuenta años como esculpido en bronce con su negro mirar de facciones impenetrables que lo caracterizaba, también se encontraba en la comitiva, acompañado de Agustín su hijo mayor.

La agreste campiña en ésta temporada del año en que acababan de terminar las lluvias, era regalada por Tatei Urianaka la madre tierra a sus queridos huicholes con las más bellas variedades de margaritas blancas, amarillas y moradas, el aroma silvestre límpido y natural invadía constantemente con las más variadas fragancias salpicadas alternativamente de los humos del carbón salido de los calihueyes donde esmeradas mujeres desde milenarios rituales preparan al sagrado maíz en los más variados alimentos.

Todo era alegría en este pedazo de paraíso; la madre naturaleza había traído abundantes lluvias que repercutían en un año próspero en la comunidad de economía preponderantemente agrícola.
El vocerío infantil, las risas burlonas y alegres, los señalamientos ufanos y admirados de aquella chiquillería que ennoblecía con su presencia, eran imposibles de controlar hasta por el maracame Don Gerónimo -famoso por su amor a éstos- niños que los acompañaron hasta el caliuhey donde se hospedaban el antropólogo Ricardo Laurens y la Doctora Guadalupe Valdez.
El dialecto cantarino del Huichol está hecho como para hacer poesía de todo lo que expresa; su sentido solemne y misterioso del mundo que lo rodea hace una comprensión maravillosa y divina de este pedazo de cielo, de estos últimos reductos de nuestra ancestral cultura cuyo esplendor todavía perdura orgulloso y trascendente.
Todavía estaban vivos los vestigios de una temporada pluvial de generosos caudales, todavía se respiraba la enervante humedad saturada de esencias silvestres, aumentando el singular misticismo exquisitamente sacralizado.
Acababan de llegar algunos días atrás los peregrinos que fueran al lago de Chapala a pedir a "Rapa" la diosa de papel, les diera suficiente agua en ésta temporada y al parecer los maracames habían ganado la benevolencia de

"Rapa" dado el excelente temporal acaecido; por tal motivo se realizaron las respectivas danzas de agradecimiento a "Rapa" en interminables noches durante las cuales los festejos debían ser compartidos por toda la población, no fuera a enojarse la diosa de papel y negarles su beneplácito el siguiente año; esta ceremonia la estaban disfrutando en todo su esplendor Rosalba y sus amigos.
Los huicholes son excelentes peregrinos y recorren el universo de su teología durante lo largo de todo el año en las diferentes peregrinaciones, para satisfacer a las muchas deidades que conforman su concepción religiosa.
Don Gerónimo le había encargado a su hijo Agustín aquel día, que llevara a los muchachos Jorge, Ramón y Rosalba Laurens a conocer algunos lugares de esta majestuosa presencia; después de la comida que les preparara la hermosa morena Xochitl de lacia cabellera azabache y su dulce mamá de semblante tranquilo como de santa en éxtasis, en el calihuey que les prestaran durante su estancia y tras comer irían a conocer algunos lugares de paseo.
Mientras preparaban el nixtamal este lo habían hecho con maíz amarillo y con el cual salían de las artísticas manos de Xochitl las tortillas de una perfección inmaculada.
-es "Pitorash" -contestó tímida y coqueta la preciosa virgen de ojos negros y brillantes como de capulín lozano, a una pregunta de Jorge.

-y eso que es, le cuestionó el muchacho que no terminaba de admirarse de esa primorosa cultura ancestral y magnífica.
-se trata de una de nuestras leyendas adoctrinó Agustín y empezó a contar en un castellano depauperado, la historia de las muchachas de maíz que nacidas de Wakuri fueron dadas a los hombres para que tuvieran que comer y no murieran de hambre.
El chile amartajado y los frijoles cocidos con sal conformaron el plato fuerte; el tejuino bebida de maíz fermentado acompañó la comida y el café aromático cocido en esas maravillosas artesanías y servido en jarros multicolores culminó la dieta.
La tarde espléndida por su diafanidad, invitaba a caminar y la cercana cañada sería el primer punto de excursión para ver la caída que salía del despeñadero cien metros arriba y daba así la impresión de una desmesurada y bruna cola de caballo.
Agustín llevaba un viejo fusil pisponero para no perder la oportunidad de cazar alguna presa de las muchas que conforman la zoología del lugar.
-en las tardes y mientras la diosa de la noche nos cubre con su manto de estrellas -les expuso Agustín a los muchachos- baja el abuelo cola de venado a beber agua a estos lugares y es donde debemos aprovechar para alcanzar nuestro alimento.

El comentario hecho con cierto misticismo y reverente expresión no dejaban de admirar a los muchachos ajenos a la compleja concepción teológica Huichol.
Para los huicholes, la aparición del venado cola blanca era el mensaje de Tatevari dándoles el alimento necesario para su sustento; podían matarlo pero a condición de no hacerlo sufrir, ya que si sufría se quejaría con Tatevari y ya no tendrían más venados hasta que se disculparan haciendo las ofrendas pertinentes, y si es que Tatevari estaba dispuesto a aceptarlas.
Ahora que apenas había terminado la temporada de lluvias, los verdes tapetes de insertos multicolores y aromas afrodisiacos poblaban la rivera del pequeño lago que alimentaba la acaudalada cascada en estos tiempos.
Las mariposas como salidas de la nada revoloteaban por doquier como compitiendo en hermosura estaban haciendo todavía más místico el paraje, logrando en cada aleteo una nueva impresión de admiración y respeto por esa naturaleza tan pródiga de sorpresas, tal parecía que ellas hacían un fuego fatuo lleno de miles de colores con los que embellecían todo el camino para admiración de los muchachos que encantados ya estaban.
El lago más que invitar al baño los tenía como hipnotizados, como atraídos por toda esa cosmogonía tan extraordinaria que fueron capaces de crear los maracames huicholes con la magia que les dieran los dioses.

Las hermosas piernas de Rosalba, largas rosadas lampiñas y de perfectas formas, fueron expuestas a la desnudez al quedar en traje de baño y su dorada cabellera grácil iba siendo cubierta por una gorra de baño de color claro.
Los muchachos siguiendo los impulsos de atracción del misterioso lago pronto imitaron a Rosalba, la cual antes de que se desnudaran estos ya estaba lanzándose desde un promontorio de roca lavada.
Agustín prefirió quedarse al alba, pues su padre le había encomendado dar una atención especial al trío de adolescentes que estaban bajo su cuidado; aunque prácticamente no había peligro era mejor atalayar el horizonte no era dable faltar a una orden de un maracame aunque fuera su propio padre.
El agua estaba fría como toda la que viene de cerros arriba en esas hermosas altitudes escarpadas y señoriales.
El paraje magnífico era imposible de describir y no por lo mundano que muchas plumas lo han logrado con creces, sino por aquel espíritu misterioso de la teología Huichol, aquellos dioses como Nariwame diosa del agua, la diosa de los pescados Uteanaka y Tatei Urianaka, nuestra madre tierra, que complacidas dejaban a los muchachos jugar a sus anchas bajo la protección de Agustín, éste con ese atuendo indígena que tanto han admirado en todo el mundo, se mantenía vigilante del paraje, casi sin moverse para no interrumpir los movimientos del cosmos, de ese

universo que sólo comprenden los iniciados en los arcanos de la agreste naturaleza Huichol.
Lo que para nosotros míseros profanos lo vemos como una piedra o como una planta, es para ellos un Kakaullari, un ser sobrenatural que no resistió las muchas pruebas de la creación y al nacer el sol como castigo se quedó transformado en roca o en arbusto.
Otras veces para la cultura Huichol, una roca muestra las huellas del pie o de la mano de un dios; un agujero calcinado en lo alto de una montaña es el hueco que dejó el sol recién nacido al brotar; aquella raíz amarilla que se divisa a lo lejos es la materia sagrada que proporciona la pintura simbólica de los que harán el viaje a Viricota; toda esa grandeza misteriosa no la puede capturar ninguna pluma, ninguna cámara fotográfica, ningún artificio; sólo se captura con el espíritu no con la mente a la cual en escasas ocasiones le llegan ripios de su grandeza, de su realidad etérea que se materializa en una semblanza aparte en la forma multidimensional del espíritu.
Desde Chapala donde crece el árbol de lluvia hasta el pueblo de catorce en el desierto de San Luis Potosí donde crece el divino luminoso, el sagrado peyote Tamatz Kallaumari y el bisabuelo Cola de Venado, ésta inmensa tierra sagrada tan llena de rasgos, de claves religiosas algunas de una complejidad extraordinaria, es imposible trazar por la mundana pluma de ningún escritor; son cosas

salidas del espíritu y no de la mente por lo que son sólo entendibles por el espíritu, son cosas que se sienten, pero no se pueden expresar con la mente son manifestaciones de los dioses son cosas divinas.
Multicolores peces de diminutos tamaños se movían en paradisiaco vaivén de cardúmenes azules, rosados, verdes, salmonados; a cada movimiento les regalaban una nueva sorpresa, en su espíritu aparecía una nueva admiración, un nuevo impacto multicolor, una nueva manifestación de la grandeza de ésta naturaleza sacrosanta, imposible de plasmar en los prosaicos libros.
La primera impresión de frío del agua, había desaparecido con los movimientos natatorios; ahora los juegos demostrativos de cierta superioridad en la que competía el trío fueron predominando; buscaban llegar más rápido al centro del lago que formaba este remanso, brincar más alto, atacarse con el agua, manifestando así su desbordante alegría.
El atardecer ya declinaba trayendo frías oleadas serranas cada vez que el dios del viento soplaba en sus espinazos erizados y lívidos; este aliento divino pronto se hizo más constante e intenso obligando a los muchachos a salir del agua secarse y vestirse.
Las risas juguetonas y devotas de los muchachos complacían a Agustín al ver cubierto el mandamiento de su padre.

El cabello negro azulado asido a la piel de bronce viejo, el antiguo fusil pisponero y el machete de afilado perfecto con que jugaba el Huichol en el zacate y su límpida indumentaria de mucho encaje bordada, encantaban el paraje.
Salieron de la rivera del lago a una voz del hijo del maracame para iniciar el regreso.
El abrigo de la ropa seca pronto hizo su efecto, logrando que dejaran de tiritar los alegres citadinos huérfanos de estas grandezas místicas en su pobre jaula de la capital, ajena de las grandezas de una naturaleza llena de prodigios.
El regreso cuesta arriba, con la incipiente penumbra pues la luna de apenas cuarto creciente y consecuente poca luminosidad y los riesgos de los abismos que sucedían a cada acantilado, aconsejaron a los muchachos un retorno cauteloso.
Los treinta minutos que duró el regreso fueron celosamente cuidados por Agustín avisándoles de los acasos que podían aparecer; mientras subían los muchachos inexpertos en penoso esfuerzo la empinada cuesta, predominaba el jadeo de aquella respiración acelerada que les impedía hablar; no podían robar ni un momento el aliento a los pulmones ávidos de oxígeno; se afanaban para surtir estas imperiosas necesidades para

responder a las exigencias inusitadas de organismos poco preparados para estos trabajos.
El crepúsculo que en el camino se inició, los interceptó majestuoso recordándonos las rosas de la tarde que describiera el poeta Vargas Vila; aquel ramillete cósmico de magníficos colores de pronto alcanzó el maravilloso clímax; ese cambio paulatino de tonalidades carmines rosas grises y blancas que caprichosamente iban pincelando el firmamento, se dibujaban allá por encima de los interminables collares de esmeraldas que lucía la madre tierra, de los más variados tonos que se agrisaban en el horizonte a muchos kilómetros de distancia donde iniciaba el firmamento azul de palidez antes diáfana y que ahora más se oscurecía a cada momento.
La desolada quietud del horizonte de multicolores tonalidades, de súbito fue iluminada de todo un ropaje de estrellas que aparecían en el esplendor profundo de los cielos luminosos crecían en desmesurados mirajes.
El último rayo salmonado de la tarde ya se deslizaba en la penumbra densa de la sacralizada serranía; ahora subían sobre su seno florido, como aspirando a besarla los aromas agrestes que con su frío encantaban todo.
A la llegada de los muchachos la Doctora Guadalupe se encontraba recopilando cierta información acumulada en las semanas anteriores en el calihuey de Jerónimo, el maracame que les prestara su casa hospitalaria; el

antropólogo Ricardo Laurens mientras tanto fumaba su inseparable pipa de aromático tabaco cuando llegaron estos divertidos y cansados.

Los planes de conocer todo no terminaban de completarse, siempre aparecían lugares de un interés creciente cuando los mencionara Agustín el cual generoso se divertía con las expresiones de admiración que mostraban los tres llenos de un encantamiento singular.

Los conceptos religiosos de los huicholes por sistema siempre han sido guardados con un excesivo celo, por lo tanto sólo han llegado a los investigadores sus pálidos relatos; sin embargo por cierta identificación de edades, consideraciones recomendadas a Agustín por su padre Gerónimo, y varias características más permitieron a los muchachos la confianza necesaria para que a su entusiasmo les fueran ofrecidos los viajes a ciertos lugares sagrados y prácticamente jamás hollados por otro pie que no fuera el de los respetuosos huicholes al sacralizado lugar.

Ricardo Laurens el antropólogo los acompañaría en algunas excursiones pero otros lugares ya habían sido por él visitados por lo que prefería que fueran solos con Agustín.

Guadalupe, también tenía un fuerte interés en aquellas visitas a los lugares sagrados de los huicholes pero dado el mucho trabajo que le faltaba completar, también sólo los acompañaría en algunos paseos.

Xochitl con esa belleza extraordinaria que irradiaba tras las luminiscencias del anafre mientras cocía unas tortillas de Yauma, como le llamaba al maíz negro, en honor a la muchacha de la mitología Huichol que se convirtiera en maíz negro para darle de comer a ésta raza nacida de los dioses, aunque tímida en exceso, al escuchar a los extraños que comparaban su cultura con la de otras tan antiguas como magníficas del valle del Anáhuac, parecía no caber de gusto en ese silencio de sutil sonrisa que ocultaba en su innecesario apresurarse para tener lista la cena de toda esa audiencia que respetuosa escuchaba.
El característico olor de los delgados troncos y de las ramas que calentaban el comal de arcilla y la olla de frijoles, inundaban el calihuey hecho de piedra y barro.
Tres días pasaron en inquietas visitas a los más disímiles lugares; cosecharon algunas calabazas, chiles y mazorcas tiernas, tres noches de interminables leyendas fueron traducidas por Xochitl y Agustín a los muchachos, incansables de escuchar con admiración y respeto creciente nuestros antiquísimos orígenes los cuales según comentaba el antropólogo se remontaban hasta ocho mil años atrás por lo que conforma la cultura Huichol una riquísima veta etnográfica de nuestra América toda.
Este mundo antiguo y secreto, es el de los huicholes, que de algún modo han sacralizado así su "medio mundo" y ni la conquista, ni las persecuciones del Santo Oficio, cruel y

profano, ni los cambios del tiempo lograron alterar en su esencia, la inigualable significación espiritual.

-los huicholes tienen una expectativa de salvación, saben que están reconstruyendo desde dos mil años atrás las hazañas de sus dioses realizadas en el tiempo originario de la creación; conocen hasta los menores detalles del ritual -comentaba el antropólogo Ricardo Laurens- por esa razón realizan las interminables peregrinaciones durante todo el año hacia los más diferentes lugares de su “medio mundo”.

Guadalupe Valdez la Doctora en medicina que se encontraba en la aldea desde que Ricardo Laurens había llegado, dado que le interesaban los tratamientos medicamentosos hechos con hierbas y ciertas sustancias obtenidas de los variados animales de las montañas que conforman los asentamientos huicholes, escuchaba absorta la extraordinaria narración.

En ésta estancia de apenas unos días, se dedicaron Ramón, Jorge y Rosalba a conocer la accidentada topografía en las interminables excursiones a alguna cañada de refrescantes aguas donde los baños les bendecían sus cuerpos controlando el calor que paulatino se iba diluyendo cada día, también fueron frecuentes las estancias en los maizales donde Agustín el hijo de Gerónimo les había contado parte de la tradición Huichol.

-aquí vemos a Pitorash, la muchacha maíz pinto y medio rayado, allá está Tazawime, ella es la muchacha maíz amarillo, aquella es Taulawime, la muchacha maíz rojo, aquella mazorca es Yauma, que conocemos como la muchacha maíz negro y esa que asoma en aquella mazorca es Yoame, la muchacha maíz azul; ellas fueron algún día, alimentadas y cuidadas por Tatei Urianaka, la madre tierra -les explicaba solícito.

Los refrescantes tejuinos hechos de maíz, de la milenaria cocina Huichol fueron siempre bien recibidos de manos de la hermosa Xochitl, cuando regresaban en las tardes después de caminar casi al mismo y cadencioso andar de Agustín el muchacho Huichol nacido para conocer el "medio mundo", cuando sea maracame el cual ya los había conducido a muchos lugares interesantes de la geografía peligrosa, de estos parajes donde sus ancestros hace quinientos años los trajeron huyendo de las criminales conquistas de la España sanguinaria, que el papado les había encomendado "evangelizar", a cambio de su libertad y su vida.

Alcanzaron con muchas penas y carencias este santuario, quedando ajenos a los avances de aquella criminal feligresía y desde entonces hacen las peregrinaciones apoteósicas cada año en memoria de los dioses los cuales desde el inicio de los tiempos, cuando para alcanzar su alto linaje divinizaron estos lugares y lo hicieron devotos y silenciosos a todo lo que fuera profano de sus creencias, desde el Lago de Chapala donde crece Rapa, la diosa de

Papel, hasta Leunar en Cerro Quemado, Zacatecas donde crece el divino luminoso, en que se transformó el abuelo cola de venado de su compleja teología.
Aquel domingo a una semana de estadía de los muchachos, muy de mañana fue llamada la Doctora Guadalupe por Juana la mamá de Xochitl, para que fuera a ver a su hijita Claudia de seis años la cual tenía calenturas y mucha diarrea blanca como el agua del nixtamal cuando es lavado. Ese conjunto de síntomas que caracterizan el cólera morbo, formaban una manifestación inequívoca de que se traba del principio potencial de una terrible epidemia.
La Doctora Guadalupe no podía hacerse ilusiones que le permitieran equivocarse en ésta terrible realidad que aunque incipiente pronto bien lo sabía, cobraría muchas víctimas dada la inmunología de los huicholes ajena a estas plagas.
Conocía perfectamente que los clichés alópatas de tratamiento de la terrible infección, consistían en abundante ingesta de líquidos, control de la fiebre y el uso de antibióticos los cuales tal vez si la epidemia se declaraba carecían para atacar al terrible Vibrio cholerae también conocido como V. coma.
El botiquín del consultorio apenas contenía algunos tratamientos para cubrir las necesidades de escasos seis a ocho pacientes, si explotaba la epidemia sin contar con el auxilio de las autoridades de Salubridad, la plaga produciría

las tremendas mortandades acostumbradas en esas poblaciones indígenas alejadas de todo contacto con la "civilización", de la cual huyeron siglos atrás para salvar sus vidas.
El siguiente paso fue el de confirmar en el microscopio la presencia del Vibrio cholerae en los excrementos acuosos de la afiebrada Claudia; su confirmación dio inicio a una serie de medidas, no podía dejar morir uno de los últimos vestigios vivos de nuestra milenaria cultura.
Después de iniciar el tratamiento de la pequeña Claudia, consistente en controlar la fiebre, preparar el suero suficiente y darle un derivado de azufre, único antimicrobiano que existía en el botiquín, la Doctora acudió al maracame don Gerónimo para explicarle la situación.
Gerónimo además de maracame también era gobernador de la aldea Huichol y por lo tanto tenía la suficiente autoridad para congregar a una reunión al pueblo entero.
De ésta reunión se derivaron las medidas preventivas consistentes en hervir todos los alimentos, enterrar los excrementos, lavarse las manos antes de comer y después de ir al baño, en fin toda una profilaxis.
El segundo paso fue hacer un llamado a Guadalajara capital de Jalisco y a Tepic capital de Nayarit así como a la Ciudad de México, para dar un parte de alarma; la Doctora solicitó penicilina en suficiente cantidad para controlar una posible

epidemia, la cual ya iniciaba su cuota macabra en el cuerpo grácil de la pequeña Claudia.

El capitán Pedro Cendejas piloto oficial del avión que facilitara la UNAM al antropólogo Ricardo Laurens, estaba recibiendo instrucciones de éste para salir al siguiente día a Tepic en busca de auxilio médico; aunque no era una tarea de la universidad, en condiciones de este tipo de catástrofe como la que se avecinaba no se podía esperar a recibir autorización de las autoridades universitarias por la radio de microondas para socorrer cualquier población, pues eso es un principio de humanidad impostergable, además por ser domingo por lo que era menester avisar hasta el día siguiente.

Si arreciaba la plaga se podría cubrir con los medicamentos existentes, suficientes sólo para un día y después se completarían los tratamientos a los pacientes infectados.

Los maracames que también hacen el papel de gobernadores de Bolaños eran instruidos en Huichol de las medidas preventivas para contener el flagelo y apresurados se dispersaban a los diferentes calihueyes para juntar a la población y explicar el inminente peligro.

Afortunadamente la noche ocurrió sin contratiempos y Claudia remitió de sus síntomas, pero la continuación del tratamiento era indispensable.

Al amanecer sin embargo el cultivo que estaban haciendo diferentes huicholes así como el piloto de la avioneta en

sus respectivos intestinos, alcanzó la manifestación de una infección declarada, mientras los impasibles dioses ahora se mantenían ajenos al flagelo.
El hecho de que el Capitán Cendejas estuviera infectado de cólera lo dejaba fuera de la posibilidad de conducir el aparato a cualquier lugar donde pudiera conseguir los medicamentos que desesperadamente se necesitaban para controlar la epidemia.
Jorge el hijo de Guadalupe con sus veintidós años y siendo el mayor del grupo había conducido en otras ocasiones el avioneta que le había prestado al antropólogo Ricardo Laurens la Universidad para alcanzar ésta interesante aldea desde un año atrás en Abril del cuarenta y seis.
Dado que Jorge era la única posibilidad de usar el avión los preparativos para el viaje fueron ultimados rápidamente por éste, tan pronto como la Doctora Guadalupe comprobó la existencia del bacilo Vibrio cholerae protagonizador del Cólera morbo con la ayuda de su inseparable microscopio, además de ver el prodigioso desarrollo de la mortal epidemia en más de treinta enfermos y tan sólo en dos días de detectada la cruel plaga, dada la pequeña población de que se trataba.
En aquella aldea, algunos se encontraban muy afectados por la epidemia de cólera de brusca aparición que azotara a los huicholes pues al no contar con defensas de ninguna

clase el desarrollo de esta epidemia se hacía con tremenda virulencia.

-el cólera -les había informado a los muchachos la Doctora Guadalupe- es una infección de carácter agudo, término dado a las enfermedades de curso rápido sean mortales o no, ésta que estamos presenciando es específica del intestino delgado al cual provoca el microbio infectante.

El Vibrio cholerae que descubriera el científico alemán Roberto Koch en 1883, y que encontrara la Doctora Guadalupe en las evacuaciones de la niña Azucena algunos días atrás cuando se inició la terrible epidemia, presenta los síntomas característicos de una diarrea acuosa, profusa, vómitos con la pérdida de líquidos corporales así como de los vitales electrolitos.

-consecuente a esto -continuó la explicación la Doctora- también sobrevienen los calambres musculares, deshidratación, disminución del volumen total de la sangre, acidosis y eventualmente postración, de continuar agravándose el cuadro sin la indispensable compensación de las pérdidas líquidas y sus elementos vitales sobreviene la insuficiencia circulatoria y renal y finalmente el colapso y consecuente a esto esto la muerte.

La explicación puso en un alerta máxima la conciencia de los muchachos decididos a salvar a esta raza de maíz de orígenes divinos.

Mientras hacían el contacto con las autoridades de la Secretaría de Salubridad en Tepic y en Guadalajara la Doctora continuó la explicación -el microorganismo causal "Vibrio cholerae" o también conocido por "V. coma", tiene la forma de bastón curvo corto, como el signo gramatical del cual Koch diera su nombre, es móvil y necesita oxígeno para desarrollarse por lo cual lo tenemos clasificado como microorganismo aerobio y como en todas las infecciones, la aparición de ésta varía según la capacidad de resistencia y defensas de los individuos.

Dada la fuerte susceptibilidad al ácido clorhídrico que produce el estómago -les explicó la hermosa Doctora Guadalupe- se piensa que las personas que son infectadas por este microorganismo tienen deficiencia en la producción del ácido clorhídrico en el estómago por lo cual los infectantes pasan ésta natural barrera hacia el intestino delgado sin ser aniquilados y es ahí donde hacen todo el daño posible.

-también se sabe que las personas que viven en áreas endémicas generalmente adquieren defensas conocidas como inmunidad natural, dada por la actividad de los mecanismos de defensa orientados en ese sentido de acción y desarrollo, pero aquí en la sierra Huichol nunca se presentó antes ninguna epidemia de cólera y la población no tiene desarrolladas estas defensas necesarias todo esto nos permite pronosticar que la epidemia se desarrollará

con toda la virulencia posible y devastará a la población más que en otros lugares donde ya ha aparecido.
-el "V. comma" se transmite por la ingestión de agua o alimentos contaminados por los excrementos de personas con ésta infección tengan o no síntomas.
-los brotes de la enfermedad pueden ser explosivos y breves, pero también pueden ser prolongados y con diferentes pautas en la agresión.
-ésta plaga es endémica de Asia, Medio Oriente y África, de donde eventualmente se ha importado a Europa, Japón, Australia y América y aquí ha desarrollado sus estragos como ahora lo estamos presenciando.
La Doctora no tenía derecho a hacerse ilusiones sobre el control de ésta epidemia sin la apremiante ayuda de las autoridades y estaba buscando una solución lo suficientemente rápida y eficaz sin encontrar ninguna.
Les explicaba angustiada a los huicholes reunidos por los maracames en la plaza central de la aldea -en las áreas que son endémicas, los brotes acostumbran a producirse durante los meses cálidos y la incidencia máxima es en los niños; en las áreas que son infectadas por primera vez como es ésta que está apareciendo y de la cual ya tengo los resultados del análisis que realicé en el microscopio, pueden producirse severas epidemias durante cualquier estación donde todas las etapas de la vida son susceptibles.

También les explicó que las manifestaciones clínicas alcanzadas por el cólera son resultado de una pérdida de heces acuosas, ricas en bicarbonato y potasio.
-estas toxinas intestinales que produce el V. comma inducen la hipersecreción de una solución isotónica de electrolitos sin embargo dejan la mucosa del intestino delgado sin daño aparentemente.
También les reseñó tanto el pronóstico como el curso clínico de ésta enfermedad el cual puede ser sin complicaciones o bien, presentar un cuadro fulminante como generalmente ocurre en poblaciones que no tienen adecuadas defensas para estos microorganismos por no haber tenido su ser que desarrollarlos como ocurrió en las trágicas epidemias traídas por los bárbaros conquistadores en el Medioevo a nuestra querida América y dada la calidad funcional el organismo humano como la de todos los seres vivientes desarrolla todos los mecanismos necesarios para su supervivencia y desarrollo en una economía cerrada y sin gastos superfluos; aquí no habiendo en su medio necesidad de desarrollar contra el cólera las defensas necesarias por no haber existido nunca con los huicholes, ésta plaga como tampoco hubo antes de la conquista española necesidad de defenderse de la viruela, el sarampión y otras tantas herencias de estas razas invasoras capaces de asesinar la población de un continente entero mientras levantaban la sagrada Cruz, así

los huicholes carecían de defensas contra el V. comma y bien pueden ser aniquilados ahora por la temible plaga.
La información del conteo de pacientes en Bolaños ya sumaba decenas y apenas estaba iniciándose la plaga.
La Doctora Guadalupe se encontraba preocupada porque en el caso Huichol el desencadenamiento abrupto y fulminante se manifestó en la mayoría de los pacientes con una diarrea espontanea, indolora, acuosa con vómitos y la consecuente pérdida por las heces de hasta 1 litro cada hora.
-esta pérdida resultante de agua y electrólitos, iba presentando la consecuente respuesta del organismo de sed intensa, orina escasa, calambres musculares por la pérdida de potasio entre otras sales, además del cuadro mencionado -y les continuó explicando la preocupada Doctora- dado que no contamos con laboratorio de análisis clínicos salvo el microscopio que traje, nos tendremos que basar en los síntomas que presenta el paciente por lo cual deben tener cuidado en considerar que hay una debilidad y marcada pérdida de la turgencia de la piel la cual se torna arrugada y hay también hundimiento de los ojos como síntomas fundamentales.
Ahora la gente que la escuchaba estaba compuesta por el antropólogo Ricardo Laurens, su hija Rosalba Laurens, Jorge el hijo mayor de la Doctora Guadalupe y Ramón, esto le permitía ser un poco más explícita de los resultados de la

agresiva epidemia sin necesidad de explicar muchos detalles o traducirlos por los intérpretes Xochitl y Agustín a la lengua Huichol los que por su depauperado español dejaba muchas lagunas por entender.
Los pacientes que no habían sido tratados rápidamente y como consecuencia a los síntomas mencionados presentaban colapso circulatorio, cianosis, estupor y además la fuerte disminución del volumen de líquidos y ésta era capaz de causar muerte tubular renal haciendo más peligroso el resultado de la agresión del Cólera.
-sin embargo la recuperación llega al cabo de 3 a 6 días con una elevada cifra de mortalidad la cual alcanza más de 50% en los casos graves y los pronósticos de acuerdo a la explosiva aparición de los síntomas y el elevado porcentaje de la población que se está enfermando nos pone a pensar que será de un dramático desenlace en ésta población sin defensas orgánicas necesarias si no conseguimos los antibióticos indispensables así como los sueros y otros medicamentos que nos permitan hacer frente a la terrible epidemia.
-sin embargo si tuviéramos los medicamentos necesarios podríamos disminuir a menos del 1% de mortalidad- les explicaba la atribulada Doctora.
-y aunque la mayoría de las personas se encuentran libres del V. cholerae al cabo de 2 semanas, unos cuantos

pacientes se convertirán en portadores biliares crónicos -terminó su explicación ahora a su auditorio.
-el cuadro es muy parecido al provocado por cepas de otros peligrosos microorganismos como son Escherichia coli, Salmonella y Shigella por lo que la confirmación del diagnóstico se hace necesariamente a partir de muestras rectales directas o de heces frescas, esto ya fue confirmado por mí en los treinta casos que tenemos detectados de los no más de mil setecientos habitantes de Bolaños pero su identificación subsiguiente de acuerdo a las experiencias alcanzadas es por aglutinación por antisuero específico -concluía la información la desesperanzada Doctora su fatídica explicación.
Guadalupe ahora en una reunión con los maracames así como con toda la población que la escuchaba interesada en los tratamientos necesarios para salvar a sus queridos familiares les había señalado la necesidad de hervir el agua de consumo humano, además de los señalamientos de higiene antes mencionados.
-la necesidad de mantener los alimentos libres de contaminación por el terrible infectante, hacía necesario que todos los alimentos fueran pasados por Tatevari, el abuelo fuego el tiempo necesario o sea lograr que hirvieran durante diez minutos, esto es que fueran suficientemente purificados -concluía la Doctora sus recomendaciones a una población profana en estas necesidades.

Además les había insistido en la esencial necesidad de la eliminación adecuada de los excrementos humanos en fosas sépticas adecuadas.
-la vacuna, es un tratamiento homeopático contra el Cólera desde décadas atrás y ha demostrado ser beneficiosa en las áreas donde hay estacionada ésta enfermedad infecciosa -explicaba la Doctora- pero son necesarias inyecciones de estímulo cada seis meses.
Ahora que es una prioridad, entre otras peticiones a la Secretaría de Salud ya se había solicitado en la lista de medicamentos que les entregarían en Tepic desde México donde ya habían recibido la información de la apremiante situación.
Los maracames así como toda la población recibirían en Bolaños la vacuna cuando llegaran los muchachos en la avioneta Cessna de regreso a la pista de terracería construida por el Instituto Nacional Indigenista años atrás con la finalidad de ayudar a ésta población Huichol, en emergencias como la que ahora estaban presenciando.
En cuanto a los tratamientos para los múltiples pacientes que había en este asentamiento, el objetivo para preservar las más de mil setecientas vidas en peligro de estar infectadas o en camino de estarlo, la Doctora había explicado a los maracames, así como a las muchas gentes que se encontraban en la escuela escuchando las medidas necesarias tanto preventivas como curativas para controlar

la terrible plaga y para esto se valía de Xochitl que servía de intérprete a unos y a otros.

-la importancia de darles a los pacientes todo el suero que puedan beber -buscaba que entendieran a cabalidad esta explicación- es prevenirlos de la muerte.

No podía detallar los riesgos en un lenguaje tan simplificado al explicar que de no lograr una corrección rápida de la disminución del volumen de la sangre y de la acidosis metabólica consecuente, así como de la prevención de la pérdida de calcio y otros electrolitos el pronóstico era acusadamente reservado.

Dado que no contaban con sueros endovenosos de ninguna clase, lo único que les quedaba era la administración oral de sueros, mismos que menguaban aunque estos se habían destinado exclusivamente para los niños menores de ocho años.

A todos los demás se les estaba dando agua de naranja hervida y endulzada con piloncillo, para con ésta mezcla restituir algunos de los electrolitos de potasio, calcio y cloruro perdidos en las abundantes evacuaciones.

-¿cuánto suero es necesario para salvar a un paciente? -le preguntó uno de los preocupados familiares.

-lo importante es darle todo el suero que pueda ingerir y pida el paciente pero también es importante garantizar una orina de un litro y cuarto al día, y esto sólo lo lograremos dándole toda el agua que pida para que su organismo funcione adecuadamente -concluyó la Doctora en su explicación.

-esto se valora por las cantidades de la pérdida continua por las heces y a través de una frecuente valoración clínica de la hidratación, como son frecuencia e intensidad del pulso, adecuada turgencia de la piel y la eliminación de la orina, pero como estos datos son fácilmente detectables salvo la frecuencia e intensidad del pulso, les recomiendo que le den toda el agua que pueda soportar el paciente que en estos momentos de crisis nunca les será demasiada -continuó explicando la Doctora Guadalupe mientras miraba desesperada a cada uno de sus muchos huicholes del auditorio angustiado.

La clínica rural contaba con sondas estériles para rehidratación por vía nasogástrica para escasas cincuenta personas y el agua de naranja con que estaban sustituyendo el potasio perdido por las heces, había demostrado ser en alguna medida eficaz.

Los conocimientos alcanzados por Jorge en la navegación así como las prácticas aéreas meses atrás en México le fueron de capital importancia en estos momentos en que dadas las circunstancias debía arriesgarse a pilotear sin asesor.

Dada la extrema importancia del viaje a Tepic en busca de socorro así como de medicamentos necesarios para superar ésta flagelante emergencia en la población milenaria nacida de los dioses a base de maíz y estando también enfermo el piloto del avión con los síntomas del cólera después de sus tres a cuatro días de incubación sólo quedaba Jorge para alcanzar Tepic con la avioneta y la demora representaba la muerte de incontables huicholes ahora enfermos.

En las condiciones que presentaba el capitán Pedro Cendejas no era posible realizar ningún viaje y no había ningún otro piloto profesional en el lugar.

Jorge Ramos Valdez tenía apenas dos meses de haber salido de una escuela particular de aviación donde aprendió a volar en un Cessna de cuatro plazas y lo primero que hizo al recibir la encomienda de volar hacia Tepic para traer las medicinas que tanto apremiaban, fue el revisar concienzudamente el avión que le estaban facilitando.

Lo primero que revisó fue que el interruptor de ignición estuviera en off, apagado, y que la conexión del alambre a tierra estuviera apretada. A continuación inspeccionó las aspas de la hélice, especialmente cerca de las puntas buscando abolladuras o rayones causados por grava u otros objetos extraños ya que es ahí donde ocurren con mayor frecuencia los daños de las aspas, después se dirigió al resto del aspa buscando partiduras u otros desperfectos y la movió hacia adelante y atrás para ver que no estuviera floja y finalmente comprobó que la tuerca principal del núcleo estuviera frenada adecuadamente, luego con cuidado examinó también las capotas del motor para ver que no tuvieran rajaduras y que todas las conexiones se encontraran adecuadamente aseguradas, pues ésta había sido una de las primeras recomendaciones que recibiera en la escuela referente a las capotas, la cual es la cuidadosa revisión a éstas porque una capota que se vuele durante el vuelo puede causar un accidente serio.

La inspección continuó ahora hacia los tubos de escape para asegurarse que estuvieran bien apretados ya que si el anillo colector se quema o si se sale una pieza en el aire, son muchas las probabilidades de un grave incendio, luego checó los calentadores de la cabina, las conexiones de los alambres de ignición con las bujías y después recibieron su atención especial para asegurarse que estuvieran conectados y asegurados en tal forma que no se fueran a salir en el aire, además de los riesgos que presenta un cable deteriorado o desgastado de producir una chispa y esta provoque un incendio o simplemente que un cilindro no trabaje adecuadamente; checó después el filtro del combustible drenando una pequeña cantidad para comprobar que no tenía acumulados en el fondo de la taza del drenaje impurezas que los llevaran a efectuar un aterrizaje forzoso; a continuación probó las porciones accesibles de los sistemas de combustible y aceite para continuar con los tubos de ventilación de los tanques cerciorándose que estuvieran abiertos; el sabía por experiencia propia que si la ventilación del tanque del combustible se cierra parcialmente, el motor puede calentarse a satisfacción en el suelo, pero se parará muy poco después del despegue provocando una emergencia, inspeccionó el control de los tapones del tanque de combustible asegurándolos cuidadosamente ya que si el tapón se sale en el aire -recordó Jorge de sus clases de procedimiento de inspección- pueden suceder varias cosas alarmantes y posiblemente peligrosas, especialmente en mal tiempo. La gasolina puede salpicar el frente del avión, también puede gotear dentro del compartimento del motor pero también crear un serio peligro de incendio, y también puede escaparse en cantidad tal que lo que quedara fuera insuficiente para completar el vuelo hasta Tepic. Con una sonda checó la existencia de aceite limpio ya que aún los mejores indicadores a veces no funcionan con precisión.

Revisada toda ésta área se dedicó a examinar los neumáticos buscando cortaduras y checó la presión con un calibrador, él sabía que no es suficiente con darle algunas patadas al neumático para comprobar si se encuentra a la presión adecuada, y se aseguró que los tapones estuvieran bien puestos. Se alejó a una distancia de algunos diez metros y desde el frente del avión se fijó si ambas ruedas se veían aproximadamente iguales, un mal alineamiento de las ruedas es causa segura de dificultades por carreteo y es muy probable que hasta se embarque en un peligroso carrusel inmediatamente después de aterrizar.

Se dirigió luego a checar los amortiguadores y las partes visibles de los frenos, también checó los tornillos y demás uniones que ajustan el tren de aterrizaje al aeroplano Cessna así como también los diferentes miembros entre sí y comprobó que estuvieran adecuadamente frenados.

En cuanto a las varillas tensoras para la sujeción del tren de aterrizaje, les comprobó ésta y vio que era la adecuada, aunque el patín o rueda de cola no es estrictamente una parte del empenaje sin embargo su inspección naturalmente también se realizó ya que si no gira libremente se corre también el probable riesgo de un carrusel después del aterrizaje, después se aplicó al examen de las alas buscando agujeros o desgastes, ya que cualquier movimiento que se observe al usar una fuerza moderada, sería indicativo probablemente de una costilla rota y checó también las puntas de las alas en sus arcos, ya que éstos y el borde de salida son a menudo estropeados, después agitó las alas tomándolas del extremo buscando oír algún ruido dentro ya que es posible que hubiera cuerdas de cuadratura rotas dentro de las mismas. Al checar la flexibilidad debida, comprobó que las vigas estuvieran en buenas condiciones ya que cualquiera de

estas situaciones significaría que el avión debería ser reparado antes de realizar cualquier vuelo.
Checó también los tornillos del gozne visibles sin quitar la cubierta fuselada los tornillos o pernos y las varillas tensoras cerraron esa parte de la inspección.
Los alerones recibieron su atención cerciorándose que estuvieran debidamente enchavetados y lubricados así como la conexión entre el cable de control y el cuerno del alerón se cercioró que estuviera segura.
En cuanto a las partes visibles del sistema de control tales como cables, tubos, tensores y tirantes, tubos de torsión y poleas así como los acoplamientos se cercioró que estuvieran funcionando también minuciosamente; el sistema de alumbrado a continuación fue revisado.
El motor en sus muchas características así como los medidores también fueron checados acto seguido.
Terminada la inspección y satisfecho de los resultados se inició la subida a cabina por los tres muchachos que viajarían a Tepic en busca de la ansiada ayuda que pudiera controlar el terrible daño que ya se estaba materializando contra este, el cual era uno de los últimos vestigios vivos de las culturas más esplendorosas de nuestra América indígena y del mundo entero.
La angustia de perder a ésta población, tan importante reservorio de las más ricas tradiciones mejor guardadas por cualquier población indígena, tenía a todos en un estado

de zozobra, era como perder a una enciclopedia viva y totalmente actualizada de la querida etnografía latinoamericana.

Se acomodaron los tres en sus respectivos asientos y se ajustaron los cinturones de seguridad, conectó Jorge la gasolina del tanque, se cercioró que la mezcla fuera completamente rica, purgó el motor y accionó el interruptor, iniciando el calentamiento del mismo, mientras hacía esto comprobaba el funcionamiento adecuado del radio, observando al mismo tiempo los controles de la temperatura y la presión del aceite así como las revoluciones del motor y se cercioró de la cantidad de combustible y la del aceite.

Los instrumentos de navegación se encontraban en buen estado pero la prueba final sería después que iniciaran el despegue.

A medida que subían el altímetro de diafragma iba moviéndose hasta que se mantuvo estable.

El indicador de velocidad del aire o velocímetro de los aviones mide la velocidad relativa en el aire por la presión que puede producir el impacto de este, es en realidad un indicador sensitivo de presión y este iba marcando las 100 millas por hora.

-el indicador de viraje e inclinación es un instrumento que se usa para controlar la dirección de un aeroplano cuando

vuela "ciego" -les explicaba Jorge a los muchachos mientras controlaba el avión.
-es prácticamente imposible mantener el rumbo en las nubes únicamente con el compás, el cual sólo marca correctamente en rumbos uniformes o en virajes que son lentos -continuaba su explicación a la que los muchachos le estaban presentando una atención oportuna- tampoco es posible por lo general, mantener un rumbo completamente recto sólo con el indicador de viraje, dado que antes que el instrumento indique un viraje éste ya comenzó pero el uso combinado de los dos instrumentos nos permite apreciar cuando se aparta de un curso recto antes de que el compás indique una oscilación seria y desconcertante -les estaba señalando cada uno de los aparatos usados- en la misma forma, el indicador de viraje capacita a un piloto para sacar su aeroplano de un viraje y ponerlo en dirección recta mientras el compás sigue oscilando todavía.
-ese es "el indicador de bolita" -dijo Jorge a sus amigos mientras estabilizaba el avión ya con el derrotero señalado- consiste en un tubo de vidrio curvo que contiene una bola de acero; el tubo está lleno de líquido y sus extremos están sellados; el líquido amortigua el movimiento de la bola, de manera que este no se mueva con la vibración que producen el motor y la hélice.

-como pueden ver la mayoría de los indicadores, la superficie del tubo que está más lejos del piloto se pinta con pintura luminosa fosforescente, este artificio permite determinar la posición de la bola en la noche.

Jorge se sentía con cierto aire de superioridad y de un paternalismo más bien pedante y lo estaba gozando al presumir a sus compañeros de viaje el conocimiento de la pequeña aeronave en la cual confiaban tanto los huicholes como sus compañeros de escuela.

-aquel es el compás de magneto -les continuó informando- y de los variados compases que se han diseñado para la aviación el más usado es el tipo de rosa vertical amortiguado con líquido también; las indicaciones se hallan en el lado que conviene para que se puedan leer cuando la rosa está directamente frente al piloto, o cuando está suspendido debajo del ala alta. Por la misma razón las marcas pueden ver que están al revés: la N del norte aparece en el lado sur de la rosa, de manera que el piloto podrá leer su rumbo situado detrás de este instrumento; este que ven es el tacómetro e indica el número de revoluciones por minuto del cigüeñal del motor y podrán apreciar que su objeto principal es capacitar al piloto para que ajuste la velocidad del motor a las revoluciones por minuto que se requieren en cada evento, pero también nos sirve como indicador de fallas del motor, dado que una reducción en las revoluciones por minuto sin cambiar la

posición del acelerador o la posición del avión, significa que alguna pieza del motor está funcionando mal y esto es casi siempre; estos dos que ven aquí son los indicadores uno de la presión o manómetro y el otro es el de la temperatura el cual en los aviones consta de un bulbo que contiene un líquido altamente volátil para prevenir la congelación, generalmente se trata de cloruro de metilo o éter metílico, también puede ver este bulbo el cual viene desde el cárter del cigüeñal del motor y tiene como finalidad indicar la temperatura del aceite lubricante y en el tanque de refrigerante de los motores enfriados por líquido para indicar el estado de la temperatura de él. Aquel que dice CLIMB es el variómetro o indicador de ascenso y descenso, los usamos -continuaba diciéndoles Jorge con su afectado aire ufano que tenía a sus amigos estupefactos- para indicar el régimen de ascenso o descenso del aeroplano. Son valiosos para determinar si el avión está o no ascendiendo a su régimen máximo o con un motor desacelerado si estará o no descendiendo a su régimen mínimo por lo que ambos factores, con alguna variación, entran en el llamado control longitudinal en el vuelo "ciego" que también se conoce como instrumental.
-ese medidor del avioncito ¿para qué sirve? -le cuestionaron interesados, había que permitirle ese pedante aire paternal para que siguiera con sus interesantes explicaciones.

-se trata del horizonte artificial giroscópico sperry, como podrán comprobar sin mucha ciencia el sentido de equilibrio de un piloto es confuso cuando no tiene la ayuda del horizonte natural y ha de volar sin su referencia acostumbrada que es la superficie de la tierra; su sentido de posición respecto a la tierra es impreciso, porque la acción resultante de la fuerza centrífuga y de otras fuerzas de aceleración de los virajes, no pueden diferenciarse de la acción de la gravedad y por estas razones, es esencial tener una ayuda instrumental adecuada cuando se trabaja entre niebla o nubes densas o simplemente se conduce de noche y está diseñado para proporcionar la simulación de las condiciones naturales y que nos permitan volar instintivamente sin la necesidad de interpretar indicaciones.

Esto se consigue por medio de una representación sobre la esfera del instrumento, de la tierra, el firmamento, el horizonte y la silueta de un aeroplano visto desde atrás, con lo que este instrumento muestra los grados de inclinación al virar y la posición del aeroplano ya sea de vuelo nivelado, ascenso, picada o planeo.

El viaje se desarrolló sin dificultad alguna pero por alguna razón el combustible requerido para surcar el cielo esos quinientos kilómetros que los separaban de Tepic desde las insondables y escarpadas altiplanicies de la sierra madre occidental en la zona de Bolaños tierra adentro, lejos de

toda vía de transporte, entre Jalisco y Nayarit, donde se encuentran los huicholes, fue insuficiente.
Cerca de su destino, faltándoles cincuenta kilómetros para llegar al aeropuerto donde los estaban esperando para llevar medicinas y otros enseres que ayudaran a los sobrevivientes a superar la epidemia se les terminó el combustible y por experimentado que fuera Jorge, no podía sustituir las necesidades del energético.
Ya habían planeado durante diez kilómetros dado el viento que arrecia en esos lugares favoreciendo la continuación del trayecto pero la suerte se terminó a cuarenta kilómetros del aeropuerto dejándoles la oportunidad de sobrevivir tras el golpe recibido por las copas frondosas de los benefactores árboles.
La radio había sido todo lo útil que puede ser este aparato en iguales condiciones y gracias al socorro oportuno de la compañía militar que resguarda la zona y que acudiera de inmediato al llamado de ellos así como a la torre de control del pequeño aeropuerto de Tepic fueron atendidos casi en cuanto se accidentaron.
El avión se encontraba despedazado por aquella arboleda que les había salvado la vida a los tres jóvenes que viajaron durante quinientos kilómetros para alcanzar la capital nayarita.
En la situación en que se encontraban en la aldea, sin medicinas y casi sin víveres dado que habían tenido que

consumir los alimentos que les enviara el gobierno desde antes que empezara la temporada de lluvias y esta acababa de terminar por lo que era imperioso regresar con el auxilio adecuado en medicamentos lo más pronto posible.

El capitán Juárez de la compañía acantonada en Nayarit, un fornido indígena de origen Mazateco, simpatizó con estos estudiantes de inmediato por las justificadas preocupaciones que presentaban así como su decisión a jugar la vida en aras de tan elevada misión, era una forma de acudir al llamado de la patria pues según su educación militar, la patria la componíamos todos y en su condición de orgulloso indio mazateco, los indígenas huicholes son una importantísima parte de ese altar en donde bien valía la pena sacrificar el ser.

Los víveres escaseaban en la sierra dado el derrumbe de la terracería que sucede en esos lugares en los temporales de lluvia que acababan de pasar, por tierra apenas se terminara de restablecer el camino, se les llevaría lo necesario para sobrevivir, ahora tenían provisiones para alimentarse durante los días que tardarían en alcanzar la zona de asentamiento Huichol, el gobierno les había dotado regularmente de suficientes alimentos para que pasaran la temporada de lluvias dado que durante el temporal la incomunicación era total por carretera, ahora estas se habían terminado y la terracería estaba a punto de rehabilitarse en su totalidad, por lo pronto lo importante era llegar allá con los medicamentos necesarios lo más pronto posible ya que prácticamente no contaban con ninguno de utilidad para este caso, y eso creaba una angustiosa sensación de impotencia, de ver morir a estos descendientes de la más pura tradición indígena sin poder rescatarlos y esto hacía que los militares estuvieran de acuerdo en dar lo mejor de ellos para que se alcanzara una solución adecuada a los hermanos huicholes.

Mientras en la serranía Huichol se debatían entre la vida y la muerte centenares de supervivientes de la "culturización evangelizadora", en las modestas oficinas de la compañía militar, acantonada al sur de Tepic bajo las frondosas copas de los viejos eucaliptos, Agustina la vieja y servicial morena de mirada plácida y larga trenza blanca, se afanaba en el comal de barro calentando chiles, jitomates y cebollas para preparar la salsa que se usaría en la comida.

María de Jesús su hermosa nieta de quince años cumplidos, le ayudaba con los frijoles cocinados, con sal y manteca, mientras Cecilia su hija menor, la última que le quedaba sin haber cogido hombre por quedarse para cuidarla, endulzaba con piloncillo el agua de tamarindo, tan abundante en esos días.

-mi capitán -terció Nepomuceno, el cabo de guardia- por qué no cuentan ésta situación al médico de los chochos, el blanco de la esquina de la calle de la parroquia, dicen que es muy atinado y tiene la escuela de su padre, desde tiempos de don Porfirio.

La idea no le gustaba al capitán educado en una mezcla de conceptos donde la homeopatía no cubría el campo de las curaciones adecuadas; que diferencia eran las hierbas de los curanderos de Huautla de Jiménez pueblo nacido en las místicas montañas mazatecas, en lo más intrincado del macizo montañoso que provocan las tres sierras madres al juntarse, esos sí que saben curar.

Los blancos tratan a sus pacientes con medicinas de muchos frasquitos y también son buenos pero tardan en quedar sanos, lo que se dice recuperados de verdad.

Con sus estudios militares escasos por no decir ausentes de bases médicas, desconocía al valor de la homeopatía y hasta cierto punto dudaba de sus poderes curativos, pero en la situación en que se encontraba ésta gente con las pocas posibilidades de salir adelante, ésta era casi la única alternativa a su limitado alcance.

El sabor de la comida se le perdía al mezclarse con el amargo sentimiento de saber que mientras él estaba a sus anchas sin que le faltara nada, a quinientos kilómetros sierra adentro, agonizaba una parte de sus más queridas raíces.

Oscurecía cuando llegó el Homeópata Alfonso, un hombre delgado y alto de mirar inteligente y audaz; ya estaba enterado de los pormenores acontecidos en los parajes huicholes y fiel a la doctrina de Hahnemann el padre de la homeopatía, estaba decidido a ayudar a estos indígenas con lo que estuviera a su alcance en aquel difícil trance.

-mire capitán, para su tranquilidad, le expongo que cuando apareció la primera epidemia de cólera asiático en Europa en 1830 el Doctor Hahnemann la trató con éxito con medicamentos de su descubrimiento y elaboración y estos fueron: Cuprum, Veratrum álbum y Camphora.

-a mi no me cuente esas cosas que no las entiendo, a mi deme resultados con sus chochos, y ésta es su oportunidad -terminó el capitán la charla en esa mezcla de desesperación y duda que se manifiesta en tales situaciones.

Por radio, llamó el capitán Juárez, a su jerarquía superior, había recibido autorización de llevar el apoyo conseguido a los huicholes apenas despuntara el día, en la avioneta verde de la zona militar que estaría de paso y aunque no pertenecía a su jurisdicción el caso ameritaba dar el apoyo.

No podían llevar las muchas cosas que hacían tanta falta, teniendo que conformarse con esas pocas que aparecían al lado derecho de la torreta, junto a la veleta que informa a los pilotos el sentido del viento y da una idea de la velocidad de este en los momentos de arribo y despegue de la pista.

Sobre las cumbres lejanas del collar que cuida la orgullosa ciudad de Tepic, la gran luz perezosa despuntaba en místicos mirajes de oro, en la angustia afanada de una perspectiva desmesurada por los integrantes de la solución a los huicholes, como si también ella sintiera la angustia del Capitán por llegar a tiempo para salvarlos de la feroz epidemia.

Era toda una floración de oro y rosas de imponentes colores de quimera la que se abría sobre el perfil luctuoso de los montes todavía húmedos y llenos de verdor, como multitonos de esmeraldas.

Aquella luz difusa y purpúrea del amanecer nayarita, hacía reventar la floración de las rosas mágicas, rosas hermosas del fuego con que iluminaban de un resplandor la estratósfera; con la calma soñolienta de la augusta campiña que se negaba impotente al inexorable día, desde el aeropuerto se alcanzaba a divisar en el confín ilimitado de la llanura, las brumas espesas como ripios de nubes que se inclinaban sobre la desolada quietud, esa calma que desespera el alma cuando el tiempo apremia, como estaba sucediendo en el desesperado corazón de todos los involucrados en la ingente misión.

"La blasfemia es la plegaria de los que no pueden orar" - recordó el Homeópata mientras miraba al militar que frente a él vituperaba la lentitud de la aurora para salir en su misión.

El sargento Bermúdez, era un recio mestizo de vieja ascendencia militar por haber sido su abuelo, padre y ahora él militares al servicio de las armas, seis meses atrás había alcanzado la responsabilidad del avioneta militar que los llevaría ahora a Bolaños, al asentamiento Huichol, y éste piloto acostumbrado a la puntualidad militar que caracteriza a los hombres de empresa, ya estaba en las oficinas del capitán recibiendo las instrucciones necesarias con la mira de cumplirlas de inmediato.

El cálculo aproximado de carga era casi al tope de la capacidad del aeroplano por lo que no pudieron llevar los enseres que la amorosa y vieja cocinera y algunas gentes del pueblo ofrecieron para ayudar a superar esta emergencia.

Despegaron con los medicamentos necesarios de acuerdo a las más puras concepciones homeópatas de Sandoval y haciendo un viaje sin contratiempos de ninguna clase.

A las ocho de la mañana mientras el sol de Levante se achicaba en su ascenso dejando las tonalidades salmonadas de su pijama, para vestirse de su tradicional uniforme dorado y con la ayuda indispensable ya estaban sobre la pista de tierra apisonada en aquel claro de la montaña Huichol el avión militar, con la dudosa ayuda de la homeopatía.

Otras veces los niños aguardaban entusiasmados la llegada de ese prodigioso aparato capaz de dominar los aires, como lo surcan sin ningún contratiempo los pensamientos luminosos de los huicholes.

Ahora sin embargo sólo estaban algunos personajes que débiles y afiebrados formaban una espantosa comitiva.
El sol ya calentaba suficientemente la tierra Huichol, cuando regresaban Jorge y Ramón a las escarpadas altiplanicies aún verdes y fragantes tras la temporada de lluvias que apenas terminara, en ésta zona de abundantes margaritas blancas, amarillas y moradas con que Tatei Urianaka engalana la sierra y que nacidas en las orillas de la pista de tierra apisonada les daba una espiritual bienvenida.
A pesar del sol en alto hacía frío, ese viento frío de la mañana en aquellas alturas de la Sierra Madre Occidental y esto obligaba a subirse el cuello de las chamarras, pero agradaba el respirar la frescura de su perfumado aroma ya olvidado por las muchas generaciones de citadinos enajenados de la naturaleza por vivir en las grandes urbes, donde la humanidad va hacinándose ofensivamente, recurriendo a muchas formas de contracultura que en una forma u otra está cambiando sensiblemente los valores espirituales y morales sobre la naturaleza a la especie que nos conforma.
El Homeópata Sandoval se encontraba meditando junto a su bagaje de medicamentos y algunos enseres personales en la pista Huichol recién bajados del avión militar, se encontraba admirando la grandeza de estas montañas majestuosas que en su imponencia, con esa túnica verde

de los más variados matices y colores florales era aromatizada de los más exclusivos perfumes con que Tatei Urianaka la madre tierra, cobija a todos los dioses de la creación, ésta naturaleza milenaria y sacralizada por los huicholes, como sólo han sabido hacerlo las culturas capaces de crecer en el inmenso.

Las meditaciones filosóficas de lo que somos, de donde procedemos y adónde vamos recreaban esos momentos místicos y profundos que estimula estar en la tierra sacrosanta de un continente, donde vaciaron los dioses huicholes todos los beneficios de la creación; estaba junto con otros materiales aspirando el perfume de los pinares mezclados con las muchas flores silvestres con que en su incansable retoñar de cada año nos recuerdan la grandeza del Anáhuac.

Pronto habían de mandarle ayuda para cargar este bagaje de apoyo para trasladarse a la escuela que había construido la Secretaría de Educación Pública en la otra orilla de la aldea, una bonita construcción blanca con amarillo donde los escolares aprendían de maestras bilingües la educación primaria y que ahora por la emergencia había sido adecuada como clínica de salud para superar lo mejor posible ésta potencial devastadora epidemia.

De este lado de la aldea cerca de la pista se encontraba la casa de don Jerónimo, maracame y gobernador desde treinta años atrás y desde su primer año de iniciación cuando fue a "Cerro Quemado" en Leunar, donde nace el sagrado peyote, para continuar con la tradición de los dioses en la apoteósica expedición que hicieran en el inicio de la creación; nunca había dejado de ir a la sagrada peregrinación para agradar a las deidades que protegen a los Huicholes. Ahora que se encontraba en este peligroso trance su pueblo, amenazando entre otras cosas a la ineludible peregrinación, estaban haciendo constantes danzas para pedir a "Sikoakame" el niño buboso -hijo de Nakawé, la madre de los dioses, el que antes de subir al cielo transformado en sol dispersó todas las enfermedades que tenía en su cuerpo por aquel remolino tan tremendo como no ha habido otro desde la creación de los tiempos, y por lo cual los huicholes desde entonces se enferman; por eso ahora le estaban implorando que retirara la fatal epidemia.

Las aspirinas, decenas de frascos de medicamentos homeopáticos, cientos de frascos de glóbulos y varios garrafones de alcohol puro pronto llenaron la mesa de la dirección de la escuela, donde estableció su cuartel el Homeópata Sandoval para procurar el alivio encomendado por el capitán Juárez a los angustiados Huicholes.

La Doctora Guadalupe Valdés que había ido apenas supo de la llegada del avión militar, se negaba a creer que unos modestos glóbulos de azúcar, impregnados de alcohol y algún medicamento de ínfimas concentraciones o peor aún de concentraciones más bien conceptuales, sería capaz de controlar tan terrible plaga.

Sin embargo no podía oponer resistencia al tratamiento homeopático a una población que agonizaba a ojos vistas en ésta cada vez más angustiante epidemia y la cual no podía controlar sin los medicamentos que le prometieran las autoridades, y que le llegarían de un momento a otro desde México o desde Tepic.

El Homeópata Sandoval había llegado a conocer la terrible enfermedad en forma muy diferente a la que le mostraran a través del escolasticismo alópata a la Doctora Guadalupe, el cual le comentaba a la Doctora mientras era observado por ella con sus enormes lagos verdes de impresionante belleza.

-este microorganismo que fuera descubierto por Roberto Koch en 1883, le había dado reconocimiento al Doctor Hahnemann cuando cincuenta años atrás controló la primera epidemia de Cólera Asiático en 1830, él a sus 75 años y de acuerdo a sus conclusiones "opinó que tenía como agente a animales infinitamente minúsculos. De un orden inferior".

También es importante -continuó ilustrando el Homeópata a la Doctora Guadalupe- contar que las seis primeras epidemias de Cólera Asiático en Europa duraron diez años cada una, pero con respecto de la primera gracias al genio del padre de la homeopatía al usar los medicamentos de su invención pudo contener la terrible plaga en Viena y otros puntos.

-cuántos elementos o resultados de su consideración serán comprobados al descorrer los velos de la ignorancia como la potencia energética de los medicamentos homeópatas, los puntos de acción, los mecanismos de curación y muchas cosas más, que ahora son detractados por los intereses más ruines tanto de la industria de la farmacia como por las corrientes médicas que luchan por lograr su hegemonía -le continuó ilustrando el Homeópata con sencillez, mientras hacía las preparaciones necesarias para iniciar los tratamientos a las ya más de trescientas personas infectadas.

El Doctor Hahnemann cuando tras su éxito en el control de la primera epidemia del cólera asiático que azotó a Europa, declaró con asombroso acierto que el causante de ésta enfermedad era un organismo de tamaño de orden muy inferior, esto le dio un reconocimiento que pretenden negarle los detractores de esta insigne ciencia y este mismo microorganismo tristemente célebre por su ferocidad, se encontraba haciendo su más terrible estrago en ésta población de orígenes ancestrales y divinos y debía ser controlado eficazmente por la homeopatía para gloria de la ciencia médica, que prevalecerá en el futuro a medida

que supere los zafios intereses de la industria de la farmacia.
La Doctora Guadalupe, profana en los tratamientos homeopáticos pero conocedora de algunas prodigiosas curaciones tanto por tratamientos homeopáticos como por tratamientos de otras medicinas alternativas, ayudaba según expresas instrucciones al Homeópata Sandoval, a preparar sus medicamentos para atender las consultas.
-esta es una excelente oportunidad para conocer la realidad que hay de la homeopatía sin los encubiertos intereses de los grandes laboratorios farmacéuticos y los catedráticos de muchas escuelas de medicina alópata desparramados por todo el mundo, que detractan la noble ciencia sin ningún soporte -le explicaba Sandoval a la Doctora la cual se mostraba fascinada como lo pudieran estar los alquimistas mientras leyeran algún viejo pergamino donde se plasmara la fórmula de algún elixir que mantuviera la tan añorada eterna juventud o la mística piedra filosofal.
Además de las pruebas clínicas los síntomas que presentaban muchos pacientes eran sobradamente conocidos por la Doctora en la terminología alópata, como para diagnosticar el cólera, de los cuales el más importante para su determinación era la observación en el microscopio de su propiedad del V. comma extraído de las evacuaciones de los pacientes infectados.

Los vómitos, deposiciones alvinas, acuosas y copiosas, calambres, postración y deshidratación con escasa orina eran de gran significación, pero bien pudieran ser provocados por otro microorganismo lo cual daría la posibilidad a conjeturas equivocadas, no así el hallazgo del V. comma.

-sin embargo -le señalaba Sandoval- lo que para ustedes los alópatas es un claro diagnóstico de cólera para nosotros sólo presenta un ideograma burdo al estilo de los conceptos más abstractos de su medicina, y consecuentemente capaces de conducir a errores de diagnóstico y de tratamiento, pero con eso ustedes curan enfermedades no enfermos.

La enfermedad infectante es el resultado del poder de los microorganismos para producir ésta y la incapacidad del sistema inmunológico para controlar la infección; por ésta razón o para ser más claro para curar de acuerdo a la naturaleza de la enfermedad o sea a los síntomas y signos que presenta cada paciente se le da un tratamiento, el cual es verdaderamente personalizado no sólo por los síntomas que produce y cura cada remedio de la homeopatía sino también la potencia curativa de ésta así como la dosis. Para ser más explícito le diré que cada síntoma es causado por la relación que guardan las condiciones internas del paciente alteradas y por las condiciones externas las de la enfermedad en este concreto caso, y a las cuales no tiene

capacidad de respuesta adecuada el organismo dando consecuentemente la sintomatología, mire por ejemplo, en este paciente predominan los calambres, por lo avanzado del caso, la deshidratación no le permite más deposiciones, a este paciente le relaciona la sintomatología con Cuprum.
-a este paciente, aunque es el mismo bacilo el causante de la enfermedad de acuerdo a sus experiencias, el equilibrio de su fuerza vital está centrado más en este momento en la fase terminal manifiesto por esos excesivos calambres por lo que Cuprum a la 200º centesimal es el medicamento adecuado.
Este otro que su cuerpo frío con los vómitos abundantes y el deseo de estar en lugar frío a pesar de su amenaza de colapso, síntomas alternantes entre los más sobresalientes el remedio que lo curará es Camphora a la 200º centesimal también.
Así continuaron hasta entrada la noche y después de un breve descanso de escasos veinte minutos mientras tomaban un café fuerte que les ayudara a soportar la carga de trabajo, siguieron atendiendo pacientes hasta el amanecer.
Rosalba Laurens la hija del antropólogo a pesar de su desesperación por regresar para ayudar en el control de la epidemia, se tuvo que quedar en Tepic y de ser necesario dirigirse a la ciudad de México, para procurar ayuda de algunas instituciones gubernamentales o privadas, para

superar la emergencia que provocara la epidemia de cólera en Bolaños.

Rosalba Laurens se encontraba dando voces de alarma a cuanta institución y aún a cuanta gente podía para obtener algún medicamento útil, algún alimento o dinero que permitieran a ésta noble raza superar la desesperante contingencia, obteniendo apoyos en las más diferentes formas después de haber alcanzado la radio para hacer frente a la epidemia en la sierra y también haber expuesto tal situación en la población nayarita.

La Universidad de Tepic como unidad de acopio estaba recibiendo las disímiles ayudas, mismas que serían transportadas en camiones del ejército apenas se juntaran en cantidad suficiente para llenar los dos torton de diez y seis toneladas cara uno.

Claudia Serrano compañera de Rosalba se encontraba en igual actividad en la Universidad de México colectando los más diversos géneros medicamentosos y alimentos en general; el ofrecimiento de varios organismos institucionales públicos y privados estaban destinando variados apoyos a una cuenta bancaria recién abierta para ese fin así como variadas cosas llevadas a la Facultad de Humanidades para en dos días más, llevarlas a la sierra en camiones.

Algunos laboratorios de la industria de la farmacia se habían enterado de la situación de emergencia en la sierra

Huichol y dado su interés en probar sus "medicamentos antimicrobianos" estaban gestionando con la Secretaría de Salud su participación "generosa" decididos a dar gratuito tratamiento con todos los antimicrobianos y demás fármacos necesarios para superar la terrible epidemia de la cual estaban informados ya por la Secretaría de Salud, que se trataba de Cólera morbo.

Mientras tanto en la sierra el enorme bulto de aspirinas que generosamente se iba distribuyendo en las gentes que las solicitaban estaba disminuyendo a ojos vistas.

Los cientos de sobres de sueros distribuidos entre la población, para a través de la rehidratación oral recuperar los vitales líquidos perdidos, se estaban haciendo insuficientes para mantener cubierta la necesidad de los muchos enfermos.

La hermosa luna de exultantes emociones rompía los ramos morados de nubes, apareciendo radiosa y permitía una vista de la diáfana y magnífica compañía de toda esa cósmica naturaleza, estaba creciendo maravillosa en aquella serranía tras los frondosos pinares allende la cañada fría y oscura que lloraba y suspiraba en ese acompasar de vientos, rasgados por los conos de los pinares por el dolor de los Huicholes.

La desolación que reinaba en las pendientes calles de toda la aldea se hacía sentir en lo más hondo del corazón; ancestrales historias de místicos prodigios realizados por

sobrehumanos esfuerzos de los maracames, estaban siendo aniquilados a cada momento y el pueblo agonizaba en cada enfermo que se había ido al sagrado valle de los muertos.
El viento frío y húmedo soplaba con moderada intensidad pero a momentos arreciaba ahora que se acercaba el final de la noche, y para Sandoval acostumbrado a la vida de Tepic lo había hecho estremecerse de frío y de cansancio mientras admiraba el crepúsculo junto con la bella Doctora Guadalupe.
-Doctor Sandoval -disparó ésta inquieta pregunta la Doctora al Homeópata- ¿cómo es posible que con solo tres medicamentos de concentraciones más bien conceptuales dado que no se puede encontrar ni siquiera rastros del medicamento original, logre la erradicación de un microbio tan reacio, rebelde y agresivo como es el Vibrum colerae?.
-lo importante no es el ostentoso empaque del medicamento ni las agresivas dosis de magnitudes industriales con que ustedes los alópatas acostumbran aplicar a los enfermos, lo importante es dar al paciente un medicamento tal que estimule la respuesta de recuperación del equilibrio de la homeostasis sin objetar que tan pequeño en dosis sea pues es mejor considerar su actividad necesaria y su acción tan altamente disipativa, que carezca de efectos secundarios, que sólo tenga capacidad para estimular las capacidades

inconmensurables del organismo, mismas que nos mantienen vivos desde hace muchos millones de años y que en el decursar de nuestra evolución como especie nos han tenido vivos a pesar de las incontables agresiones de todo tipo por los agentes más variados, como los microorgánicos que ahora nos ocupan; lo apropiado de la acción de respuesta de nuestros mecanismos de defensa es lo que nos da la curación y no los antimicrobianos de que tanta gala hacen los médicos alópatas, pues estos no alcanzarían la curación total sin los mecanismos de defensa adecuados de cada organismo -razonaba el Homeópata explicándole.

Mientras esta plática de desarrollaba entre los profesionales de la medicina, Xochitl incluida en el equipo de trabajo, se dedicaba afanosa a llenar frascos de glóbulos de azúcar y humedecerlos de alcohol de 96º G. L.

El Doctor Sandoval continuaba con su disertación sobre la actividad de los medicamentos homeopáticos para restablecer la salud de los pacientes.

—Verá usted que las capacidades del sistema inmune de acuerdo a principios de una economía cerrada y altamente controlada por un organismo cualquiera sólo desarrollan las actividades necesarias para mantener vivo el organismo en cuestión y dado que V. comma no es un microorganismo que viva en nuestro organismo en condiciones normales, nuestro sistema inmune salvo excepciones como ésta, no desarrolla los mecanismos de control necesarios ya que con la actividad inmunológica normalmente desarrollada, sobrevive en un estado de salud, en situaciones como la que estamos viviendo en que las agresiones son superiores o diferentes a las tradicionales, lo único que estoy haciendo con los medicamentos homeopáticos es estimular esas capacidades adormecidas, para que sean los pacientes los que desde su sistema inmunológico destruyan la infección así como también restablezcan el equilibrio normal de sus múltiples funciones vitales, lo cual es superior al antimicrobiano ideal de acuerdo a sus inocentes concepciones.

-no sólo estos medicamentos traigo para el control de la terrible plaga, pero creo que es importante comentar que con estos tres medicamentos el Doctor Hahnemann logró el control de la primera epidemia de cólera asiática aún cincuenta años antes que Koch descubriera la existencia del organismo causal -le estaba reseñando.

-sin embargo es también importante exponer que el medicamento que ha de curar una enfermedad determinada, ha de identificarse con los síntomas que produce y consecuentemente cura el medicamento en cuestión y esto es en cada paciente por ejemplo Bryonia alba, como ninguno de éstos, es propenso a ser el remedio por excelencia durante todo el caso; por el tiempo que se presenten la lengua blanca o amarilla, labios resecos y sed, estreñimiento, dolor de cabeza y delirio en todas sus formas y sobre todo es un síntoma de capital importancia por el temor al movimiento como lo desarrollan los pacientes de esta enfermedad.

-otro medicamento que es de capital importancia en estos casos es Phosphoricum acidum, pues en casos en los cuales persiste la condición de estupidez, indiferencia o apatía, el enfermo repose en absoluta calma de espaldas, no quiere hablar y contesta con mucha lentitud; en fin el caso parece ser letárgico, además hay meteorismo distensión abdominal diarrea indolora, amarilla, acuosa o de color muy pálido, Árnica montana, Lachesis, Arsenicum album, etcétera cada uno con su personalidad patológica que lo distingue de los demás por los síntomas que caracterizan a cada uno; Sulphur, Stramonium, etc. pero todas las aplicaciones siempre con la misma ley; la ley del Simillimum que descubriera el Doctor Hahnemann, "los similares curan los similares".

Claro que a veces por alguna razón no actúa bien el medicamento aún bien seleccionado por lo cual es menester usar algún nosode o también Sulphur o Lachesis, pero no la aburro con tanta teoría manejada dentro de una ortodoxia tan lejana a la que usted ha practicado -se disculpó.

El trabajo era fatigante y no se podía descansar pues vidas humanas estaban perdiendo visiblemente su vitalidad en aquella lucha contra la epidemia que los azotaba inclementemente.
Xochitl, la preciosa morena de ojos de capulín lozano, acababa de traer a la escuela donde los doctores se instalaron, infusiones de café que repartía en jarros de barro bellamente ornamentados con rebuscados efectos multicolores.
No había más que hacer, a pesar de la emergencia. En cada caliuhey donde la epidemia hincaba sus fauces se habían quedado frascos de glóbulos con el medicamento necesario para la individualizada curación que tanto intrigaba a la Doctora Guadalupe Valdez. Sandoval, el Homeópata, tratando de simplificar las teorías de Hahnemann, no acertaba a exponérselas a la Doctora sin caer en el error del simplismo absurdo con que los alópatas diagnostican las enfermedades en esos casi abstractos ideogramas con que denominan tan grandes cúmulos de padecimientos y que en medio de su ignorancia les dan a todos los padecimientos emparentados por algunos síntomas fundamentales, casi el mismo tratamiento.
-¿cuántos tipos de diarrea conoce usted Doctora? o más fácil, le pondré otro ejemplo ¿cuántas variedades de fiebre trata en su consulta?

La pregunta expuesta en ésta forma dejaba a Guadalupe fuera de respuesta. Si bien en su preparación universitaria le expusieron varias formas de fiebre tal vez varias decenas, en la práctica todas eran tratadas con un rasero común, un antitérmico, generalmente aspirina, dipirona o paracetamol pero no por individualizar los síntomas sino por algunas características más bien ajenas al conjunto de síntomas que presentaba el paciente de turno.

-no me conteste si quiere -avanzó Sandoval- ya que la pregunta es para mostrarle lo complejo del diagnóstico en la terapia Homeópata, además de necesitar individualizar el tratamiento, es importante darle el seguimiento necesario para que el paciente progrese en su curación, esto es darle el medicamento necesario para curar enfermos no enfermedades donde la individualización es fundamental.

-¿pero solo uno? -concluyó la Doctora- ¿aún en casos tan graves como los que estamos presenciando?.

-la verdad es que no hay necesidad de más, como tampoco hay experiencia con las mezclas, verdadera experiencia en las combinaciones ni alopáticamente ni homeopáticamente y tratar al paciente con remedios de efectos desconocidos es arriesgado e inescrupuloso. Ustedes los alópatas tratan con mezclas de las cuales ni siquiera los laboratorios tienen la certeza total de los resultados ya que no hay suficientes experiencias.

Sandoval al ver el interés de la Doctora pretendió ir más lejos en su explicación y avanzó en profundidad su tema.
-pero generalizando las terapias todas que la práctica médica actual realiza, estas las podemos encajonar en cuatro grupos: las que pretenden curar por los nombres de la enfermedad, las cuales son las más nocivas, las que lo hacen controlando los síntomas y las que pretenden la curación controlando las causas, estos tres grupos trabajan en, llamémosle órbitas muy lejanas a la naturaleza de la enfermedad en cuestión. Sin embargo los homeópatas al conjuntar cada síntoma y compendiarlos todos contra los que produce y cura cada medicamento de acuerdo a la ley del "Simillimum", nosotros pretendemos la curación de acuerdo a la naturaleza de la enfermedad aunque he de reconocerle que todavía nos falta mucho por hacer para alcanzar esta meta, cosa que no hacen bajo ningún concepto los alópatas, por lo cual sólo alcanzan a proporcionar alivios al paciente sin en realidad curarlo cuando se trata de enfermedades crónicas y las de carácter agudo, las que se curan solas, o terminan con la vida del paciente sin la intervención, con la intervención o a pesar de la nociva intervención del médico, son las que les hacen pensar que están haciendo medicina.
La Doctora con trabajos seguía las concepciones del Homeópata Sandoval pues se encontraba en un franco choque filosófico y conceptual, patológico y terapéutico y

ahora le exponía uno nuevo "la naturaleza de la salud y de la enfermedad", cosa que remotamente y muy de pasada le expusieron en sus años de estudiante por las tan variadas corrientes explicativas de ésta, considerando el conjunto como un campo más de la filosofía que de la medicina, el de la naturaleza de una enfermedad cualquiera o de la salud de un organismo.

-pongo por ejemplo: cuando se inició ésta loca carrera de los antimicrobianos, ustedes los alópatas pretendieron controlar todos los procesos infecciosos a través de los tratamientos antimicrobianos, pero que chasco se ha llevado su poderosa escuela cuando al término de ésta locura y dadas las múltiples experiencias de fracasos terapéuticos y teniendo que reconsiderar los motivos de sus errores, tuvieron que reconocer que la curación antiinfecciosa no está en los antimicrobianos, los cuales sólo aciertan a controlar si acaso un 20% de la infección, sino en la capacidad de respuesta de los mecanismos de defensa del paciente en cuestión, mecanismos que nosotros desde hace doscientos años los estamos estimulando para que el paciente sea el que se cure en forma suave, pronta y duradera, tanto en los padecimientos agudos como en los crónicos los que sólo responden con el apoyo medicamentoso, pero además sin los tan lamentables efectos que tienen al paciente de turno a dos fuegos: el bacteriano y el antibacteriano con todas sus secuelas nocivas.

-las exposiciones nos podrían llevar años de análisis pero le aseguro que en estos días que dure el control de la plaga usted aprenderá más que en toda su carrera médica. -le profetizaba Sandoval afable y dispuesto a derramar toda clase de explicaciones.

—Ya amanece con el diáfano y frío clarear del alba en esta zona Huichol, donde la sacralización de cada cosa, de cada fenómeno cósmico o terreno es auspiciado por las múltiples deidades de su culto -explicaba el antropólogo Ricardo Laurens que se había reunido con la Doctora Guadalupe y el Homeópata Sandoval en la escuela.

Ella apenas lo escuchaba angustiada por esa afonía espiritual causada por el grito desolador de todas las angustias que puede provocar la impotencia que sentía por momentos, angustia que era temporal y limitadamente aliviada por la confianza que mostraba el Homeópata.

Una significativa tristeza sideral y augusta reinaba en su mirada verde, sus párpados ojerosos al moverse la oscurecían como el remanso de sus aguas claras.

La noche mientras tanto recogía su fría ala tenebrosa, tan llena de misterio y la mañana iba surgiendo en una irradiación de blancuras augurales en el natalicio del fúlgido sol.

-culto conservado desde hace ocho mil años -continuó disertando el antropólogo- con una calidad que nos hace regresar al neolítico con todas sus tradiciones desde el ciclo anual del maíz-venado-peyote que iniciaran los dioses, desde la domesticación y siembra del maíz, la domesticación de este maravilloso cereal que los obligó a cambiar la vida errante del cazador por la sedentaria del agricultor, pero con ese complejo raigambre de misticismo tan propio de nuestras nobles culturas que se manifiesta en este caso de la cultura Huichol en que siguiendo la tradición de realizar el viaje al Cerro Quemado en Leunar para "cazar el venado-peyote" como lo hicieran los dioses hace miles de años -dijo el antropólogo imbuido en las conclusiones de sus investigaciones.
-las tradiciones de estos incansables peregrinos, son apoteósicas -continuó la explicación el antropólogo Ricardo Laurens que hasta entonces se había mantenido callado, escuchando y aprendiendo las diferencias de las dos más grandes ramas de la medicina en desafortunada lucha, dados los grandes intereses económicos de los laboratorios y las corrientes de opinión que no son otra cosa que una banal forma de imponerse a los otros alópatas en lugar de ayudarse mutuamente para superar el flagelo ocasionado por las enfermedades a la humanidad, a la cual se deben.
-todos los años emprenden viajes a la costa de Nayarit habitada por Aramara, la Diosa del mar, a Teacata, las

cavernas situadas en el corazón de la sierra donde nació Tatevari, el abuelo fuego -continuó disertando el antropólogo- a la mesa del Nayar en que se venera a Sakaimuta deidad que comparten con los Coras, a Rapavillametá un lugar misterioso como toda su teología y que se encuentra en el lago de Chapala donde crece Rapa, el Árbol que llueve también llamado el dios de papel, y a catorce el remoto desierto de San Luis Potosí en el que se da el peyote y en el que tiene su morada Tamatz Kallaumari, el Bisabuelo Cola de Venado.

Los huicholes raza de dioses, capaces de soportar las más terribles inclemencias y acostumbrados a superar con sus mecanismos de defensa altamente desarrollados por la vida dura a que fueron lanzados desde la criminal conquista, ahora les daba una superioridad contra el promedio del humano, capacidad que les permitía controlar con cierta facilidad el terrible flagelo.

Las fiebres continuas, altas, con transpiración profusa, los espasmos musculares, las evacuaciones acuosas, profusas y malolientes marcaron un descenso a todas luces perceptibles en la mayoría de los pacientes.

Era casi un milagro ver los portentosos efectos de los medicamentos homeopáticos en los pacientes tratados.

-sólo porque lo estoy viendo lo creo -comentó la Doctora Guadalupe mientras acomodaba su negra cabellera sedosa y brillante.

-sí -reconoció el Homeópata Alfonso Sandoval, dejando un poco de lado su trabajo de sucucionar cada frasco de glóbulos, golpeteo que ya le tenía las manos adoloridas.
-¿es necesario todo ese ritual del sacudimiento de los glóbulos? -preguntó la hermosa Xochitl, al entrar a la habitación con unas tortillas y cazuelas con frijoles y chile amartajado en molcajete que había preparado para el almuerzo.
-sí -respondió Sandoval- y te voy a necesitar para que me ayudes a continuar con este indispensable sucucionamiento de los medicamentos preparados pues es la única forma de obtener el efecto de los remedios homeopáticos.
El almuerzo sin ser todo lo abundante en variedad que saben preparar los huicholes, sí fue de una calidad inigualable, tanto por el punto de cocción como por la cantidad adecuada de ingredientes para cada platillo.
A pesar del cansancio y el desvelo, almorzaron con gusto los médicos, con ese enervante gusto que provoca la victoria alcanzada o que ya se estaba alcanzando contra la infame plaga.
-"Tazawime" para darnos de comer se convirtió en maíz amarillo -comentó la Doctora Guadalupe Valdés en un tono tan bajo que parecía que lo decía para sus adentros como si con devoción rezara.

-perdone no le escuché -intervino el Homeópata Alfonso Sandoval sacándola de su ensimismamiento.
Es una hermosa leyenda Huichol en la cual varias hermanas fueron convertidas en maíz para dar de comer a los Huicholes y en este momento estamos almorzando con tortillas hechas de maíz amarillo o sea que según la leyenda Huichol son la carne de la muchacha Tazawime.
-por favor cuénteme, soy un ignorante de muchas leyendas de nuestra cultura pero me interesan mucho, son como todas nuestras raíces, como las venas por donde se alimenta nuestro espíritu.
-sí -convino la Doctora Guadalupe e inició la narración- en Tualare, la diosa Nakawé, madre de los dioses, dio a luz un niño buboso al que llamó Sikoakame. Este niño se enfermó bastante de diarreas y estaba muy flaco, por lo que Nakawé, su madre, tratando de deshacerse del niño lo dejó abandonado en un paraje detrás de su casa.
El niño, dolido por la acción de su madre, se fue a una cueva y salió por un arroyo sonde llegó a un lugar llamado agua revuelta, y al fin se detuvo, estando jugando con su hermano Wakuri -el niño maíz- que tras perseguirlo le dio alcance; al final del día Wakuri, le dijo:
-quiero que regresemos a casa juntos por lo que Sikoakame se transformó en culebra y desapareció en el agujero de una peña de donde saltó un chorro de agua,

Sikoakame estaba reacio a regresar por la acción de su madre por lo que a Nakawé le dijo.

-¿por qué te empeñas en seguirme?, ¿por qué quieres que regrese a la casa?; mi madre quiso deshacerse de mí y me abandonó para que yo muriera. Tú no volverás a perseguirme -le gritó Sikoakame- y transformándose en rayo fulminó al hermano, que haciéndolo saltar en muchos pedazos, se transformaron en maíces blancos, azules, amarillos, rojos y negros que se esparcieron hasta el Cerro Azul donde se convirtieron en niños-maíz.

Se fue a Murratzie, el Cerro del Borrego y de allí salió para el Cerro Azul, Yoavimekatzie, donde vivía en la casa blanca la paloma Kukurúwiamari con sus hijas las niñas-maíces nacidas de Wakuri. Sikoakame se hizo amigo de ellas y todos juntos jugaban en las calles y en las plazas de Cerro Azul, no sin correr muchos peligros, porque las hormigas arrieras se los robaban.

-perdone Doctora -intervino Sandoval- ése pasaje de la asociación del maíz con las hormigas, también se encuentra en el libro sagrado de los Mayas, el Popol Vuh.

-sí, contestó, en realidad es parte de nuestra gran cultura indígena y habla a las claras de la antigüedad de la cultura Huichol y se encuentra no sólo en este sagrado libro en el cual según los mayas se desarrolló la creación del hombre; los Quichés, los Toltecas y otras culturas importantes también así lo mencionan.

-por favor, perdone la interrupción y continúe -pidió Sandoval.
-que hermosa es la mitología Huichol -comentó Sandoval el cual no había perdido ningún detalle de las escenas comentadas por Guadalupe, la hermosa Doctora.
-sí, desgraciadamente yo hablo muy poco el dialecto Huichol y mis intérpretes apenas hablan el español como para darnos a entender en una plataforma de inteligencia común que supere todas estas lagunas que impiden conocer ésta profunda realidad Huichol tan bien conservada a través de estos quinientos años de explotación bárbara con que los han sojuzgado, tanto los españoles como los mestizos, así como olvidados por los gobiernos del México actual.
El delicioso café fuerte traído por la servicial Xochitl con su delicioso aroma se difundía por todo el calihuey donde se encontraban Sandoval y Guadalupe, admirando las diferentes manifestaciones de los huicholes, los ricos ornamentos bordados en sus ropas, sus ojos de dios tan multicolores y con múltiples sentidos mitológicos, sus utensilios de cocina hechos de los más diferentes materiales, desde las cazuelas y ollas de barro hasta el metate, manifestación tradicional de la presencia del maíz sabiamente domesticado y traído a la dieta de estos descendientes divinos.

-si bien es verdad que los Huicholes ahora se encuentran en una lamentable extinción, también es verdad que sus tradiciones hablan de una cultura de alrededor de ocho mil años de antigüedad por lo menos, y tal es su ciclo anual "maíz-venado-peyote", con el cual después de la cosecha y la fiesta de los elotes en que termina el ciclo del maíz se inicia el ciclo de la rememoración de la etapa en que sus ancestros eran cazadores y por lo tanto errantes así como la travesía que hicieron los dioses hasta "Leunar el Cerro Quemado" en busca del Peyote sagrado y que continúan peregrinando en esa travesía de treinta días desde ésta serranía de Bolaños hasta Zacatecas en busca del cacto sagrado, siguiendo la tradición religiosa de sus antepasados, que aunque ahora tiene elementos de búsqueda de supervivencia estos fueron incluidos tras la bárbara masacre que nos heredó la contracultura Española, en la que las matanzas más espantosas diezmaron de un estimado de quince a veinticinco millones de indígenas que habitaban el continente, antes de la plaga maldita que bendijo inicuamente el papado, en la más rapaz repartición de seres humanos que recuerda la historia, quedando sólo setecientos cincuenta mil tan solo al final del siglo XVI -recordó el antropólogo Ricardo Laurens.

-le voy a poner una similitud de las culturas Maya, que es de las más antiguas en nuestro continente, con la cultura

Huichol -comentó Guadalupe con ese orgullo que sentimos los mexicanos amantes de nuestras más caras raíces.
-en el poema de Mixcóatl, cuando Quetzalcóatl bajó al reino de los muertos para conseguir huesos con que hacer a los hombres, se cuenta que al llegar el dios a Tamoanchán, "luego entre las piedras molió lo que se llama Quilaztli Cihuacóatl (mujer serpiente), después los lavó en un precioso lebrillo y sobre ellos Quetzalcóatl se sangró. Todos los dioses en seguida vinieron a sangrarse también: el Ribereño, el Agitador de la azada, el Portabandera, el Allanador de la tierra, el que baja de Cabeza, y en último lugar, que es el sexto, el mismo Quetzalcóatl. Por ésta razón fue dicho: ¡De los dioses los hombres nacieron! Como que por nosotros los dioses derramaron su sangre."
-la relación con la tradición religiosa Huichol viene aquí -apuntó Guadalupe. "una vez más los dioses dicen -Ho dioses, ¿Qué comerán los hombres? Y ya por todas partes van en busca del maíz. Fue entonces cuando la Hormiga fue a tomar maíz desgranado en el Monte de nuestro sustento, y al encontrar a la Hormiga, Quetzalcóatl le dijo: -¿en donde fuiste a tomarlo? Dime. Pero ella no quiso decirle donde. Por mucho que le rogaba, no quería. Hasta que al fin, por tantos ruegos movida de compasión, le fue a mostrar por donde. Oída la razón, Quetzalcóatl se transformó en hormiga negra, y ya va a traer el maíz, entra

en unión la otra Hormiga negra y prenden ambos a la Hormiga roja, que se lleva Quetzalcóatl hasta el lindero para disponer del grano. Luego que ha encontrado el grano, Quetzalcóatl lo lleva a Tamoanchán, luego los dioses lo comen y se pone ésta palabra en nuestros labios ¡con él nos hicimos fuertes!" Y decían -"¿qué haremos con el Monte de Nuestro sustento? Al momento intenta llevarlo a cuestas Quetzalcóatl; lo ata con cuerdas, pero no pudo levantarlo. Fue entonces cuando Oxomoco echó suertes con los granos en unión de Cipactónal.

Fue entonces cuando el purulento se puso a golpear la montaña y los dioses de la lluvia arrebatan el maíz, maíz de muchos colores: maíz blanco, aturquesado, morado y amarillo, y con él, el frijol y bledos, y la chía, el chocolate: todo lo que es nuestro sustento, desde ahí se llevan consigo".

-y en otro pasaje también encontramos -decía orgullosa Guadalupe, orgullo que complacía ampliamente a Xochitl en esa muda y resplandeciente belleza de prodigiosos rasgos de hermosura que manifestaba irradiando una felicidad indescriptible como la luz de una santa.

"Y se pone Quetzalcóatl Huémac a jugar a la pelota con los dioses de la lluvia entonces le dijeron estos dioses.

-¿qué ganamos en el juego? Al momento él responde -mis piedras preciosas, mis plumas finas. Y ellos también le dijeron.

-eso mismo ganarás tú; nuestras piedras finas, nuestras plumas preciosas. Luego se ponen a jugar a la pelota.
Al fin ganó el juego Quetzalcóatl.
Y huyen los dioses de la lluvia, van a mudar sus apuestas, van a dar una cosa por otra. En lugar de piedras finas, le dan una mazorca tierna, y en lugar de plumas de quetzal, le dan un haz de hojas verdes entre las que crece la mazorca que ya está granando. Pero Quetzalcóatl se irrita.
-¿es esto lo que yo he ganado? ¿no son acaso plumas de Quetzal y piedras preciosas? ¡eso llevadlo de aquí! Entonces los dioses de la lluvia dijeron.
-bien está, como tú quieres. Dadle sus piedras preciosas, dadle sus plumajes ricos; tomemos nosotros nuestras propias piedras finas -los granos de maíz- y nuestras preciosas plumas -nuestras hojas verdes. -y tomaron todo aquello y se alejaron, diciendo -bien está ahora esconderemos nuestras piedras, nuestras plumas y cuatro años reinará el hambre en la tierra".
-son de una variedad enorme la riqueza cultural descendiente del maíz y en muchas de nuestras tradiciones se relata el cambio de vida de la errante consecuente a la caza, a la sedentaria del neolítico consecuente a la agricultura de la cual el maíz es la primera causa -concluyó el antropólogo.
Sandoval se sentía lleno de complacidos sentimientos, era como ver florecer la planicie de nuestra raza después de la

devastadora tormenta de quinientos años a que nos sometieron los sanguinarios asesinos, bendecidos por una teocracia más que iglesia, cuyos actos Dios no puede bendecir.

-aquellos hijos de chacales salidos de las cárceles europeas y ávidos de conquista, los peores hijos de Europa venían a raudales después de condonada su pena y bendecida su causa por los clérigos despiadados y olvidados de sus sagradas creencias -concluyó Sandoval.

La disertación de Guadalupe se ubicó ahora en las grandezas alcanzadas en el campo de la alimentación.

Los familiares de los muchos pacientes estaban avisados que corrieran a informar a la Doctora y al Homeópata a la escuela donde se encontrarían, de cualquier eventualidad que se presentara y como la epidemia a ojos vistas amainaba con los medicamentos homeopáticos ahora tenían la posibilidad de charlar un poco, antes de dar una segunda ronda para después irse a descansar algunas horas.

-mientras los genetistas, los agricultores y otras varias disciplinas actuales con sus múltiples variedades de posibilidades para adaptar especies agrícolas no han hallado un criterio común para descubrir el desarrollo del maíz a través de las gramíneas silvestres, nuestros abuelos pudieron no sólo desarrollarla sino también adaptarla a los más variados climas y suelos, por lo cual ahora es el tercer cereal en importancia mundial y no ha llegado a ser el primero por razones de discriminación pues se dedicó a la alimentación ganadera y de gente pobre por varias centurias, hasta que se descubrió el gran valor nutritivo; consecuentemente se considera de acuerdo a las expectativas actuales que en algún tiempo cercano llegará a ser el primer cereal en importancia en la alimentación humana, ese es uno de los grandes legados de nuestra prodigiosa cultura segada criminalmente por los europeos bajo la benevolencia del clero católico e impuesta en las formas más zafias bajo la santa inquisición, ese tribunal encargado de castigar lo que a sus infames intereses llamaban herejía y que de hecho sólo era un eficaz instrumento de exterminio de lo mejor de la cultura de todo un continente; entre lo que perdió la humanidad fueron los múltiples conocimientos y está la lamentable desaparición de nuestra herbolaria con la cual podemos presumir sin temor a equivocarnos de un muy superior tratamiento, comparado con la medicina alópata actual.

Xochitl, la hermosa Huichol, sin llegar a entender todos estos comentarios sin embargo se sentía afiliada a esos elevados sentimientos de admiración y con orgullo mostraba su primoroso atuendo de bordados multicolores que la hacían todavía más hermosa y mística.

El olor a trementina que salía de las resinas de los pinos con que calentaban el agua y que se estaba dando de beber a algunos enfermos toda vez fría, invadía el calihuey en el que se encontraban descansando en sendos equipales.

El maíz ya se había reblandecido durante toda la noche en una enorme olla de barro en agua con tequesquite, para ablandar el grano amarillo del maíz.

Xochitl estaba moliendo de rodillas de acuerdo a sus milenarias tradiciones para este trabajo, el reblandecido grano en aquel metate sin patas, pasado y repasado en laboriosidad insistente por el metate y se iba transformando en una masa cada vez más blanda y suave por la acción de la molienda en incansable sucesión con esos poderosos brazos morenos de una hermosura sin igual, que nos recordara la bella leyenda de Yoame bajada del ririki donde debía estar durante cinco años antes de poder desposarse con Sikoakame.

La apariencia de una espuma de un amarillo claro y de una tersura inigualable, había alcanzado el nixtamal molido por Xochitl.

Su madre mientras tanto se encontraba afanada en mantener bajo el enorme comal de barro el encendido fuego, con una aromática leña que inundaba de su agradable olor característico todo el calihuey, mientras el suelo blanqueado con cal y de esmerada limpieza en toda la apisonada tierra formaba el escenario doméstico.

Ahora que Xochitl terminó con la molienda, con la ayuda de su madre se dispuso a hacer las tortillas tomando de una cazuela llena de masa, porciones de unos cincuenta gramos después de haberse humedecido las manos para evitar que se le pegara la masa y con ese rítmico golpear la esfera le fue dando la característica forma de la tortilla; mientras lo alcanza a llevar al tamaño adecuado con esa mano firme dando un grosor uniforme; la mamá mientras tanto, vigilaba que el calor se mantuviera uniforme y elevado.

Con ese cariño tan propio de las mujeres huicholes que ven en el maíz a su dios y al alimento que los ha hecho fuertes, y del cual fueron formados, acomodó Xochitl amorosamente en el comal la tortilla cruda para su cocción al término de su conformación.

Las vueltas necesarias para que se cocieran en forma uniforme fueron hechas con habilidad de muchos años por la señora, hasta que se inflaban apetitosamente para terminar depositadas en el tanate de palma dispuesto para tal efecto, en la extensión de la mesa de barro donde se iban acumulando y despidiendo un olor dulzón y agradable.

Esa tarde los acompañaría en la comida el ancestral tejuino que forma parte de su tradicional dieta, así como los nopales que recogiera Azucena la hermana de Xochitl en la

madrugada en el cerro, mientras se encontraban Sandoval y Guadalupe visitando los enfermos.
Los trabajos de visitar a los pacientes aunque necesario se iba haciendo cada vez menos apremiante pues los medicamentos estaban haciendo el milagro de restablecer la salud y sólo era cuestión de mantener los cuidados prescritos por Sandoval y Guadalupe.
Por increíble que le parecía a la Doctora, admirada en esa desconocida medicina de la homeopatía que practicaba diligente y certero Sandoval, la morbilidad perdía terreno a tal grado que la confianza en la curación se manifestaba en toda esa prodigiosa gente hecha de maíz desde antiquísimos tiempos, cuando los dioses poblaron el continente.
Desgraciadamente la ciencia no daba para resucitar a los muertos que acaecieron en la brutal embestida al inicio de la epidemia cuando se temía lo peor y los chamanes realizaban las más desesperadas danzas para pedir a sus deidades que se llevaran la infame plaga.
A diferentes tareas dedicaron el día Sandoval y Guadalupe descansando escasamente dos horas cada quien alternadamente para tener la oportunidad de ofrecer ayuda a los enfermos cuando se les solicitaba.
Las velas con sus luces mortecinas los mantenían en penumbras en esta nueva noche de vigilia, pero era mejor estar bajo el cobijo tibio del calihuey que bajo el estrellado

firmamento, con aquel frío al que no se habían terminado de acostumbrar los doctores Sandoval y Guadalupe.

El amoroso sentimiento de gratitud que desprendían los ojos de los familiares y pacientes visitados en sus respectivos domicilios inundaban el calihuey donde se encontraban los doctores cada vez que se hacían presentes por algún medicamento o para solicitar alguna información, ya era sólo cuestión de tiempo y los maracames seguros de la victoria sobre la muerte, ahora estaban preparando el viaje a Viricota toda vez concluida la fiesta de los elotes que se realizaría en breve si continuaban restableciéndose los pacientes como lo estaban haciendo.

Los preparativos estaban siendo cuidadosamente controlados por los maracames. El necesario hacer tortillas y tostarlas, es casi el único alimento de los peyoteros, además hay que reunir para todo el extenso ritual, velas chaquira papel y estambre para preparar las flechas, jícaras, flores, ruturis y la cuerda de la confesión con que hacer las ofrendas.

-sin duda nuestra riqueza cultural mucho perdió en el más oscuro olvido -comentó Sandoval- y me refiero a la riqueza de las culturas indígenas, la cual está tan poco conocida que a través de los cinco siglos que ha perdido el continente y a devenido en la carencia irreparable de muchos queridos valores.

-menoscabo ni siquiera comparable con el que provocara Hitler en su demencial limpia de judíos del planeta - concluyó Guadalupe.
-cierto es que -abundo la Doctora- por ejemplo los huicholes raza de superhombres, conocedores de miles de plantas curativas, alimenticias, textiles y de tan gran variedad de cualidades, las cuales tenían clasificadas como parte de sus vastos conocimientos de la naturaleza que de acuerdo a su cultura, fueron experimentados en variadas formas.
-pongamos por ejemplo -intervino Sandoval- el maíz, planta que de no ser cultivada en la forma que la domesticaron los indígenas americanos, no tendría posibilidad de desarrollarse y así como este cereal, cuantas plantas más nos legaron a la humanidad y no solo alimentos, también medicamentos de los cuales la quinina extraída de la corteza de la Cinchona officinalis que crece en el Perú y cuyos poderes curativos capaces de controlar las fiebres palúdicas no ha sido posible superar por la farmacopea alópata actual, aunque es importante recalcar que los galenos no han sabido sacar todo el beneficio posible, como sí lo han realizado los homeópatas.
La Doctora Guadalupe, escuchaba con interés la apasionada disertación de Sandoval. Ya no dudaba de los poderes medicinales de los remedios homeópatas pero su forma de usarse tan lejos de la ortodoxia alópata de

reducida mentalidad, dejaba muchas lagunas en los conceptos de su praxis si se concebían fuera del prisma analítico de la homeopatía a través del principio del Simillimum.

El café fuerte endulzado suavemente con piloncillo, pronto hizo el papel buscado renovando las fuerzas para continuar las visitas a tantos pacientes convalecientes o aún en la fase activa de la enfermedad aunque de menor virulencia.

Xochitl terminó de recoger los utensilios de la tardía comida los lavó con el agua traída de la cañada y regresó a sacudir los medicamentos como se lo pidió Sandoval.

El recorrido por los más de trescientos pacientes de la aldea fue más rápido que la primera vez ya que casi todos estaban respondiendo bien al tratamiento indicado por lo cual sólo se les pedía continuar con las indicaciones celosamente.

Las recomendaciones de la Doctora Guadalupe sobre el control de la temperatura, la constante rehidratación y la alimentación adecuada, eran seguidas como si hubieran sido solicitudes de los maracames los cuales estaban atareados en desarrollar las más evolucionadas danzas para ahuyentar las enfermedades, así como para pedirle a Tatei Matinieri (diosa protectora de los niños) y Turikita (diosa que engendra a las madres con los niños), también le pedían a Tatei Urianaka (madre de Sikoakame) su ayuda para desaparecer las enfermedades que su hijo, el niño buboso, dispersó por el mundo antes de volverse el sol, Weshicoa tao tao "cuando se sacrifico y murió al saltar al fuego provocando el remolino de viento, mismo que nunca se sintió más fuerte arrastrando todas las enfermedades que tenía Sikoakame" engendrado por la diosa Tatei Urianaka.

La simbiosis religiosa del cristianismo con sus nativas creencias se hacía manifiesto en los rituales practicados en algunas casas.

La hermosa Guadalupana protectora de los indios desde el holocausto de la conquista, en que a nombre del santo oficio, las infames encomiendas, y otras depravaciones salidas de las masturbadas mentalidades eclesiásticas, monárquicas y virreinales ejercitaran sus diabólicos sentimientos los españoles, sin por eso poder ser hollada y así seguía inmaculada en su modesto altar en la pequeña iglesia.

Su hermosura diáfana resplandecía en la pequeña parroquia, como se manifestó a Juan diego allá en el cerrito del Tepeyac, para consolarnos de las diabólicas contraculturas venidas de Europa avasallando los sabios pueblos de América toda.

Los gastados bancos y el reclinatorio del cura eran recorridos con curiosa reverencia por Sandoval mientras Guadalupe Valdez lo guiaba por este santuario de oración.

El apisonado suelo de barro, estaba barrido esmeradamente a pesar de las prioridades de la población, dedicadas a enterrar sus muertos y cuidar a sus enfermos.
Sandoval y Guadalupe sin quererlo, sin siquiera saber lo que estaba sucediendo en la transfigurada aldea, eran vistos con la reverencia con que se veía a un poderoso chaman, salvador de la inminente desolación causada por la terrible plaga.
Los preparativos para la ida anual al Cerro Quemado para "cazar" al venado-peyote atrasados ya bastante, se estaban realizando aceleradamente, pues los dioses se enojarían si por alguna causa se dejaba de cumplir la tradición que ocho mil años atrás los iniciaran.
Arsenicum, Cuprum, Bryonia alba, Camphora, Mercurius vivus, Mercurius corrosivus en concentraciones más bien conceptuales y otros muchos medicamentos de factura homeópata estaban siendo preparados por Sandoval con la ayuda diligente de Xochitl y la Doctora Guadalupe que cada vez daba mayor crédito a las curaciones de los enfermos con estas desconocidas y anatematizadas terapias.
Que diferente era la forma de concebir la curación en su enmarque alópata de dosis crudas y tóxicas por la enormidad de ingredientes activos para la curación de acuerdo a sus nocivas metodologías.
Guadalupe, por el profundo amor y dedicación a las poblaciones indígenas en diferentes lugares de la república

a lo largo de su vida y por las enseñanzas heredadas de una familia de fuerte tradición amante de toda la prodigiosa cultura que nos legaran estos estoicos ancestros, conocía con mayor profundidad nuestras raíces por lo que continuó disertando a petición de Sandoval, con la ilustración de estos pasajes tan relegados de nuestra cultura.

-de las diferentes teorías sobre el origen del ser humano en América está la del arribo a través del Estrecho de Bering en el noroeste de Alaska, como auténticos cazadores y consecuentemente nómadas hace 90 siglos y tiene una base de datos comprobados con diferentes métodos que le dan una fuerza preponderante -recordó Guadalupe.

-fueron descendiendo hacia el sur a medida que seguían la pista de animales salvajes como son los mamuts, bisontes y llamas.

-sé que esto le sabe a fantasía pero le puedo demostrar que son fuertes las pruebas de nuestro pasado antiquísimo y luminoso, por ejemplo hay evidencias arqueológicas de que en el extremo meridional de la república de Chile hace 9,000 años sus habitantes se alimentaban de caballos salvajes.

La llegada desde el Estrecho de Bering hacia el final del cono sur les llevó varios siglos y sus despojos que han sido valuados con el carbono catorce lo prueban, los grupos que se instalaron en el sudoeste de los Estados Unidos, abandonaron la caza mayor por diversas causas.

Acechaban mejor animales pequeños y obtenían la mayoría de sus alimentos recolectando plantas silvestres y granos, así como otros frutos de algunos árboles que pueden ser almacenados con facilidad durante largos periodos tales como los piñones, nueces, mezquites, bellotas, avellanas, etc.
La presencia de una madre con un bebe de apenas seis meses de edad cortó la plática, había que atender prioritariamente a cualquier enfermo más aún tratándose de infantes por su lábil salud.
-el pulso es regular y sólo tiene un poco de temperatura la diarrea y los vómitos han cesado desde ayer casi apenas le di el medicamento -comentaba la madre atribulada.
-no se preocupe -condescendió Guadalupe- y tomándole el pulso comprobó un ligero aumento del rango considerado normal en estos casos en estado de salud.
-la fiebre cederá -le dijo- ahora lo importante es que no regresen los síntomas anteriores y también que le dé todo el líquido que le pida la pequeña, pero llámenos para cualquier emergencia -la aconsejó dándole una cariñosa mirada y devolviéndole al hermoso vástago regresó con Sandoval.
-según los hallazgos arqueológicos -continuó con su plática- son los que legaron a los descendientes metates, manos de metate que utilizaban para convertir los granos recolectados en el alimento agradable al paladar.

-son 9500 años en que por diferentes alteraciones climáticas ambos grupos: los cazadores y los recolectores se fueron adaptando a las costumbres de la vida cada vez más sedentaria ya que estaban disminuyendo las posibilidades de supervivencia de los grupos dedicados a la caza mayor por disminuir ésta -concluyó la Doctora.

Xochitl y Azucena se encontraban incansables en la tarea de sucucionar los frascos de glóbulos, mientras escuchaban fascinadas el relato de su noble ascendencia, ellas lo sabían así por los relatos orales pasados de generación en generación, pero desconocían que los paganos se interesaran tanto en sus cosas.

-Eric Wolf -expuso Guadalupe- nos explica ésta situación de la siguiente manera: "Sobre un vasto territorio que se extiende desde Utah hasta las regiones montañosas del sur de Mesoamérica, las grandes llanuras se transformaron en áridos desiertos; la caza mayor y las plantas cuya vida requiere mucha agua cedieron su lugar a los animales más pequeños y a las plantas aclimatadas al desierto. Los recolectores de granos, avanzando siempre al sur, sobrevivieron, ya que subsistía su rústica alimentación básica; pero los cazadores desaparecieron a medida que sus reservas de alimentos disminuían."

-la sabiduría de estos profundos conocedores de la naturaleza con la necesaria mistificación para "crear" el maíz a partir de los silvestres granos, se dio en varios siglos de un esmerado cuidado y de una selección maestra, generación a generación de cultivos de esta gramínea.

-podemos ver que la sedentarización se dio hace alrededor de 3500 años con las técnicas que dieron la aparición del maíz ya que a diferencia del trigo y el arroz, cereales básicos de la alimentación de las grandes culturas tanto de Europa como del África y Asia, éste grano necesitó una transformación tan trascendental, sin la que no podría sobrevivir sin la mano laboriosa del hombre el actual maíz dado que no le es posible por su anatomía fructificar en forma silvestre.

-en efecto nuestra cultura se extiende hasta tres mil quinientos años atrás en que la sedentarización de los pueblos resultó ser más fructífera -manifestó explícita Guadalupe en ese tema apasionante que le era del todo familiar- el cultivo de las plantas, especialmente del maíz, ya no era un fenómeno marginal sino el medio de vida esencial de estas culturas -sus cultivadores completamente sedentarios, vivían ahora en pueblos y sus casas estaban construidas de varas cubiertas de arcilla o de lodo, con caña y paja muy similares a los jacales de hoy.

-por toda nuestra querida América la alimentación de todas estas prodigiosas culturas básicamente era el maíz, la calabaza, el chile y el frijol y el equipo empleado para la preparación de sus alimentos eran casi los mismos que los de cualquier familia indígena actual: el metate para moler el maíz, la mano de piedra del metate el comal y las ollas de barro, no es casual que todas las civilizaciones y culturas de nuestra América tuvieran su base en el maíz, lo que se comprueba al conocer los restos arqueológicos -puntualizó- en mayor o en menor grado, podemos comprobar que las diferentes civilizaciones, estuvieron relacionadas con el cultivo del grano sagrado y con su preparación, almacenamiento y uso, también podemos observar la amplia variedad de metates, morteros, instrumentos de labranza, ollas y comales, etc. Que fácilmente nos demuestran su gran importancia en el cultivo y proceso alimentario.

El justificado orgullo con que relataba Guadalupe la épica historia que nos dio la vida le estaba dando un aura hermosa y divina, como si tuviera su alma enteramente embargada por ese sentimiento de admiración y alegría.

-asimismo -continuó- encontramos a las tradiciones populares, las relaciones, cuentos y leyendas sobre el origen del maíz así como su creación por el hombre, las ceremonias propiciatorias para obtener una óptima cosecha o un buen régimen de lluvias, los mil usos y destinos del grano, como también sus más o menos homogéneas costumbres a todo lo largo y ancho de nuestra América.

El canto de algunas lechuzas en las coníferas lejanas que dibujaba la luna, junto con el canto misterioso del viento al rasgarse en las copas de los árboles, la paz cósmica en ese cielo maravillosamente estrellado, la luz mortecina de constante movimiento en el calihuey con espaciado crepitar de las llamas y las hermosas adolescentes: Xochitl y Azucena presenciando los comentarios acertados, daban un inmejorable panorama a las explicaciones de la Doctora Guadalupe.

-la gran sabiduría que alcanzaron nuestros abuelos la podemos apreciar con una incuestionable facilidad al estudiar la cultura del maíz donde vemos por ejemplo en esta cultura Huichol de una antigüedad de varios miles de años la tradición del ciclo del Peyote en ese ciclo de maíz-peyote-venado que se inicia con la Fiesta de los Elotes y las Calabazas y termina con la Fiesta del esquite, llamada también la fiesta del maíz tostado.

Si bien es cierto que después de la criminal masacre de que nos hizo víctimas la sangrienta España, por la que hubo cambios sustanciales buscando nuestra preservación y también es cierto que no está bien establecida la importancia que tuvo la religión en los pueblos oprimidos de Mesoamérica; es evidente que una buena parte de los cambios operados se debe a la toma de conciencia de su derrota y a su voluntad de no ser destruidos.

-la experiencia de los alucinógenos en tales culturas indígenas como nos lo ha demostrado la historia, tiene un fuerte asidero a la vida aunque sea a base de un soporte consecuentemente místico o religioso -consideró-mientras en las tribus asentadas en Norteamérica el peyotismo, nació como una reacción contra la victoria y la imposición de los blancos, aquí entre los huicholes el culto al complejo venado-maíz-peyote se ofrece como una manera de conservar una actitud vital ante una expulsión, una segregación y un genocidio que se inició con la conquista española y por lo tanto fuertemente perseguida por el genocida Santo Oficio.

El choque de las dos culturas básicamente en conflicto: la europea y la americana se veía desfilar en la disertación dolorosa de Guadalupe recorriendo centurias de masacres auspiciadas desde el Vaticano y las diferentes coronas asesinas. También veía Sandoval cual Jinetes Apocalípticos capitaneados por los sajones, anglicanos, portugueses, en fin toda la jauría europea cual feroces perros de guerra encaminados a destruir a esta parte de la humanidad indefensa e irredenta.

Necesitó Guadalupe un respiro para no llorar tantos millones de muertos y de humillados pueblos.

-el impacto de la conquista brutal e inhumana puede medirse sobre todo en la desesperación destructora que los arrojó ya desde los inicios de la Colonia al suicidio y sobre todo al alcoholismo, uno de los factores más activos de la desintegración social y cultural de los pueblos coloniales; el alcoholismo fue uno de los productos de la

cultura blanca que había hecho sentir particularmente sus funestos efectos sobre los indios.
Sólo los pueblos que vivían en las montañas o en los lugares apartados y con cierto grado de inaccesibilidad son los que lograron huir de la brutal dominación colonial y así lograron conservar una porción considerable de su milenaria herencia cultural.
Curiosamente, de esos cientos de pueblos, los que siguen manteniendo su independencia y sus tradiciones mitológicas sin tener considerables cambios son los huicholes adoradores del Divino Luminoso, y los mazatecos adoradores de los siete hongos sagrados.
Una anciana de muchos ayeres, de cutis tan arrugado como los surcos y barrancos de la sierra Huichol y primorosamente vestida de atuendo como de sacerdotisa se llegó hasta el Homeópata Sandoval y la Doctora Guadalupe, su mirar marchito y gris por las añosas cataratas le daba una respetabilidad nunca vista por él y tal vez por mucha gente desconocedora de la autoridad que guardan los sabios hechiceros a la edad en que se descorren todos los velos de la ignorancia y la sabiduría florece como si estuvieran en un altar divino, se acercó y tocándoles el rostro con ambas manos inició una oración como una plática moderada sosegada y solemne, la dijo en Huichol mientras las dos hermanas dejaban todos sus

quehaceres y afanes para presenciar la oración de míticos señalamientos, como en un oráculo.

Después se marchó con la misma solemnidad con que había llegado, sin cortejos, afecciones ni opulencia.

Estas almas tan grandes y poderosas han trascendido la vida y no necesitan de suntuosidades para alcanzar la inmensa perspectiva que está más allá de los límites de cualquier conocimiento posible.

La Doctora no pudo explicar el fenómeno y las muchachas asombradas y respetuosas siguieron en sus ocupaciones, calladas, mansas, como en éxtasis de santas.

La Doctora continuó su relato -el origen del maíz está íntimamente ligado al origen de las culturas americanas, en el estado actual de conocimientos, tanto botánicos como arqueológicos resulta imposible fijar una cuna probable de este cereal -dijo mostrando en un mapa diversos puntos- algunos genetistas opinan que se originó en América del Sur, otros se inclinan por las tierras altas de Guatemala, mientras que los primeros consideran como factor de importancia el mayor número de variedades del maíz que existe en las tierras altas del Perú, los segundos ponen como factor decisivo la presencia de parientes más próximos a la planta, lo que ocurre en Guatemala, como son el teocinte y el tripsacum, por tanto los que son partidarios del origen peruano piensan que el maíz se derivó de una gramínea silvestre ligeramente parecida al

“pop corn” pero sin mazorcas y los que comparten la idea del origen del maíz en Guatemala consideran el nacimiento del maíz al cruzamiento del teocinte con otra gramínea silvestre.
-por ejemplo -ilustró la Doctora- el descubrimiento en Bat Cave en Nuevo México, de una cueva que contenía depósitos de maíz estratificado, en capas que, según los científicos Mangeldorf y Smith, "cubren un lapso de cuando menos 3,000 años, y cuyo límite superior estaba sellado por cerámica fechada por el carbono catorce alrededor de 500 años d. de C., tal descubrimiento ha aclarado un poco el problema del origen del maíz. Del estudio de estas mazorcas pudo deducirse una verdadera evolución morfológica y la prueba de que el maíz no se originó del teocinte, puesto que éste apareció asociado a niveles superiores, faltando sin embargo en los inferiores", de este mismo estudio se desprende también que el otro posible antecesor del maíz, el tripsacum, surge después de las formas más antiguas.
A pesar de todo el cansancio acumulado de los varios días de desvelo y mucho trabajo, la Doctora Guadalupe estaba entusiasmada con la velada que cursaba, disertando la grandeza de nuestras raíces pobladas de la epopeya alimentaria con su base en el cereal sagrado, el misticismo que lo rodea y la expectativa de ser la más importante

invención alimentaria de todos los tiempos en todo el espacio del planeta.

-por otro lado comenta Alberto Ruiz en su libro "la civilización de los antiguos Mayas" "el descubrimiento de Bat Cave y el hallazgo de mazorcas de maíz en tumbas muy antiguas del Perú demuestran que este cereal se cultivaba en toda Mesoamérica dos o tres milenios antes de nuestra Era".

Hace algunos años -abundó Guadalupe en el elaborado tema- "el Doctor Richard S. MacNiesh auspiciado por la fundación Peabody, inició la exploración previa del proyecto Arqueológico-Botánico de Tehuacán".

Esta información es de fuentes de primera mano -puntualizó Guadalupe- "ya con anterioridad MacNeish había descubierto maíz arqueológico en diversas cuevas en Tamaulipas y lo atraía la circunstancia de que el Valle de Tehuacán es semidesértico y, por lo tanto es aquí más probable la preservación de materiales perecederos".

"En la Villa de Coxcatlán y tras la búsqueda alcanzó un sensacional hallazgo al descubrir diminutas mazorcas de maíz éstas se encontraban en las primeras etapas de domesticación. Los especímenes de apenas dos centímetros, revelaban la mano del hombre, tal vez el inicio de ésta apoteósica labor en su esfuerzo por hacer pasar el maíz silvestre a maíz cultivado, por lo que puede ser aquí el principio de la epopeya".

-es importante la preocupación del hombre en estas actividades -explicó Guadalupe- y con tal alcance de conocimientos pues "el habitante de Mesoamérica estaba en proceso de pasar de cazador y recolector de frutos silvestres -consecuentemente semi nómada a sedentario como cultivador del maíz, calabaza, cacao, plátano, frijol, chile, amaranto, aguacate, etc. Es aquí donde inicia el neolítico" -abundó el antropólogo recién llegado.
Mientras cerraba su gruesa chamarra hasta el cuello para acondicionar su cuerpo grácil al frío aumentado con las ventiscas que hacían murmurar los pinares al iniciarse la madrugada, la Doctora Guadalupe recordaba la importancia del hallazgo.
-la etapa de la Revolución Neolítica iba a quedar cubierta -ilustró con entusiasmo- en verdad, se llenó con este acontecimiento un hueco que existía entre el hombre de Tepexpan y los Olmecas se trata de una laguna existente entre la prehistoria y el preclásico inferior; en ese momento El Doctor MacNeish cumpliendo con sus obligaciones, informó a las autoridades mexicanas del descubrimiento, pero también envió muestras al Doctor Paul C. Mangelsdorf, entonces considerado como máxima autoridad botánica en maíz arqueológico, ya que de su respuesta dependía en gran medida el obtener recursos para una extensiva exploración de campo y los recursos económicos para un trabajo tan amplio era decisivo.

-por su parte "el Doctor Mangelsdorf confirmó en respuesta que se trataba maíz primitivo en sus primeras etapas de domesticación y con esto quedó abierta una investigación exhaustiva fue un proyecto que duró cuatro afanosos años".

-¿cómo sabe usted tantos detalles de este descubrimiento? -le dijo el Doctor Sandoval cada vez más entusiasmado por el fantástico relato.

-mi padre colaboró de cerca con estas investigaciones, era arqueólogo -contestó con ese orgullo propio de los que aman a su gente, a sus antiquísimas y gloriosas raíces.

-el resultado de ésta vasta investigación -continuó Guadalupe- fue que se llegó a establecer en el Valle semiárido de Tehuacán el primer horizonte agrícola de Mesoamérica dando a nuestra querida patria, México la gloria de la invención del maíz.

-este proyecto terminó con los logros alcanzados que le estoy exponiendo -le dijo la Doctora- para darle una idea de la tremenda actividad que se desarrolló en el Valle de Tehuacán con la dirección del Doctor Richard S. MacNeish., a la cabeza donde al final de la importante investigación se habían detectado 454 nuevos sitios prehistóricos y de estos contamos doce sitios de exploración mayor y como prueba de su existencia se llegaron a recuperar un aproximado de 750,000 especímenes -continuó llena de emoción al grado que todos estaban embargados por esta tremenda gloria.

-al final de la investigación -concluyó radiante- abrió sus puertas al público el importante museo del Valle de Tehuacán dando a la humanidad una muestra de la grandeza Mexicana y del no menos grandioso indígena pero hay que reconocerlo, también como un homenaje al incansable Doctor MacNeish, así como a sus fieles colaboradores.
-entre los que podemos contar a su padre -manifestó Sandoval contagiado por la orgullosa exposición de la Doctora al grado que sus ojos brillaban de emoción.
La Doctora salió unos momentos del calihuey para desentumirse las piernas caminando mientras admiraba la noche misteriosa y mágica y regresó para continuar este magnífico relato.
-la importancia que todo esto reviste es que en sus salas podemos seguir, sin ninguna interrupción, los diez mil años de la afanosa historia, de la epopeya grandiosa del maíz, de una gran cultura que fue capaz de evolucionar hasta estos insondables descubrimientos, muchos de los cuales los zafios conquistadores enterraron en la más absurda superstición para menoscabo de la humanidad toda -cerró la Doctora.

Los hermosos ojos de las muchachas se veían llenos de ese magnífico orgullo que bien puede llenar de grandeza a una humanidad que se va extendiendo en la inmensa perspectiva del horizonte de nuestra patria y del globo terráqueo todo.

-en este museo puede encontrar piezas tan valiosas como las primeras mazorcas del maíz cultivado así como las sucesivas fases de esta fantástica de hibridación, la más antigua cerámica de Mesoamérica y también primitivas muestras de la textilería que bien ha dado el enorme tamaño de la grandeza de la especie humana en donde fue a nuestro querido pueblo poner el botón de muestra, porque junto con el descubrimiento del maíz el basamento cultural de estas grandiosas tribus también se descubrieron cordeles, nudos, redes, sandalias, petates, etc., que basamentan toda una cultura gracias a la gran dedicación y a los profundos conocimientos alcanzados en el neolítico y todo esto sobre su preciosa plataforma religiosa y ontológica si me lo permite, donde alcanzaron los abuelos de estos indígenas a través de mucho cuidado amor y dedicación de miles de años, a llegar a desarrollar tantas variedades de maíz como las que ahora vemos, a partir de una planta silvestre donde reconocemos ahora que el esfuerzo sin embargo resultó recompensado con elevadas creces, pues el maíz se convirtió no sólo en alimento básico de unas de las culturas más florecientes del mundo, de un pueblo que nos dejó en heredad no sólo una riqueza incalculable, sino además una planta de la que todo puede utilizarse en donde para alimentar a alrededor de los 25 millones de seres humanos que vivían en éste continente engrandeciéndolo, es asombrosa la forma en que se aprovecha el maíz durante las diferentes etapas de su desarrollo pero sobretodo podemos orgullecernos de que este patrimonio a la humanidad está llamado a saciar a tantos millones de seres humanos como no lo hará ninguno de los cereales cultivados.

-aunque como puede ver -reconoció Guadalupe- es difícil aún con todas estas bases inclinarse con un fundamento suficiente sobre el origen del maíz en un lugar determinado en toda la extensión de nuestra América, sobre todo considerando que es una planta de creación humana sin capacidad alguna de sobrevivir sin el auxilio del hombre y con tanto tiempo de existir en los hábitos alimentarios, teológicos y culturales que conforman nuestra cultura en general desde hace cinco mil años en desde América toda.

-pero su conclusión particular ¿cuál es? -insistió Sandoval.

-yo creo que en diferentes lugares se originó y desarrolló el maíz con técnicas parecidas aunque nos cabe como mexicanos el reconocimiento de una determinante colaboración de esta epopeya -convino la hermosa Doctora.

-pero retomando el tema del maíz silvestre, le expongo que no existe tal en toda la naturaleza una planta con sus semillas encerradas en una mazorca cubierta, dado que no puede reproducirse si el hombre no la siembra y cuida, es algo conceptualizado como una simbiosis de factura humana ya que el maíz no puede sobrevivir sin la ayuda del ser humano y tan maravillosa multitud de conocimientos, dando la supervivencia de veinticinco millones de indígenas que vivían en la América Prehispánica, como lo habla el Popol Vuh, sin la existencia del maíz no hubiera sido posible como tampoco se hubiera podido dar tan prodigiosa simbiosis sin la tremenda carga amorosa, religiosa y cultural de nuestros pueblos hacia ésta prodigiosa planta.

-el maíz es un producto del indígena americano -intervino el antropólogo- de su gran imaginación y de su conocimiento extenso, de su amor por éste y de su constante trabajo y selección, la prodigiosa domesticación del maíz, su magnífica deificación necesaria para dedicarle tanto esmero y cariño, su singular invención a partir de la naturaleza y sucedió con la de otras plantas, en lo que hoy es territorio mexicano -expuso su teoría- de acuerdo a mis concepciones desde aquí se comercializó el maíz desarrollado en otras latitudes y longitudes extendiéndose por toda América antes de la criminal conquista europea, y por el resto del mundo a partir del medioevo de ese milenio; su calidad alimentaria fue detractada como todo lo nuestro por unos prepotentes y zafios conquistadores y se dedicó casi a la alimentación animal y a la alimentación de los estratos más humildes de la población de las

colonias y de Europa, pero gracias a su calidad alimentaria hoy es el tercer cereal en importancia en el mundo, después del trigo y casi a la par con el arroz.
-probablemente -pronosticó certera la Doctora Guadalupe- será el más grande cereal en el siglo venidero gracias a su potencial alimentario no sólo por la cantidad producida por metro cultivado sino también por su elevada calidad nutricional.
La familia de las gramíneas -continuó en su disertación- a la cual pertenece el maíz, comprende varios miles de especies, agrupadas en unas veinte familias y a pesar de su gran producción la variedad de este y sus miles de años de alimentar a la especie humana los botánicos no alcanzan a ponerse de acuerdo en su clasificación, probablemente por las alteraciones que sufrió con sus hibridaciones con las que la simbiosis hizo más importante tanto al maíz del hombre como al hombre del maíz.
Xochitl se encontraba moliendo el nixtamal toda vez que había terminado de sucucionar los medicamentos y ya teniéndolo preparado y aún caliente.
La madrugada había sido consumida por estos parlantes asombrados por la calidad curativa de los medicamentos homeopáticos y a una velocidad desconocida por las terapias alópatas que practicaba Sandoval, era como si le hubieran presentado de pronto la fórmula más maravillosa para recuperar la salud humana.

Xochitl y Azucena como orgullosas Huicholes se encontraban entusiasmadas con la plática que desarrollaban Guadalupe, el antropólogo y Sandoval.
Siempre le entregó Xochitl una devoción sacralizante al maíz como lo acostumbran a hacer ésta raza de descendientes de dioses y al estar escuchando la importancia que representa para la humanidad profana, la no Huichol, del dios-maíz, se sentía poseedora de una verdad de inconmensurables proporciones.
No había perdido el hilo de la conversación aunque a veces le costaba conectar una idea con otra por los problemas del lenguaje pero estaba consciente de las ideas que se habían dicho.
Los Huicholes que hablan el español, por desgracia hablan el de las gentes más humildes y por dolorosa consecuencia un español depauperado y lleno de modismos deformantes, por lo cual tenía muchas lagunas fonéticas y lexicológicas en general pero sin embargo habían entendido todo el magnífico engranaje de la simbiosis alcanzada entre el maíz y el hombre.
-con base a estos hechos -continuó Guadalupe- se han formulado diversas teorías para explicar el origen del maíz. Una de ellas propone que el teocinte es el antepasado silvestre del maíz. Ambas plantas se parecen tanto que es fácil arribar a ésta conclusión. Pero sin embargo, existen serios argumentos en su contra.

Guadalupe tratando de buscar las palabras adecuadas hacía espacios de silencio ordenando sus ideas.
-el principal argumento en su contra -continuó con su relato fantástico- es que el teocinte es un mal alimento, por lo cual los pobladores originales de América no debieron haberse fijado en él como tampoco tenido incentivos para cultivarlo. Sus semillas son pequeñas y están envueltas en una capa muy dura, y el trabajo para romper el grano y convertirlo en alimento es muy superior a su valor nutritivo.
-además el teocinte es una planta más especializada que el maíz -abundó el antropólogo- y por lo tanto es difícil que hayan ocurrido muchas mutaciones en un corto periodo de tiempo y que aquellos recolectores hubieran podido iniciar en ese lapso la domesticación del mutante -preciso.
-por lo tanto no hay pruebas de que el maíz provenga del teocinte, pero tampoco se puede excluir ésta posibilidad -reconoció prudente Guadalupe.
La mamá de Xochitl se había unido a las actividades de ésta en el calihuey atizando el fogón para preparar la comida; ahora sólo faltaba tortear la masa recién molida en el metate sin patas, que en sus afanes la preciosa morena de ojos de capulín iba acumulando en una vasija de barro de buen tamaño sentada en el suelo, al otro lado del metate.
Según otra teoría -explicó Guadalupe- el maíz proviene del maíz tunicado Zea tunicata, una variedad muy peculiar en

la que cada grano está envuelto en pequeñas hojas, similares a las que cubren la mazorca actual, pero por desgracia casi nada se sabe de la historia de este maíz. Se cultiva en raras ocasiones, pero más como una curiosidad científica que como un recurso económico; esta otra teoría propone que el maíz tunicado evolucionó por domesticación hasta convertirse en el maíz que conocemos. También propone que el teocinte es el resultado de la hibridación entre el maíz y el tripsacum. De ser cierta ésta teoría del maíz procedente exclusivamente del Zea tunicata, Bolivia y Paraguay serían los lugares del probable origen pues el tunicado proviene de esa zona.

Azucena la mamá de Xochitl con esa habilidad que desarrollan nuestras indígenas en la manufactura de las tortillas en ese rítmico tortear la masa hasta hacerla de una redondez perfecta con el mismo grosor en toda su superficie y cocerla en el comal de barro dando igual calor a cada parte de su superficie para lograr una cocción uniforme ya tenía un volumen considerable acumulado en el tanate, casi sin dirigirles la palabra pero con una resplandeciente sonrisa les acercó algunas junto con una cazuela con salsa picante y exquisitamente sazonada, a la cual le hicieron los más cálidos honores acompañando el aperitivo con delicioso café aromático preparado al estilo Huichol.

-una tercera teoría -reinició la Doctora Guadalupe - "propone que los tres géneros de maíz de la familia Maideae: maíz, teocinte y tripsacum, provienen de un común ancestro y que las tres han evolucionado en forma divergente. Esta teoría se soporta en el hecho de que en las zonas altas de Mesoamérica tanto el teocinte como el tripsacum crecen en forma silvestre, y esto coincide con los lugares en que se supone que nació el maíz. Según ésta teoría, en una época temprana alguna mutación hizo que el tripsacum se independizara de su antecesor común, lo que explicaría todas las dificultades para hibridarlo con el teocinte y el maíz actuales".

"Sin embargo ésta última teoría tiene en contra que estas dos plantas a su vez, cuando se inició la domesticación de la segunda, su parentesco es tan cercano que ambas se interfertilizan con demasiada frecuencia y con relativa facilidad".

-"pero a pesar de las divergencias concluyentes de los Botánicos, subyacen las tres teorías y para gloria de los indígenas que lo desarrollaron, es que el maíz tal como se le conoce cuando menos desde hace cuatro mil años, es el maravilloso producto del trabajo humano. Es una planta altamente especializada, capaz de adaptarse a las más diversas condiciones ecológicas y también es capaz de producir las más altas producciones por unidad de semilla y de área sembrada".

La hermosa señora Azucena más parecida a una venerable matrona con su mirar de aguas mansas y sufrimientos ancestrales, entendía el español como Xochitl su hija lo hacía y compartía orgullosa el tema, al escuchar la plática que desarrollaban Sandoval, Guadalupe y el antropólogo.

-cuánta riqueza existe en las tradiciones indígenas -comentó amargamente el Homeópata Sandoval- cuánto había perdido la humanidad por haber permitido que los bárbaros y zafios Españoles de la más baja ralea, los salidos de las peores cárceles, así como los aventureros, perdona vidas y toda esa amalgama de criminales, fuera la que en el nombre de la corona o peor aún en el nombre de Dios y bendecidos por el asqueroso papado de aquel tiempo, aherrojara a tan elevado porcentaje de la humanidad con las disculpas más soeces.

-fue indispensable que se desarrollaran cuidados extremos para el cultivo y desarrollo de una planta que sólo podía existir con el cuidado extremo del hombre laborioso -intervino el antropólogo Ricardo Laurens- por las cuidadosas actividades y observaciones nacidas de un amor tan profundo salido de la sacralización del maíz por nuestros indígenas y gracias a ese intensivo cuidado, a esa concepción tan profunda que desarrollaron del universo y sólo así fue que lograron el portento de hacer del maíz silvestre de apenas dos centímetros de longitud, el cereal de mayor productividad por grano sembrado. Por rendir culto a la tierra que les daba de comer, al sacralizado maíz tan lleno de misticismo y a otras muchas de sus deidades que a lo largo de miles de generaciones se fueron conformando para explicar el maravilloso mundo, que, los que creemos en Dios, por su mano lo podemos entender.

Azucena había preparado el refrescante tejuino a base de maíz con la tradición de miles de años de ser disfrutado por éstos descendientes de los dioses.

-a la llegada de la plaga que conquistó a nuestros pueblos -continuó disertando- el maíz era cultivado desde Canadá en el norte hasta Argentina y Chile en el sur.

-las tradiciones fueron muy diferentes en cuanto a las técnicas de cultivo -ilustró el antropólogo Ricardo Laurens- los procedimientos para convertirlo en los tan diferentes alimentos; también los usos rituales y los ceremoniales, los distintos destinos y las utilizaciones que le daban a las distintas partes de la planta. Si bien en algunas partes el maíz fue alimento complementario, como vemos en la zona de los Andes, en otras este maravilloso cereal de invención auténticamente indígena, cumplió una función de primera importancia, como en las tribus sedentarias de nuestro querido México, donde podemos encontrar más de seiscientas variedades de formas de prepararlo como alimento.

Mientras degustaba el fresco tejuino elaborado a base de maíz fermentado, rememoró la superioridad cultural en diferentes campos.

-los conocimientos de nuestras razas en el campo de la agricultura llegaron a superar a tal grado al mundo en la hibridación de plantas, que mientras en Europa y Asia se han encontrado plantas silvestres que se consideran antecesoras del trigo, de la cebada y del arroz, todavía no hay acuerdo con respecto el espécimen original que pudo haber evolucionado esta raza de bronce hasta convertirla en maíz, con esa tecnología amorosa con que fueron desarrollando tan prodigioso cultivo.

-este hecho refuerza la tesis de que ésta planta es una creación cultural, una creación de nuestras razas indígenas, un elevado producto de su grandeza de sus profundos conocimientos en la agricultura y la botánica así como en sus valores conceptuales del universo.

-estos elevados conocimientos son tales que mientras las plantas producen mutantes con mucha frecuencia, fenómeno natural conocido por los agricultores, hortelanos e ingenieros genéticos y lo aprovechan para perpetuar algunas nuevas características, de modo similar, que el cruce de algunas plantas pudo dar origen a esta otra, de características tan disímiles.

-aunque los mutantes o mejor aún las nuevas plantas pudieron germinar en muchas ocasiones, esta nueva planta

podía morir sin efectos posteriores a causa de su incapacidad para auto reproducirse.
-sólo un amor tan inconmensurable como el que le prodigaron los indígenas originales de América a la agricultura, fue capaz de desentrañar aquella incógnita, en consecuencia el maíz adquirió permanencia cuando nuestros ancestros alcanzaron a entender ese magnífico proceso ya sea por observación y la constante repetición del fenómeno, por la deducción o por accidente se supone que sembró algunos granos de éstos híbridos y los cosechó después hasta alcanzar después de miles de cruzas, la calidad del maíz que encontraron los infames conquistadores, que a sangre y fuego destruyeron tan vasta cultura.
-la historia la escriben los ganadores -comentó Sandoval- mientras los asesinos de nuestros pueblos han sido aclamados y perdonados en este tremendo crimen, sin embargo hace algunas décadas pasadas otro grupo de iguales criminales con las mismas pérfidas intenciones pretendió dominar el mundo a sangre y fuego pero fue vencido por los aliados que sacaron a la luz todos los asesinatos que cometieron con la humanidad, en los muchos pueblos que sojuzgaron y pretendieron aniquilar poniéndolos como traidores de la causa de la humanidad.
-pero no nos desviemos del tema que nos ocupa -atajó la Doctora- algunos investigadores opinan que la mayor

densidad de población obligó a buscar nuevos alimentos y formas de sustento.

-México fue una de las zonas en que el desarrollo agrícola llegó a su mayor nivel, pero no sólo fueron las mayores necesidades de abasto nutricional sino que además estuvo aunado al cuidado necesario con las prácticas rituales así como la búsqueda de los mejores especímenes para sus cultos como también la dedicación de éstos para las sucesivas siembras lo que dio en un todo las separaciones de los mejores híbridos y consecuentemente la mejora de las especies del maíz que conocemos actualmente -concluyó el arqueólogo.

-el investigador Mark Nathan Cohen -argumentó Guadalupe con orgullo- concluye en sus estudios que "México tiene la historia arqueológica de domesticación del maíz más larga de Norteamérica y es la única parte del continente en que se puede defender con argumentos claros, el desarrollo independiente y autóctono de la tecnología agrícola." Entre otros elementos de sustentación de estos argumentos tenemos que la secuencia arqueológica de la domesticación del maíz en México ha sido conocido por el estudio de tres regiones: Tamaulipas, Tehuacán y el valle de Oaxaca. En estas tres regiones tenemos cuevas situadas en tierras altas y secas, donde se conservan muy bien los materiales orgánicos, entre ellos semillas diversas. Y gracias a todo esto se puede obtener una visión general de la evolución social que se formara hace más de diez mil años.

-en cuanto a la trilogía Huichol: Venado-Maíz-Peyote - explicó Ricardo- podemos encontrar su antigüedad en que los primeros cultivos de maíz datan desde hace unos ocho mil años, pero fueron intentos que tardaron mucho en desarrollarse, por ello la sedentarización en la que combinaron la cacería con la agricultura sólo tiene una antigüedad de seis mil años y en esos dos mil años entre los primeros cultivos del maíz y la sedentarización actual, la cual desarrolló ésta concepción religiosa que conocemos de cazadores, recolectores y agricultores.

-pero aunado al conocimiento de la agricultura en el neolítico -enriqueció el antropólogo- el proceso de domesticación del maíz propició el surgimiento de aldeas sedentarias, el desarrollo de variedades más productivas, la creciente urbanización y la especialización del trabajo; al contar con excedentes agrícolas se alcanzó el florecimiento de grandes civilizaciones urbanas. La especie humana siempre a asociado en sus creencias religiosas los conceptos alimentarios con los divinos, lo que para nuestros abuelos de la época anterior a la conquista, fue el maíz, fue el arroz para los asiáticos y el trigo para los europeos, 'la base de sustentación de los dioses y de los hombres'.

-la tremenda carga religiosa que nuestros indígenas le dieron al maíz, los europeos también se la dieron al trigo en la tradición judeo-cristiana "Quien come de mi cuerpo y bebe de mi sangre vivirá", el cuerpo es decir la hostia ésta hecha de trigo en memoria del pan dado por Jesús a sus discípulos aquel jueves santo. Vemos que nunca sustituyó el maíz al trigo para hacer hostias y cuando faltó por cualquier razón en las colonias españolas, este se hizo traer de Europa al igual que el vino.

-también podemos encontrar ciertas similitudes en las variadas culturas que se entremezclan en el devenir de los siglos, mientras en el génesis de la Sagrada Biblia de los cristianos Dios hizo a la mujer del hombre, en el poema de Mixcóatl, Quetzalcóatl bajó al reino de los muertos para conseguir huesos con que hacer a los hombres -dijo y leyó un párrafo en que se cuenta que al llegar el dios a Tamoanchán y "luego entre piedras molió lo que se llama Quilaztli Cihuacóatl o mujer serpiente, después los lavó en un precioso lebrillo y sobre ellos Quetzalcóatl se sangró".

-pero además de la herencia sagrada del maíz y de la descendencia conceptual de haber sido hechos con la sangre de los dioses, podemos ver la calidad humana tan aquilatada por nuestros antepasados -recordó Guadalupe insistente siempre en los elevados valores morales de nuestras preciosas razas recitando de memoria- "Es el maíz la sustancia primaria con que los dioses amasaron nuestras carnes, después que hicieron dos intentos de hombres, los de barro y los de corcho y juncos, que resultaron imperfectos, sin inteligencia, ni sentimientos, olvidaron a los dioses y merecieron ser destruidos por ellos, mediante diluvios y terremotos y así perecieron los hombres tzite y sibak", pero el Popol Vuh libro sagrado de los Mayas uniendo sus tradiciones religiosas con las alimentarias plasma en ese rico misticismo otras muchas asociaciones.

Sobre las cumbres en la lejanía fría y ventosa, la gran luz crepuscular alzaba mirajes de colores dorados y de una infinita variedad de rojos, que aparecían en la pompa de la tragedia triste de la perspectiva desmesurada, como de dioses en conciliábulo, era toda una floración de colores como un "Ojo de Dios" levantado hasta los cielos mismos, era la quimera que se abría sobe el perfil luctuoso de los montes tal vez llorando los muertos por el cólera.

En la desproporción de la abrupta perspectiva había brumas espesas como preñadas de miasmas que se inclinaban sobre la desolada quietud, donde algunos girones de nubes soñolientas se desplazaban en las insondables y frías cañadas.

La mañana obligó al Homeópata Sandoval y a la Doctora Guadalupe a cortar su plática para después de concluida su obligada ronda por los calihueyes de los cientos de

enfermos, los cuales se encontraban en franco restablecimiento y algunos ya totalmente recuperados.
Las maravillas de los medicamentos homeopáticos habían logrado prácticamente el milagro de la salvación de este amado vestigio vivo de una de las culturas más florecientes de la humanidad.
Al cuarto día de estar controlando a la población enferma con los diferentes medicamentos homeópatas casi todos los pacientes estaban totalmente controlados y los cuidados habían pasado de una alarma total a cuidados de seguimiento de las instrucciones dadas por Sandoval y Guadalupe.
La curación tan rápidamente producida por los medicamentos homeopáticos era el tema de animación entre maracames y pueblo en general, incluso la Doctora Guadalupe no daba crédito a lo que veía, jamás en la escuela le habían enseñado conceptos terapéuticos sobre todo antimicrobianos, como lo concebía la homeopatía y le explicaba Sandoval la relación en el rigor de la ley del Simillimum además de las pruebas que tenía de ser el sistema inmune el que controla la infección cualquiera que sea y no los antimicrobianos, venenos que en su acción sólo dan tiempo a que se adecúen los mecanismos de defensa y sean estos los que devuelvan el equilibrio necesario en estas situaciones, así como las dosis infinitesimales extraordinariamente activas y sobre todo de

una fugacidad en su acción capaces de producir sus efectos sin alcanzar a desarrollar efectos colaterales venenosos como sí lo hacen todos, absolutamente todos los medicamentos alópatas; pero lo más importante de todo este panorama tan capaz de redimir a la humanidad de sus dolencias por enfermedad era que los medicamentos como en este caso, sólo estaban estimulando áreas deficitarias o excesivas de reacción del paciente como demostró hacerlo en lo tocante al sistema inmune capaz de controlar cualquier enfermedad como lo ha hecho en millones de años nuestro organismo sin la necesidad de los nocivos antimicrobianos y por la falta de acción en el momento de presentarse la infección cuando estaban deprimidos o tal vez inactivos pero susceptibles de ser estimulados como lo estaba demostrando ahora el Homeópata Sandoval.

-la salud es el equilibrio de todas las funciones que nos dan la vida y sólo su equilibrio funcional nos garantiza una existencia en este estado de salud en que el ser orgánico ejerce normalmente todas sus funciones -abundó.

-son muchos miles de millones de dólares por los que imponen estas corrientes de terapia medicamentosa y es uno de los renglones más importantes en las facturas de los hospitales el de los medicamentos y más el de los antimicrobianos como para que se nos permita como Homeópatas incursionar destruyendo sus venenosos tratamientos, sus chapuceras terapias en ese concepto totalmente mercantilista -comentó el Homeópata.

-es el bajo mundo de la medicina, el criminal acto de envenenar a la humanidad por el vil dinero ajeno a todo concepto terapéutico.

Era una mezcla de situaciones tan violentas las que se estaban presentando en la mente de Guadalupe ahora que veía claramente el panorama de las dos corrientes médicas más importantes de la medicina en la humanidad, pero lo más importante es que había un grupo inconforme e insurrecto, rebelde al abuso de las aplicaciones medicamentosas más dañinas que benéficas, un grupo capaz de pensar por sí mismo, capaz de ser consecuente con sus propias experiencias y reacio a seguir el cómodo camino de la información improbada, afeitada y a todas luces necia de los laboratorios de la farmacia.

A finales de aquel Septiembre de 1947 cuando Darling ya había sido elogiado por un grupo de científicos y vituperado por otros por el atrevimiento de arrojar sobre infelices semejantes tanto en Bolivia y Ecuador como en la península Malaya su Cloromicetina sin antes haberla experimentado en los animales de laboratorio que dieran la mínima seguridad en el tratamiento propio de cualquier antibiosis, y aunque había sido un éxito en el campo de la eficacia, sin que esto fuera realmente concluyente en cuanto a seguridad y muchas funciones en las que se involucra y dañada seriamente toda la economía como la ecología orgánica, mental y aún emocional de un organismo atacado, aunque fuera con los más nobles fines, puesto que la moral no cuenta en los resultados pero si en las intenciones.

Ahora la suerte le tocaba a México, a su gente olvidada y explotada inmisericordemente durante los últimos quinientos años, ahora que requerían estos conquistadores de nuevo tipo el pellejo de los últimos vestigios de una de las culturas más importantes del mundo y se disponían a su experimentación sin importarles que con tan leguleya práctica se perdiera tan importante grupo etnológico, estaban los laboratorios interesados en ésta querida etnia sólo por el control de una epidemia que aunque se presentaba con menos dramatismo que el Tifus exantemático, sin embargo era tan terrible como aquel en los resultados finales al cobrar abundantes víctimas cuando el control de la epidemia no llega adecuada y rápidamente.

Esta nueva epidemia a la que trataban de controlar Laboratorios Darling para demostrar la eficacia del terrible veneno del S. venezuelae, la Cloromicetina en la sierra Huichol era el Cólera morbo, ya clasificado con anterioridad por el Dr. Robert Koch.

Aquella tarde el teléfono del Doctor Mengele estuvo sonando breves momentos antes de que la secretaria particular del director médico del laboratorio se acercara a contestar, estaban casi en la hora de salida al final del día y el cúmulo de trabajo por las investigaciones anteriores de los controles epidémicos de Tifus exantemático llenaban de información el despacho de Mengele y todo esto había que organizarlo en forma acelerada para presentar evidencias de eficacia y seguridad a la FDA y de preferencia antes que presentara Laboratorios Rodo los propios con su Clorotetraciclina.

Mengele recibió la llamada del director de Laboratorios Darling de México para ser informado de la epidemia de cólera en la sierra Huichol misma información que estaba siendo expuesta por el gobierno de México a la OMS en la ONU de acuerdo a al protocolo de resoluciones internacionales.

Un nuevo laboratorio de campaña estaba listo en el aeropuerto para ser enviado junto con el equipo clínico y todo un cúmulo de papelería que debería ser llenado por los médicos de Darling tan pronto como se realizaran los análisis antes durante y después de cada tratamiento, los cuales eran parte de la información que se presentaría a la FDA para la autorización de producción y comercialización de la Cloromicetina.

El gobierno de México acogió de muy buen agrado la iniciativa del laboratorio para controlar la terrible plaga, ya tenía conocimiento la Secretaría de Salubridad del éxito alcanzado en otras latitudes con el control del Tifus exantemático y bien podía su milagrosa droga curar de la terrible plaga de cólera a los flagelados huicholes.

El protocolo de acción de Darling fue autorizado de inmediato por ésta Secretaría de Salubridad y la ayuda sería complementada con la participación de dicha Secretaría en servicio de enfermería a los pacientes así como la participación del ejército que se concretaría a colaborar en las muchas tareas que no pudieran cubrir el laboratorio ni la Secretaría de Salubridad, era una oportunidad de dar una imagen de apoyo a estas comunidades a bajo costo y con grandes beneficios.

Al día siguiente de la firma del protocolo aterrizó en el aeropuerto internacional de México el avión con el equipo de Darling para de ahí trasladarse al punto de la sierra donde se desarrollaba la mortal epidemia de Cólera morbo, la cual llevaba seis días de duración desde que fuera detectada por la Doctora Guadalupe Valdez y fuera avisada la Secretaría de Salubridad.

La accidentada naturaleza de la Sierra Madre Occidental aumentaba la dificultad para llegar en un avión pesado a la pequeña pista aérea y por tierra era imposible por ahora, dado que las lluvias recién pasadas habían destruido la endeble terracería como lo hacen cada año y en cuanto a la capacidad de la pequeña pista de aterrizaje sólo permitía aviones de poco peso, quedando posibilidad de ir sólo en pequeños avionetas.

Toda ésta situación tenía en gran excitación a la matriz de Darling en Miami terminando por girar instrucciones al Doctor Robert Sánchez O'Hara para que se dirigiera con el personal indispensable para iniciar los deleznables experimentos en los huicholes con la Cloromicetina.
La Secretaría de Salubridad de México designó al Doctor Peralta jefe de la delegación en Guadalajara para que acompañara a los dos avionetas fletados por Darling para iniciar la generosa labor de apoyo con un medicamento que prometía curar a los huicholes milagrosamente.
Los dos avionetas de diez y ocho plazas estaban en la pista del aeropuerto de Guadalajara a donde se habían trasladado con todo el equipo de salvamento desde México; en el primer avión salieron el personal de Darling y el Doctor Peralta con su inseparable lugarteniente Laura Hernández, una bella enfermera de capacidad profesional y abnegación a toda prueba, de esa clase de gente que hace grandes a los personajes del gobierno; en el otro avión se fletó parte del equipo la papelería soporte de los resultados de la experiencia inhumana, con la Cloromicetina, algunos anti diarreicos, aspirinas y sueros en polvo para ser hidratados allá.
A estas alturas se sospechaba que la Cloromicetina potentizaba sus efectos venenosos con el paracetamol en el envenenamiento del hígado y la metampirona presenta fuertes efectos venenosos en la sangre que se pueden

sumar a los de la Cloromicetina, por lo cual era mejor quitarlas del menú farmacológico.
Dados los resultados clínicos alcanzados en Bolivia y la península Malaya con la Cloromicetina esta había provocado daño irreversible y potencialmente mortal en la médula ósea de algunos pacientes. Sin embargo el personal de Darling estaba consciente de que debía guardar toda la discreción en cuanto a estos resultados anteriores.
Aquella mañana a finales de Septiembre llegaban a la sierra Huichol desde Guadalajara los dos avionetas cargados con la promesa de curación ayuda que se había pedido una semana atrás a México por la Doctora Guadalupe Valdez como por Rosalba Laurens, la hija del antropólogo Ricardo Laurens que se había trasladado a México para conseguir la perentoria ayuda días atrás.
Finalmente habían llegado los pertrechos alópatas para controlar la infección, como el arcoíris que aparece después de la tormenta.
A las entrevistas de Rosalba Laurens respondió una inimaginable masa de gente. Había organizado con su capacidad portentosa en Tepic la solicitud de la ayuda e incluso recibió el apoyo de la Televisión para difundir la información de la situación desesperada de los huicholes mientras que Claudia Serrano su compañera de clases, en la Ciudad de México en la UNAM hacía otro tanto

alcanzando el apoyo de muchos compañeros que identificados con nuestras queridas raíces apilaban cantidades cada vez más grandes de alimentos y otros muchos enseres los cuales iban de ser transportados en vehículos terrestres hasta la misma sierra.

La serranía contaba sólo con sus terracerías como vías de carga para llegar a la zona Huichol y estaban siendo reparadas después de la temporada de las lluvias torrenciales que tradicionalmente incomunican la sierra con todo el mundo.

El ejército Mexicano prestaría los camiones necesarios a petición del presidente de la república el cual en una entrevista con Claudia Serrano se había enterado de la situación y estaba prestando un interés especial.

El Doctor Peralta desde que llegara de Guadalajara a la sierra huichol con el paquete de medicamentos y médicos de Darling aquel Lunes a las diez de la mañana se encontraba revisando los más de trescientos pacientes a los cuales se les diagnosticó Cólera morbo por la Doctora Guadalupe Valdez y examinando al microscopio las muestras que habían sido tomadas así lo soportaban, era el temible Vibrum colerae.

Es cierto que los tubos de ensayo habían sido lavados y la falta de refrigeración no permitía la conservación del terrible microbio salvo unas cuantas muestras guardadas, sin embargo los síntomas eran inconfundibles en todos los casos, el terrible mal había amenazado con sus inclementes estragos y de no haber sido por la intervención pronta, certera y bien ponderada del Homeópata Sandoval y de la Doctora Guadalupe los pacientes hubieran muerto en gran cantidad pues la llegada de los fármacos de Salubridad así como la asistencia de los laboratorios estadounidenses con sus novedosos tratamientos a pesar de lo eficaz que pudieran ser, llegaron a una semana después de que explotara la epidemia y los estragos necesariamente debieron ser cuantiosos; definitivamente la homeopatía era la clave de la salvación de estos trescientos pacientes.

Para colmo de toda ésta situación había que llenar un informe para la Secretaría de Salud y ellos no entenderían lo que él estaba viendo y más aún los representantes de la ayuda internacional, los médicos y laboratoristas que llegaban a puños en aquella diminuta pista del aeropuerto, se iban a llevar un tremendo chasco por no tener nada que hacer en ésta epidemia, a la cual llegaron presurosos con los aviones cargados de todo un sistema incluido el sofisticado laboratorio con los reactivos más sensibles así como los últimos descubrimientos en medios de contraste para teñir a los microbios causales, y el milagroso fármaco con el cual se estaba ganando el corazón de incontables enfermos en todo el mundo, en cuanto al hospital ambulante de diez secciones de treinta camas cada una todo totalmente esterilizado, iguales a los que usaran en la segunda guerra mundial llegaría unos días después por tierra tan pronto se terminara de reparar la terracería caída en varios puntos.

Un caso nuevo de varios días de incubación apareció con toda la sintomatología del Cólera ya entrada la tarde y el Doctor Peralta se había presentado de inmediato en su casa para tomar muestras fecales al igual que los médicos de los laboratorios Darling y fue sólo para comprobar que el V. colerae estaba presente en las muestras fecales; sí efectivamente se trataba del terrible parásito.

Ya no era necesario que prestara sus servicios el Homeópata Sandoval, la ciencia de la alopatía se encontraba presente para hacer frente en forma "civilizada" a ésta dramática situación.

Darling y Rodo recibieron su participación en las muestras fecales para que expusieran su diagnóstico, pero fue sólo para confirmar que la homeopatía había sido todo lo eficaz que se necesitaba en estos angustiosos casos.

El paciente no quiso ser atendido por los médicos de Salubridad ni por los médicos raros de los laboratorios motivo por el cual sólo estuvieron presentes en el papel de observadores y tras aquel formulario tan ajeno a la ortodoxia de los buenos médicos alópatas se mostraron renuentes a creer que con aquella simple fórmula de síntomas compendiados y un medicamento en dosis tan ínfimas que más bien podríamos llamarlas conceptuales, incapaces de producir efecto alguno en los pacientes que ellos trataban hacían que creciera la incredulidad, esto era como el retorno al medioevo, como el retorno de los brujos y eso era inadmisible, más aun tratándose del sustento económico de los laboratorios que como ratas invaden la farmacopea llenándola con sus venenos.

-si en dos horas no hay respuesta adecuada con sus glóbulos mojados en alcohol intervengo en el tratamiento - vociferaba Peralta lleno de indignación- no era posible que dejaran en manos de la ignorancia a aquel semejante.

-no se preocupe Doctor insistió Sandoval el paciente responderá antes de lo previsto por usted.

Efectivamente a la hora de haber iniciado el tratamiento con Arsenicum album a la potencia 200C el paciente remitía de su estado febril y sus deposiciones eran controladas una hora más tarde.

-¿cómo es posible que hayan controlado ésta situación sin medicamentos civilizados? -preguntó el Doctor Peralta.

El Homeópata Sandoval mostró su carpeta con los diferentes diagnósticos homeopáticos tan diferentes de los diagnósticos alópatas de los más de trescientos enfermos y ahora bajo control.

-no creo que sólo con alcohol y azúcar haya puesto la epidemia fuera de acción -rebuznó Peralta.

-la verdad es más terca que nosotros -recordó Sandoval con esa ironía con que acostumbraba tratar a los escépticos de los resultados homeopáticos.
-pues en realidad no hay prácticamente nada que hacer en ésta zona, y de haber sido realmente una epidemia de cólera y controlada con sus menjunjes creo que es interesante para mi experiencia -decía necio y dubitativo.
-no creo que me acepten en la Secretaría de Salud un informe en el que sus banales tratamientos sean responsables de tan milagrosa curación, estamos en el siglo veinte y la superchería no se acepta actualmente -insistió Peralta lleno de indignación.
-sólo le recordaré que la práctica es el criterio de la verdad y esta la está viendo con sus propios ojos y si la homeopatía no ha alcanzado los niveles necesarios para dar a la humanidad los beneficios que ésta merece es por los tremendos intereses que hay en la industria de la farmacia los cuales suman muchos miles de millones de dólares y por tal situación la homeopatía está dando a la humanidad sus beneficios muy superiores a los alópatas como lo está comprobando en éste triunfo, pero los ésta dando a contracorriente con todas las características que pueden derivarse de los ávidos intereses que conforman las cátedras universitarias de la alopatía y los que se derivan de estos accionistas e industriales de la farmacia que en todos sus medicamentos está como un rasero

común el dañar alguna parte de la economía humana a cambio de alivios cada vez más pálidos o como ustedes lo llaman equivocadamente curaciones, las cuales son cada vez más chapuceras.
La tarde se distinguía de las anteriores para Sandoval en que mientras durante toda la crisis que provocara la epidemia fue él el indispensable médico que salvara a una población de tan terrible flagelo, ahora pretendía ridiculizarlo un profano de la homeopatía, y alópata de reducido criterio más lleno de clichés terapéuticos que otra cosa como si el insignificante cúmulo de conocimientos que ha conformado el ser humano en su humilde acervo fuera suficiente para explicar la naturaleza de siquiera una sola enfermedad o mejor aún el resultado de la relación entre el parásito, el o los vectores de curación y otras muchas condiciones que se presentan y el huésped infectado.
-si en algún momento cambia de idea -le dijo Sandoval entregándole a Peralta y a los médicos de Darling y Rodo una tarjeta de presentación- estoy en la mejor disposición de ayudarlos a comprender las grandezas de la ciencia que descubrió el Doctor Samuel Hahnemann.
La hermosura de la tarde en aquel diáfano cielo de la sierra Huichol les regalaba ese encuentro entre la luna pálida en el horizonte que a medida que se ocultaba Weshicoa, tao, tao, el padre sol ésta se iba engalanando de un color

salmón con el maravilloso manto celeste con millaradas de estrellas como séquito.

El frío viento soplaba despacio agradable como murmurando en las frondosas copas de los árboles la grandeza de ésta raza a la cual le dio Tatevari, el dios abuelo, las primicias de la creación.

Aunque el viento era suave, mecía con suave inensidad a través de la arboleda, la sagrada tierra, como rezando aquel mismo canto que desde los orígenes de la creación cuando Nakawé, la Madre de los dioses y Tatei Urianaka, la Madre Tierra dieran a los descendientes de los dioses en la comarca Huichol lo mejor de su creación.

Sandoval y Guadalupe a pesar de su cansancio de varios días de cuidados intensos de tantos enfermos, se sentían tranquilos y descansados, por no decir eufóricos ante la inmensidad de la sierra que se les presentaba apoteósica. Desde la altiplanicie que pisaban podían alcanzar a descubrir, toda la grandeza de ésta magnífica naturaleza en éxtasis sublime.

La inseparable Xochitl de mirada fiel y reverente acudió solícita a las preguntas que inquietaban a Sandoval desde que la anciana se le acercara con aquella mística solemnidad en el calihuey la noche anterior.

-la Sabrina le dijo "tú has venido guiado por Nakawé, la madre de los dioses y por Tatei Matinieri la diosa protectora de los niños, bienaventurado por escuchar su llamado."

La traducción era algo más que un agradecimiento al criterio de Sandoval; esa capacidad tan extraordinaria de deificar las cosas terrenas por estos poetas huicholes le dejaba con una cada vez mayor reverencia y admiración, su poder tan extraño para los profanos e inconcebible para entender las cosas del espíritu o de explicarlas con las comparaciones de las cosas mortales, era propio de escasísimas personas capaces de haber trascendido como los grandes iniciados y nuestra Sabrina lo manifestaba con una calidad de pureza a toda prueba, que joyel de poesía tan profundo y hermoso era ignorado por una humanidad ofensivamente mercantilizada.

La sensación de haber sido útiles a ésta parte de la humanidad que nos enorgullece cada vez que admiramos su milenaria cultura tan llena de ese misticismo, capaz de explicar todos los fenómenos naturales que nos conforman, de haber detenido la plaga y también de haber demostrado como Hahnemann lo hizo doscientos años atrás, que la homeopatía es una ciencia basamentada mucho más sólidamente que los erráticos cimientos alópatas aunque tenga que curar a la humanidad contra la corriente de intereses tan poderosos que la mantengan alejada del lugar que por su experiencia le pertenece, lo mantenía como en éxtasis.

A medida que se alzaba la luna, iba perdiendo los tonos salmón cambiando su túnica salmón ahora por los argentinos, diáfanos y luminosos; el frío manto con sus incontables manchas de estrellas, completaba el prodigioso panorama en el firmamento.

El romanticismo de las leyendas Huicholes había dejado un sentimiento de mayor respeto y admiración en el corazón de Sandoval, que no dejaba de insistir a cada momento a Guadalupe que continuara con las exposiciones con las que estaba tan íntimamente relacionada por los trabajos que desarrolló su padre algunos años atrás y por ese entrañable cúmulo de actividades amorosas de su familia toda, en lo referente a nuestra más cara genealogía indígena.

Sentados bajo el alto pino de viejas ramas, allá donde termina la pista de aterrizaje, a doscientos metros de la cañada y en unas piedras lisas lavadas secularmente por las afanadas lluvias se sentaron a descansar, y mientras admiraban el paisaje que les regalara ésta generosa naturaleza en los divinos terrenos Huicholes, Guadalupe retomó la conversación.

-podríamos pasarnos varios años comentando toda ésta riqueza de nuestro pueblo, y tan sólo con la historia, la arqueología, el mito y el arte culinario del maíz describiríamos a nuestra gente hecha de maíz -sentenció Guadalupe con ese orgulloso reconocimiento de un pueblo destinado por los dioses a las más grandes empresas, sojuzgado sí, pero sólo fue temporalmente, porque su tamaño acrecentado en la inmensa perspectiva, es imposible de exterminar o siquiera de acallar por la escoria humana venida allende los mares. Por ningún tirano que osare hollar con sentimiento profano de intenciones necias y pretensiones humillantes el sagrado suelo del Anáhuac, donde los hombres fueron hechos de maíz para su gloria eterna.

-"de estas tradiciones nació seguramente el nombre que le dieron los huastecos a la planta prodigiosa, Tonacayo, que quiere decir nuestra carne" -concluyó La Doctora.

El Doctor Peralta junto con los médicos de los laboratorios de la farmacia Darling y Rodo se habían quedado examinando las muestras del feroz bacilo V. comma en el microscopio de Guadalupe, en el pequeño centro de salud y de las decenas de muestras de heces fecales, así como del agua tomada de algunos riachuelos, todas presentaban el inconfundible microbio; era enfadoso e incomprensible aceptar la necedad del Homeópata, algún otro factor debía haber existido en la erradicación tan súbita de una plaga de historial rebelde voraz y mortal.

Sandoval y Guadalupe deliberadamente se habían retirado para que sin restricciones el Doctor Peralta realizara su investigación clínica y a continuación se dirigió a los diferentes pacientes que fueron tratados con los medicamentos homeopáticos, y al verlos en perfecto estado de salud le cabía menos razón que fueran los donadores de tales muestras de colonias del V. comma.

Mientras Peralta luchaba contra la terca realidad de una curación homeopática calificada de maravillosa por estos indígenas de magníficas creencias, la Doctora Guadalupe y el Homeópata Sandoval seguían las incontables estrellas fugaces en aquel límpido firmamento. Disfrutaban el viaje por el místico manto estrellado, el tema del maíz asociado a nuestra inigualable cultura no terminaba de consumirse en los abundantes conocimientos de la hermosa Doctora.

-pero el poder que tiene el maíz no es sólo alimentario, los agoreros, brujos y sacerdotes se sirvieron de las semillas para predecir el futuro y conocer los secretos destinos de los hombres, también "lo utilizaron para cultivar hongos productores de antibióticos como puede verse en varios escritos en que usaban el maíz molido y puesto en lugares húmedos por algún tiempo para producir una pelusa de olor fuerte que puesta en las heridas supurantes las curaba".

-en crónicas indígenas de increíble antigüedad vemos los mismos valores morales y culturales en general que se manifiestan de una actualidad asombrosa insistiendo en la grandeza de nuestra raza, en ésta que le relataré se refiere al modo en que las mujeres nahuas transformaban el maíz en alimento pero alrededor de ésta antiquísima colección

de costumbres alrededor del maíz están muchas más de sin igual importancia para las tradiciones que refieren el valor de la mujer en la familia:
-"tú, mujer -dijo la madre a su hija- debes hacer lo que es tu oficio: o hacer cacao, o moler el maíz, o hilar, o tejer; mira bien para que aprendas cómo hacer la comida y bebida, para que seas bien hecha, aprende a hacer la comida y la bebida, que se llama comer y beber delicado para los señores, y sólo a ellos da, y por esto se llama totónal tlatocatlacualli tlatocatl", que quiere decir comida y bebida delicada, que sólo a los señores y generosos les conviene; "y mira que con mucha diligencia y con toda curiosidad y aviso aprendas cómo se hace ésta comida y bebida, que por ésta vía serás honrada y amada y enriquecida, dondequiera que dios te diere la suerte de tu casamiento".
-sí -convino Sandoval- abundantes valores de nuestra raza están íntimamente relacionados con ésta tradición que acaba de exponer.
-mire, voltee con cuidado para aquel paraje al otro lado de la cañada -pidió Guadalupe acostumbrada a ver en la oscuridad, con esa nictopia tan desarrollada por las muchas noches de posesa en que saliera al lugar donde se encontraban en ese momento, para admirar la grandeza de la creación de ésta raza hecha de maíz.

Cuidadosamente fue volteando Sandoval hacia su espalda, hacia el lugar donde se encontraban dos hermosos venados bebiendo agua del manantial rejuvenecido por las lluvias que no habían acabado de destilarse del riñón de la montaña.

-con frecuencia viene ésta pareja de enamorados, parece que tienen aquí parte de su hábitat. Yo soy de pobres conocimientos de ésta zoología; sus costumbres, modo de apareamiento, descendencia, tiempo de maternidad, etc., pero los huicholes son tan cuidadosos observadores que le aseguro que en su modo de concebir la naturaleza están mejor informados que los mejores zoólogos de sus costumbres.

-sí -convino Sandoval que no terminaba de maravillarse de las grandezas que la creación había heredado a nuestros queridos hermanos huicholes.

Octubre pronto iniciaría y con esto prácticamente terminaba su estancia en la sierra Huichol, la Doctora Guadalupe Valdez tenía pensado dedicar un par de semanas al descanso antes de dirigirse a la Universidad Nacional Autónoma de México para rendir el informe de sus actividades y reintegrarse a sus clases de etnología Náhuatl en la facultad de Humanidades.

Esta sería una separación dolorosa tanto de este último reducto de una de las más grandes culturas del mundo como del Homeópata Sandoval con el cual se estaba identificando en muchas cosas y ahora que le estaba demostrando lo equivocado de las muchas terapias de la escuela alópata, sentía la necesidad de continuar su amistad.

Ambos sabían que estos eran tal vez los últimos episodios de su estancia en la sierra y buscaban eternizarlos con los muchos temas que discurrían.

Sandoval también rumiaba su amargura en ese silencio que se iba haciendo cada vez más prolongado y del cual hasta Xochitl en el calihuey se daba cuenta fácilmente.

De pronto alcanzó el Homeópata una temporal solución para mitigar su tristeza.

-tengo la posibilidad de ir a Puerto Vallarta durante una semana en los próximos días y me gustaría mucho que me acompañaras, mi viaje sólo contiene como fundamento de trabajo estudiar la posibilidad de viajar sistemáticamente cada mes para hacer consulta en diez pequeñas poblaciones del lugar y las amistades con que cuento en ese maravilloso puerto me tienen destinada una casa modesta pero confortable y para mi es mucho espacio, y con toda honestidad te comento que sentiré una profunda soledad si no me acompañas, te prometo que no te vas a desilusionar -le decía con una infingida desesperación a tal grado que su mirada directa y franca mostraba cierto matiz de súplica amorosa.

Casi sin proponérselo y con un terrible miedo mutuo al rechazo pero superándolo por ese irresistible deseo del uno al otro se fueron acercando mientras el suave viento mecía los frondosos árboles en un arrullo encantador.

Tal vez la penumbra hizo el resto pero las pudorosas miradas que aparecieron ahora que desnudaban sus sentimientos se fueron iluminando de un gozo extraordinario al no saberse rechazados y en cambio si se buscaron con esa desesperación que da el saberse queridos y tal vez prontos a perder tan inconmensurable dicha.

Los tibios labios de Guadalupe pronto fueron destilando sus dulces humores en la boca de Sandoval en prolongados besos mientras su cabello era acariciado con una profunda reverencia, en ese rito ancestral dedicado al amor desde que la especie humana pisara la tierra.

Xochitl les había traído sendas cobijas a solicitud de Guadalupe para que ambos se cobijaran mientras decursaba la noche, en ese frío y magnífico paraje de increíble belleza.

Ahora que la amenaza de la epidemia era totalmente extinguida y los médicos de Rodo y Darling se daban cuenta de que su estancia era poco menos que inútil planearon el retorno a Guadalajara.

Los médicos Sandoval y Guadalupe tenían decidido ir a Tepic para dejar sus pertenencias y después de un

descanso de un día dirigirse a Puerto Vallarta en ese viaje de trabajo, y por qué no decirlo de luna de miel de ese idilio que comenzaba y duraría muchos lustros.
Una fría cordialidad se sentía entre estos piratas de la salud que representaban a los laboratorios y el Homeópata, por lo cual fue preferible esperar un día más a que viniera el avión comercial que cada semana aterrizaba en la pequeña pista para regresar a la capital de Nayarit.
A su llegada a Tepic y dado que se filtró información a la prensa nacional a través del Doctor Peralta representante de la Secretaría de Salud, el Homeópata Sandoval era entrevistado por varios diarios entre los que figuraban dos de la Ciudad de México dos de Guadalajara y uno de Tepic. La rueda de prensa fue llevada a cabo en el hospital de salubridad de ésta ciudad, en la sala de conferencias facilitada para tal evento a los reporteros.
La terapia utilizada por Sandoval lejos de ser de dudoso resultado había sido un éxito incuestionable, pero las dudas a todo lo novedoso hacían de este terapeuta convertido por la publicidad de los laboratorios de la farmacia y la docencia universitaria de medicina, en algo poco menos que un curandero pueblerino, los médicos alópatas fueron aconsejados a no presentarse al lugar para no exponer evidencias de los muchos lados flacos de la alopatía en su práctica diaria, y Sandoval con mucho de ser un buen facultativo carecía de esa habilidad para exponer

las teorías Hahnemannianas por lo menos a un nivel común y corriente.
No obstante la epopeya de la terapia homeopática era evidente, por lo cual le dedicaron en varios diarios los titulares principales y una foto en primera plana a tres columnas.
Dos días después se encontraban Guadalupe y Sandoval en el barrio del Pitillal, en Puerto Vallarta en una modesta pero bien acondicionada casa que les prestaran para de ahí dirigirse a las diferentes poblaciones que pretendían sus compañeros, y que fueran visitadas mensualmente por el Homeópata.
El plan de trabajo era consultar durante un día a los pacientes de este barrio tranquilo en las mañanas y bullicioso en las tardes, por los muchos niños que ennoblecen el lugar con sus juegos, dos días se dedicarían a visitar algunas poblaciones junto a la carretera hacia Tepic y después se dedicarían a visitar otros tres días a los pobladores que viven en el sentido contrario, con rumbo hacia la sierra de la población de El Tuito hacia adentro y este era el trabajo más pesado, no por el cúmulo de trabajo sino por las varias horas que durarían adentrándose por la terracería hacia estas poblaciones llenas de aromáticos árboles tropicales y centenarios.
Además del trabajo Sandoval tenía la meta de satisfacer en todo a Guadalupe, para a través de ella complementar

eternamente la sensación de felicidad que le prodigaba su cercanía.

Bien es cierto que la estancia en Puerto Vallarta era de una semana, pero si Dios le daba la posibilidad de continuar conquistando su corazón tal vez esa semana se extendería por muchos años, tal vez toda una vida y eso tenía un valor incalculable en los planes del Homeópata el cual su fin propositario era la felicidad de los dos a través del matrimonio, con este cúmulo de cualidades humanizadas en tan prodigiosa Doctora con la cual cada vez se identificaba más.

Pasaron el día arreglando el consultorio y acomodando los medicamentos del botiquín en orden alfabético y de acuerdo a las potencias de cada uno, limpiando el pequeño cuarto con su escritorio tres sillas y una mesa alta para revisar a los pacientes.

Una cortina de tul color salmón escogido por Guadalupe, fue puesta en la ventana larga de estilo colonial que ventilaba el consultorio dándole con ésta un femenino toque agradable y funcional.

En las poblaciones de viaje serían llevados los medicamentos en un botiquín de viajero, esto les ahorraría tantos lotes de medicamentos como poblaciones fueran visitadas.

Al final de la tarde quedó terminado el trabajo de adecuación del consultorio en la casita del Pitillal y se dedicaron a planear su noche en algún restaurante donde disfrutarían las langostas tradicionales, cocinadas con mantequilla y ajo y acompañadas con las inigualables ensaladas de vegetales aderezados de mayonesas y salsas muy evolucionadas; un buen vino blanco y la música romántica serviría de fondo adecuado para completar el ambiente que deseaban ambos en este idílico viaje, en donde el trabajo por ahora tenía el mismo valor o tal vez menos que la incipiente relación amorosa.

El viejo auto de Sandoval deambulaba lento por la costera hasta que llegó a un estacionamiento al aire libre frente a una playa de arena clara y limpia, lugar donde iniciaron la caminata vespertina.

Sandoval y Guadalupe salieron de El Pitillal al pueblo de El Tuito a la mañana siguiente desde temprano para desde ahí dirigirse a las diferentes poblaciones de la serranía a la cual Sandoval destinaría tres días de su recorrido mensual, para tratar con la consabida homeopatía a la población enferma.

Al terminar la tarde, los dueños de la casa en la población de El Tuito en la cual le prestaron una habitación para realizar las consultas, invitaron a él y a Guadalupe a comer pescado zarandeado el cual se había cocinado a fuego lento en el anafre con aromático carbón de mangle para darle ese sabor peculiar del ahumado natural, las verduras que le introdujeron y el baño de aceite con especias y ajo

macerado tenían impregnado el ambiente de un apetitoso olor que invitaba a degustar tan agradable regalo al paladar, y las largas horas de ayuno desde la mañana en que salieran del Pitillal en Puerto Vallarta hacían que el cuerpo se mostrase todo lo dispuesto que se puede estar en esos momentos para recibir tan agradable regalo.
Unas hermosas cazuelas de barro ornamentado dibujaban algunas aves de diferentes colores dándole un gusto peculiar a la mesa que bajo la enramada de palma esperaba el inicio del rito de la comida; los grandes jarros de forma tubular también estaban adornados con las mismas alegorías y pronto serían llenados de agua de semilla de melón para con la horchata bebida, digerir tan suculento platillo Nayarita.
La señora había hecho abundantes tortillas en el comal de barro y sólo faltaba la presencia de los invitados para que se diera inicio al corte del enorme pez sierra principal invitado a la comida en calidad de protagonista.
Sandoval y Guadalupe debían regresar pronto a Puerto Vallarta pues desde donde estaban hasta El Tuito distaba una hora de camino por la terracería antes de llegar a la carretera pavimentada, y de noche podía ser peligroso el tránsito en ese viejo vehículo además de tener ya dispuesto dedicar esa noche al idilio iniciado en la sierra Huichol, por los médicos que controlaran la epidemia del cólera para admiración y enojo de los científicos de los

laboratorios Rodo y Darling, que veían en esto una mezcla de "charlatanería y oscurantismo científico ajeno a toda práctica civilizada" por la sociedad que gloriosamente representaban.
El viejo VW utilizado por los médicos recorría con moderada velocidad la terracería en un paraje vespertino de paradisiaca belleza, recordando el perdido paraíso terrenal; las muchas aves canoras del camino eran interrumpidas por las parlanchinas parvadas de loros que recorrían las copas de los árboles, dando fantasmagórico matiz multicolor de sus alas con las que incendiaban el firmamento, un sin igual embellecimiento de la tarde, el viento tibio introducido por la velocidad del vehículo refrescaba a los enamorados dándoles un regalo adicional al natural que les regalaba la naturaleza.
A la salida definitiva de Cyrus del laboratorio y su reencuentro con su querida familia se restablecieron una serie de relaciones mantenidas casi en el olvido y ahora éstas se reactivaban con inusitada fuerza.
Acapulco y sus paradisiacas playas esperaban a la familia Cyrus los próximos quince días, en aquellas postergadas vacaciones que tanto hacían falta para restablecer las relaciones entre él, sus hijos y su esposa.
El hotel Hilton sirvió de ambiente agradable para que la separada familia festejara el encuentro, la isla al centro de la alberca con su tropical música, sus mujeres serviciales y

hermosas tras la barra del bar, las canoras aves y el bullicio pronto lograron olvidar los últimos vestigios de las bélicas reuniones, en donde Cyrus decidió defender sus principios morales contra el vendaval de atropellos a la humanidad con que lo quisieron hacer cómplice.

Extrañamente no guardaba ningún sentimiento de nostalgia por los tiempos pasados; mientras terminaba su Martini y la cuidada mano de su esposa le acariciaba el brazo gozosa del feliz reencuentro, veía desdibujarse a lo lejos la barca llena de turistas aquella tarde de sol poniente, en que tal vez Dios como un regalo a sus principios le obsequiara con aquel cósmico ramo de rosas rojas, que aparece en el ocaso del día en las costas extraordinarias de Acapulco bajo las enramadas enclavadas en las tibias arenas de la playa Condesa.

Hacía quince años que no visitaba ésta terminal turística, desde que contrajo matrimonio, y Alina la cual se mostraba radiante con toda la hermosura que realzaba su cabellera roja, caída graciosamente sobre sus hombros en las fotos del álbum familiar, se había prometido regresar cada vez que la veía en el formidable paraíso de aquel entorno y culminar su felicidad en las playas en que corporizó en ella la primer simiente de su descendencia.

Había cambiado mucho la estructura panorámica del entorno de Acapulco, era cierto, pero el embrujo que invitaba al romance permanecía estático con toda su

afrodesia, eso lo estaban comprobando tanto Robert como Alina mientras el carmín del ocaso se iba cubriendo cada vez más de pinceladas grises, azul oscuro y negras, y el polvo de las estrellas esparcidas en el firmamento le recordada el anillo de compromiso de su afortunada relación que se extendía ya en el confín lejano.
Los jóvenes de su estirpe habían acudido a su encuentro pero el idilio Sería profano interrumpirlo, por lo cual prefirieron sacrificar su presencia y compartían la dicha de aquella pareja desde la discreción que les daba una enramada a cincuenta metros de la suya.

-sabes -asalto Alina el reverente y gozoso silencio- después de la cena y ya acostados los niños cuando estemos bailando te daré una agradable sorpresa.
Cyrus era médico, biólogo e investigador de varias disciplinas, cosa que le daba una capacidad para suponer con buen acierto muchas cosas, pero su dedicación a estos campos le había alejado de la capacidad que da la sicología del trato diario en la familia, por lo cual no pudo menos que sorprenderse de la advertencia con que le prometía regalarle la felicidad que se iluminaba en aquel adorable rostro aceitunado y grácil.
Los niños, rompiendo la promesa de no interrumpir el fabuloso encuentro de sus padres, se acercaron presumiendo ropas compradas a las vendedoras

ambulantes que con zalamería y pícara forma alcanzan la venta de sus más variados géneros.
A pesar de la penumbra que da el inicio de la noche con aquellas incipientes luces deliberadamente puestas para permitir salga el embrujo del trópico en las latitudes de Acapulco, Alina reconoció a sus dos tesoros mientras presumían la atención de Robert en disputa.
La espléndida cena de mariscos y vino generoso, los violines y las luces pálidas de la vela, cubierta por el cristal límpido en el centro de la mesa de mantel azul pálido, embrujó a Alina la que rompiendo su promesa de dar la sorpresa a Robert mientras bailaran en aquella extraordinaria noche de pasión veleidosa y mientras llevaba la mano de su esposo al vientre preñado le dijo:
-¿sabes lo que significa una interrupción menstrual de dos meses con ciertas náuseas, incremento de extrañas sensaciones maternales e intensidad de agudeza de todas las emociones nobles con que diseñó Dios a la especie humana?
El rostro de Robert se iluminó con las muchas emociones que lo asaltaron al saber que pronto aparecería un miembro más en el clan de los Cyrus.
Los violines con sus mágicos arpegios tocaban la leyenda del beso mientras Alina separaba una primorosa gardenia del ramo apostado en la mesa y la colocaba en su cabello

dando un sin igual toque de realce y compitiendo con la maravillosa flor en hermosura.

La velada continuó hasta el amanecer, y la enramada donde contemplaran la tarde anterior la aparición del centelleante velo celeste, los aguardó para ver aparecer el sol límpido de la playa Condesa, evento con el cual cerraron la noche ya en plena luz del día dirigiéndose a su habitación para reponerse del maratón festivo.

Esta situación había que festejarla en grande -se decía Robert- y dado que Cyrus no tenía trabajo en aquellos momentos y deseaba compensar a Alina y a sus dos queridos vástagos de las muchas y prolongadas ausencias decidieron continuar su renovada luna de miel en Puerto Vallarta, para rememorar los inicios de aquel idilio al cual debía casi toda su felicidad, la otra parte la debía a sus exitosas investigaciones y desde luego a su querida descendencia.

Al llegar al cruce de la terracería con la carretera pavimentada, Sandoval pudo aumentar la velocidad sin temor de dañar la vieja suspensión y media hora después llegaron a la terminal turística que con tanta ilusión se disponían a conquistar en una memorable noche de amor y felicidad.

Sin decirle nada a Guadalupe, Sandoval desvió el auto hacia el centro de la ciudad en busca del mercado para comprarle a su futura consorte un ramo de rojas rosas encargado en la mañana antes de su salida a la sierra.

Tres días atrás había sido publicado en los periódicos el caso de los huicholes curados del cólera con los glóbulos homeopáticos y en algunas publicaciones invitaban a la reconsideración de la homeopatía tan atacada por los médicos alópatas sin tener apenas algún conocimiento de ésta ciencia noble; la foto de Sandoval junto con Guadalupe en el pequeño aeropuerto de Tepic apareció en varios diarios tanto de Nayarit como de Jalisco y esto sirvió para que el Doctor Cyrus lo identificara ahora que se dedicaba a pasear con Alina y sus dos hijos en la continuación de sus vacaciones iniciadas en Acapulco dos semanas atrás y continuadas ahora en Puerto Vallarta.

Cyrus vagabundeando por el centro del puerto maravilloso se había acercado también al puesto de flores con la misma intención que Sandoval, de comprar rosas para su enamorada y con una mezcla de celos por el único ramo que quedaba expuesto, se disponía a ofrecer un mayor precio en aquel regateo tan propio de nuestros vendedores en los mercados pero Sandoval ya había pagado y con esto el trato quedaba cerrado, bloqueando la intención de Cyrus en la ladina adquisición que pretendía.

Laurita la delgada morena como pistilo de la bella flor "Mar Pacífico" de trenzas negras y brillantes que atendía la florería, ofreció superar la pena de Cyrus preparando un

ramo de iguales proporciones y belleza si le dispensaban quince minutos para obtener las rosas de su hermana a media cuadra en otra florería.
Mientras Guadalupe le agradecía a Sandoval tan amoroso detalle era observada por Cyrus con una curiosidad fuera de lo razonable, llamando la atención de Sandoval el cual sin ser celoso se sentía sorprendido por la insistencia de Cyrus y este a pesar de estar Alina frente a él no reparaba en la social transgresión.
-¿son ustedes los fotografiados en este diario? preguntó finalmente Cyrus a la pareja observada con tan insistente forma.
-sí -contestó Sandoval el cual iba recuperando su equilibrio emocional alterado por la falta de delicadeza de Cyrus.
-permítame presentarme, soy Robert Cyrus médico dedicado a la investigación de fármacos y estoy altamente impresionado por los comentarios hechos por la prensa pues a pesar de mis muchos años dedicado a la investigación en el mundo entero, no he podido encontrar tan espectacular resultado en el control de una epidemia y sobre todo bajo una situación en la que no quedó duda de la seguridad y eficacia de sus tratamientos.
La atención de Guadalupe y Sandoval se vio de pronto llevada a un estado de alerta, pues a pesar de su lucha incondicional por restaurar la salud al pueblo de los queridos huicholes en la epidemia sufrida de cólera, sin

embargo algunas autoridades interesadas en desprestigiar la homeopatía argumentaban las más descabelladas teorías acerca de la llamada milagrosa curación haciendo el papel de "abogado del diablo" pero con falaces argumentos y dolosas intenciones de perfidia, con el término usado por unos para ensalzar la homeopatía tan brillantemente practicada por Sandoval pero también ese mismo término era usado para ridiculizar al médico que con prácticas oscuras y rechazadas por una civilización que irrumpía en el tercer milenio tenía todavía que vérselas con prácticas sancionadas por los médicos alópatas y sus cándidos corifeos como nada civilizadas.

Todo este cúmulo de reacciones tan cuidadosamente protegidas por el velo de la sonrisa de Alfonso Sandoval y Guadalupe Valdez era detectado por Robert, pues los muchos años de práctica con gente huraña y suspicaz con la que había tenido que tratar en todo el mundo le había desarrollado este sutil olfato.

Debió ser más explícito en su presentación pues la sonrisa refractaria de Alfonso expresaba su creciente rechazo a continuar la plática apenas iniciada.

Soy investigador de sustancias potencialmente utilizables en la terapia medicamentosa, he trabajado para Laboratorios Darling desde hace muchos años y acabo de renunciar al mismo por no comulgar con sus prácticas, pero como investigador estoy altamente interesado en el método que utilizaron en el control de tan terrible plaga de cólera; créanme que como hombre de ciencia no rechazo ni acepto ninguna teoría antes de soportar su realidad por la más estricta práctica que demuestre su validez; en el nombre de la humanidad y apelando a sus sentimientos que tan altruistamente demostraron en sus declaraciones expuestas en este diario les pido me concedan una entrevista que a título personal les solicito para enriquecer mi experiencia en bien de nuestra especie al lado de la cual luchamos aunque lo hagamos en diferentes trincheras -le dijo Cyrus tratando desesperadamente de alcanzar su confianza para poder desentrañar la información a todas luces maravillosa, y oculta por deleznables intereses de la industria de la farmacia contra la humanidad.

-de acuerdo -contestó Sandoval el cual era movido por los mismos intereses y sentía un compromiso moral por la universalización de la verdad cualquiera que fuera, más aún tratándose de tan basamentales intereses como los de la salud humana.

Acordaron reunirse para intercambiar impresiones en esa noche mexicana de gala que se iba a desarrollar en el hotel 'Los Tules' donde se hospedaba el clan Cyrus.

El que tuvieran programado dedicar esa noche al maravilloso desvelo en la continuación de su idilio que con frenesí cultivaban Guadalupe y Alfonso, no impedía que

fuera compartida la mesa con Robert y Alina los cuales dedicaban sus más ardientes afanes al mismo fin.
Robert insistió en que fueran sus invitados esa velada en una noche mexicana que ofrecía el hotel a sus huéspedes en ese mes calificado como el mes de la patria, y dadas las circunstancias su experiencia le recordaba que con la más aparente sinceridad en su sonrisa, desconfiaban de sus intenciones en las muchas partes en las que había tenido que tratar gentes al sur de su frontera incluidos los más serios investigadores.
Bob y John los hijos de Robert Cyrus, presentaron una inapelable protesta a sus padres por alterar el itinerario pues ellos eran parte del ambiente al cual les habían prometido dedicarles la noche, y si Alfonso se sintió receloso y desconfiado al encuentro con Robert, sus hijos lo fueron aún más por lo cual no dejaron que se salieran sus padres de las habitaciones sin antes prometerles que compartirían la mesa los seis y esto finalmente alcanzado por los muchachos, permitió que la cena, baile y disfrute de la noche fuera común a todos.
Alfonso Sandoval aquella tarde afrontaba problemas diferentes a los de la familia Cyrus pues no tenía ropa adecuada para la velada, y Guadalupe con un sentimiento y experiencia más cosmopolita le aconsejaba que fuera de pantalón de mezclilla tenis y playera, era un puerto vacacional y las formalidades no existían o mejor aún

debían romperse, se sentiría ridículo al presentarse con traje de etiqueta a una noche mexicana.
La cordura de Guadalupe manifestada en sus hermosos lagos verdes con que lo miraba mientras le explicaba su lógica, terminó por desarmarlo de su posición expuesta sin mucho entusiasmo.
A las diez de la noche llegaba el deslustrado VW a la puerta del hotel donde un valet lo recibía para acomodarlo en el estacionamiento.
Guadalupe llevaba un vestido volado que recordara a las sufridas "adelitas" muy adecuada para la noche de fiesta, su reboso blanco comprado en Tepic por Sandoval y regalado a Guadalupe como un reconocimiento a su ternura y su belleza sin igual que ella no hubiera encontrado mejor oportunidad de ser usado, y sus delicados pies cuidadosamente barnizados de carmín en unas uñas perfectamente recortadas eran calzados de unos huaraches blancos rematados de una flor en el empeine haciéndola indiscutiblemente la más hermosa mujer de la fiesta.
Cuando se encontraron, Robert había tenido la intención de avanzarle un cumplido como reconocimiento a tan exultante belleza, había querido decirle que parecía una hermosa rosa blanca convertida en mujer pero conociendo la intrincada susceptibilidad de los mexicanos prefirió guardar sus comentarios para otra ocasión en que se

conocieran más, y el piropo no fuera a echar a perder ésta amistad que sin saberlo duraría toda la vida y cuyo raigambre alcanzaría a hermanar a los dos matrimonios por sobre todas las vicisitudes y oposiciones culturales.

Guadalupe sin embargo no se detuvo de alabar la belleza de sus vástagos los cuales se presentaron con una mezcla de jovialidad y agradable petulancia, tratando de romper un hielo que no estaban acostumbrados a respetar en ninguna reunión.

El delicado talle de una recepcionista que acompañaba al capitán era cubierto por una blusa azul turquesa bellamente bordada de grandes flores a la espalda, y las cananas no impedían admirar su estructural feminidad que con agilidad se desenvolvía acomodando a los recién llegados en una mesa preferencial en el primer plano, frente a la tarima recién barnizada que serviría para que los mariachis debutaran.

El "Son de la Negra" era ejecutado con sin igual entusiasmo en el momento en que entraran los seis comensales, enervando la emoción de todos con el rítmico tocar de las trompetas y los arpegios de las guitarras que armonizaban adecuadamente como enlazando todo el ambiente festivo y solemne.

Por extraña coincidencia el ser humano en todo el mundo ha usado como parte de sus elementos ornamentales las flores más variadas, y Puerto Vallarta con sus abundantes

plantas de flores perennes cubría en buena medida ésta vieja tradición.
Las bugambilias rojas, moradas y rosas crecían por doquier tanto sembradas en el suelo como en enormes macetones, y los tupidos huele de noche con sus blancos botones aromatizaban todo el ambiente enervándolo de una extraña afrodesia con sus efluvios maravillosos.
El salón donde se encontraban era una enorme pista circular de bejucos altos a modo de pared que permitan una ventilación agradable y el alto techo de hojas de palma de coco, recordaban las originales enramadas con que los indígenas de todo el lugar hacían sus jacales en la etapa Precolombina, cuando eran los señores y dueños de América toda.
Después de una hora de música de mariachis con la cual llenaron el ambiente estos hábiles músicos y cantantes, se inició un par de horas más de música ejecutada por dos tríos que en distintos lugares del salón iban engalanando la noche con sus sentimentales letras llenas de nostalgia unas por la mujer perdida, otras pidiéndole al tiempo que detuviera la noche interminablemente para no morir de dolor cuando al amanecer partiera la mujer amada, algunas más llenaban de agradecimiento a Dios, creador de todas las cosas por el incomparable regalo de la bendita mujer y algunas canciones más hacían de este bello ejemplar que compone la mitad de la especie humana las

comparaciones hermosas de todo lo bueno que Dios nos ha dado.
La noche fue decursando insensible y plácida en aquel éxtasis de embrujo, que producen las ensoñaciones sacadas de algún lugar secreto con los múltiples arpegios de los violines, guitarras y requintos con que inundaron el ambiente estos artistas consumados.
Primorosas mujeres de trenzas largas y piel morena acudían solícitas a cada mesa para asegurarse que los comensales estaban satisfechos. Sus largos y vistosos vestidos rememoraban la vieja tradición revolucionaria y sus entalladas blusas de escote seductor las engalanaban en forma inmejorable.
Las variadas aguas de horchata, Jamaica, limón, melón y papaya eran solicitadas para degustar los antojitos más diferentes.
La pastelería y el café fuerte llegaron finalmente haciendo los plácemes de las seis personas que se acompañaban ahora plenamente identificados. Habían cantado en una segunda voz, muy pobre por cierto, con los tríos que en forma alternada se acercaron en repetidas ocasiones.
A petición de Alina la esposa de Robert cambiaron el tratamiento de usted por el tuteo, Cyrus sabía que ésta forma contenía diferencias sustanciales y la segunda en el idioma español le permitiría llegar a manifestarse en mayor intimidad con sus invitados.

Él por su parte hablaba varios idiomas entre ellos el español tan necesario en sus correrías pasadas por toda América Hispanohablante y en cuanto a Alina, el vivir en una zona tan poblada de mexicanos en California le había obligado a hablarlo al igual que a sus dos hijos con aceptable fluidez.

Guadalupe discretamente pidió a Alfonso Sandoval que sacara a bailar a Alina la esposa de Cyrus, el cual por cortesía y con cierto embarazo respondió a la solicitud.

Robert por su parte correspondió en igual forma con Guadalupe acercándose a la tarima para ejecutar un zapateado al cual le seguirían después unas polkas norteñas.

La recién terminada comida y el violento baile ejecutado con habilidad por las dos parejas los iba obligando a transpirar copiosamente en las rápidas evoluciones.

Guadalupe se sentía en toda forma con su vestido amplio y adecuado para este tipo de bailes, y aunque Alina se había presentado con un cómodo short blanco de corte perfecto no se incomodaba por la diferencia del vestuario.

A las cuatro de la mañana terminaron la cena-baile exhaustos y divertidos prometiendo verse a las doce del día, aunque Sandoval y Guadalupe Valdés debían continuar con un itinerario, sin embargo estaban ahora conscientes que la relación iba a ser importante para el resto de sus vidas, fuera del ambiente agradable que disfrutaron esa

noche era obvio que Cyrus tenía una buena cantidad de información de primera mano y de calidad científica a toda prueba producto de sus experiencias.
Además Cyrus también estaba consciente que ésta pareja era algo fuera de lo común y su experiencia reciente con los huicholes lo demostraba, la Doctora también estaba convencida de que su primer contacto con la homeopatía había sido forzada por las circunstancias, pero no se arrepentía de todo lo bueno que le deparó cuando sólo ésta alternativa fue capaz de salvar a tan extraordinaria población humana y con la sinceridad que la caracterizaba se lo hizo saber a Robert durante la cena.
Las tranquilas aguas del Pacífico que acarician las arenas límpidas perennemente, fueron quienes dieron una hospitalaria bienvenida a los seis paseantes a las doce del nuevo día.
Una mesa redonda y baja alrededor de sillones de playa les sirvió de centro de la reunión, los muchachos sabían la importancia de ésta tanto para Alfonso y Guadalupe como para Robert y Alina, por lo cual después del saludo se decidieron por deslizarse en sendos veleros a lo largo de la playa en cerrada competencia por alcanzar le boya de seguridad y retornar en repetidas ocasiones.
Robert inició la plática exponiendo sus experiencias con diferentes fármacos descubiertos por su equipo y que concluyera con el Cloranfenicol el cual después de sus

prácticas de descubrimiento, la escasa experiencia en animales por cierto nada concluyentes en cuanto a seguridad era lanzada en una brutal experiencia en el tratamiento del tifus exantemático en diferentes puntos del planeta así como sus maravillosos resultados, también le estaba exponiendo la competencia cerrada con Laboratorios Rodo para superar a su Clorotetraciclina en igual nivel de la fase preclínica; las cefalosporinas y la gentamicina en cerrada competencia también luchaban por alcanzar el mercado del mundo; le explicó los muchos años necesarios de experiencias constantes para asegurar al ser humano que le estaban ofreciendo realmente una sustancia con un mínimo de peligros, aunque en realidad la experiencia se llevaba a cabo con la humanidad al experimentar masivamente cada peligroso veneno; la carrera por el predominio del mercado y los intereses mezquinos de los accionistas dueños de ambos laboratorios estaban obligando a estos y otros muchos laboratorios más a las exposiciones peligrosas como las salidas con todo y su inseguridad en poblaciones desprotegidas.

Alfonso Sandoval por su parte le fue exponiendo las bases maravillosas de la homeopatía y cómo dichos medicamentos seguían siendo eficaces y seguros a pesar de las dos centurias de uso, desde que fueran descubiertos por el insigne padre de la homeopatía; también le expuso como fueron controladas por Hahnemann diversas epidemias entre las cuales figuraban una de cólera en Europa pero además con una habilidad propia de quien conoce profundamente sus medicamentos, salvando a cientos de personas en las diferentes plagas.

-el ser humano -expresaba Alfonso- tiene un sistema inmune capaz de controlar a todos los microorganismos enfermantes del planeta pero ciertas capacidades están disminuidas y otras hiperactivas en medio de una cerrada economía orgánica, de otro modo en las diferentes variaciones de las relaciones numéricas con que han superado temporalmente nuestro sistema inmune mientras activamos dichos mecanismos defensivos, con su capacidad agresiva ya nos habrían exterminado a la especie humana, pero gracias al desarrollo de estas hábiles cualidades de nuestro ser, a pesar de los pocos miles de años que tenemos en el planeta aún somos superiores a cualquier animal o ser viviente con el cual competimos por la supervivencia; el estimular dichas capacidades nos permite superar a los microorganismos patógenos y controlar a los saprófitos con los que compartimos nuestro cuerpo para nuestro bienestar, aunque de acuerdo a las experiencias de Carlos Darwin en este beneficio propio a nuestra especie se vean beneficiados los comensales con que compartimos el entorno y esto es como un resultado consecuencial ya que los cambios que ocurren en una especie determinada, son para el exclusivo beneficio de la especie que los efectúa pues de otro modo no podría operarse.

-qué tiene que ver esto con los antimicrobianos -cuestionó Alina la cual seguía de cerca la conversación.

-esto es el quid de la cuestión y tal vez sea la base para explicar los peligros de extinción de la especie humana -respondió Sandoval dejando en el ambiente un silencio sepulcral de zozobra e incredulidad en la mente de cada uno de los que lo escuchaban.

-no cree que está aventurando una posición demasiado fácil de cuestionar -intervino Cyrus con dudoso entusiasmo.

-no, ya que con las leyes de evolución y extinción de las especies descubiertas por Darwin y ampliamente demostradas en estos dos cientos años que han dado las bases para soportar ésta exposición y les puedo ilustrar -contestó Sandoval interesado en ganar su atención para desarrollar con dichas leyes de la teoría de la evolución de las especies y el peligro de la extinción de la especie humana, pero además todo esto está fuera de control por las autoridades del mundo.

-primero les explicaré que "todas las especies tienden a crecer hasta el infinito y que si no hay tal crecimiento es porque determinadas condiciones cualesquiera que sean les detienen en ésta empresa", desgraciadamente no

puedo exponer en razón de tiempo ésta ley, más que con ésta brevedad pero les reitero que es la doctrina de Malthus aplicada al conjunto animal y vegetal, "como en cada especie nacen muchos más individuos de los que pueden sobrevivir, y como en consecuencia, hay una lucha por la vida que se repite frecuentemente, se sigue que todo ser, si varía, por débilmente que sea, de algún modo provechoso para él bajo las complejas y a veces variables condiciones de vida, tendrá mayor probabilidad de sobrevivir y ser así naturalmente seleccionado."
Una brisa fresca que pregonaban delgadas hojas de latón colgadas de la enramada, acompañaban a los cuatro en aquella reunión haciéndola más agradable, el mesero les había traído una cubeta llena de cervezas "Pacífico" para que las disfrutaran mientras comían un cerro de camarón cocido y pelado puesto al centro de la mesa junto con variados aderezos, para acompañarlos con las galletas saladas y las variadas ensaladas y salsas agradablemente condimentadas.
-de todo esto se infiere que "para que la ley de la selección natural opere es necesario que intervengan los cambios hereditarios pues sin esto no habría selección natural".
-en la naturaleza por oposición a la domesticidad -continuó explicando Sandoval- "vemos que por ejemplo los animales en estado silvestre o natural varían despacio por ser en general estables los cambios naturales a los que se

deben adaptar para sobrevivir" y "aunque en el caso de los microorganismos se reproducen hasta en veintitrés millones de individuos en sólo 24 horas también las situaciones estables no los forzan a buscar cambios cromosomáticos bruscos".

Ahora sabemos de acuerdo a los descubrimientos tradicionales que se imparten en la escuela, que existen cuatro formas de cambios principalmente de cromosomas llamadas por la medicina alópata como desarrollo de resistencias a los antimicrobianos, y que se realizan hasta de una especie a otra totalmente diferente incluidas las que en estos millones de años se han adaptado bien a nuestro sistema inmune llamadas saprófitos y el cual las controla como en la naturaleza los depredadores a las especies de las cuales se alimentan, permíteme exponerte Robert, qué pasaría si los microorganismos infectantes o los saprófitos desarrollaran invulnerabilidad hacia nuestro sistema inmune como lo están alcanzando contra los antimicrobianos la estreptomicina, los penicilánicos y otros muchos más que vendrán y los cuales son el más patético ejemplo, y al decursar el uso de estos venenos se irán sumando las resistencias a otros antimicrobianos más hasta llegar al caos y el consecuente resultado de nuestra extinción como especie.

-otros antimicrobianos serán desarrollados -opuso el Doctor Cyrus.

-sí -convino Sandoval- la carrera apenas está empezando y las resistencias serán cada vez mayores hasta que sea imposible usar algún medicamento para fines antimicrobianos, haciendo a estos venenos totalmente inútiles pues con el desarrollo cromosomático de los microorganismos, su adaptación a esas agresiones venenosas superará nuestra pobre inventiva y la prueba ya la tenemos con la estreptomicina la cual va de la mano de la penicilina las sulfas y ahora pronto ésta información será incrementada con las resistencias a la Cloromicetina y a la Clorotetraciclina las cefalosporinas y muchos, muchos venenos más, incluso la resistencia podrá alcanzar a superar a nuestro cada vez más diezmado sistema inmune, el cual se está atrofiando por la falta de uso adecuado en la lucha por el control de estas infecciones.

-nosotros también nos desarrollamos en nuestra capacidad del sistema inmune y si los microorganismos alcanzan determinadas resistencias no veo por qué nosotros no lo haremos -reconvino Robert.

-simplemente por la velocidad de reproducción la cual para ser alcanzada por la especie humana o sea que nos alcancemos a reproducir los millones de semejantes como ocurre en los microorganismos en un sólo día, necesitaremos alrededor de 23 generaciones en condiciones ideales y si cada una fuera a reproducirse a los catorce años serían alrededor de doscientos años pero esto es muy esquemático y deja de lado incontables variantes como el volumen de reproducción de semejantes en cada generación, pero está claro que jamás alcanzaremos a superar la velocidad de reproducción de los microorganismos y en la reproducción está la transmisión de cromosomas en sentido vertical, descontando la transmisión horizontal la cual es muchas veces más veloz, y es en la herencia donde se desarrolla la evolución de las especies que nos están con sus ataques, acercando a la extinción.

-si a esto le sumamos la transmisión horizontal, la que hacen aún a otras especies se multiplicará catastróficamente la situación -insistió la Doctora Guadalupe- pero en lugar de parar este caos que nos llevará a la sepultura a la especie humana, los laboratorios lo promueven con un margen de error de prescripciones que ha alarmado al mundo pues las estadísticas han arrojado que el 90% de las recetas antimicrobianas son inadecuadas e inapropiadas.

-qué sugieres en lugar de este erróneo tratamiento para superar las enfermedades infecciosas que tanto han flagelado a la especie humana desde sus albores.

-la homeopatía, en su actividad alcanza el estímulo de los mecanismos de defensa deficitarios del enfermo en

cuestión, disminuidos en su actividad por la situación que quieras pero imposibilitada en su capacidad de contraatacar a los microorganismos patógenos ya que no desarrolla resistencias.
-lo comenta como si estuviéramos hablando de banalidades como el escoger el color de un auto o el menú de algún día de campo -insistió Robert.
-la homeopatía con toda su experiencia lo ha demostrado desde que se inició en su lucha por la humanidad hace dos cientos años y si no ha sido puesta en práctica a nivel masivo es por los muchos intereses que están más dedicados al desarrollo de los venenos antimicrobianos por ser altamente lucrativos, pero sin embargo son un camino lleno de baches y las resistencias microbianas lo están demostrando en forma definitiva -dijo esto sembrando la zozobra en el corazón de su auditorio, el cual se había sumido en la meditación de la catástrofe.
El sol empezaba a ser todo lo fuerte que puede ser cuando incide en el cénit en la latitud de Puerto Vallarta en el estío agradable temprano, pero fuerte en las horas de la tarde haciendo retirarse a los bañistas a las sombras frescas de las enramadas a todo lo largo de la costa.
Un enorme cóctel de frutas fue acercado a la mesa a petición de Robert para agasajar a sus invitados.
-es una lástima que no hayan podido ver la velocidad de curación de los pacientes con cólera en la sierra Huichol

pero lo más importante es que no se desarrollaron resistencias porque los mecanismos estimulados para el control de ésta terrible infección fueron los naturales del sistema inmune de cada ser humano y estos en su ataque y control no desarrollan o no le dan capacidad a los microorganismos patógenos a desarrollar las resistencias, sin embargo el control se logró a cabalidad como lo pudieron corroborar estos piratas de la medicina que acudieron a la sierra con sus venenos antimicrobianos.

-pero con los antimicrobianos también se hubieran curado y eso es lo importante para este evento -decía Cyrus cada vez menos convencido de la posición que estaba defendiendo pues él sabía más que ninguno otro, la nula seguridad que ofrecía este veneno para los pacientes dado que no existían suficientes estudios clínicos ni en animales ni en humanos y sobre ésta situación las terribles resistencias desarrolladas con los antimicrobianos que de ser cierta la teoría del desarrollo de las especies, la extinción de la especie humana se sumaba al infame cúmulo de efectos secundarios ocasionados por los venenos antimicrobianos utilizados desde que el Doctor Fleming apuntara con su descubrimiento de la penicilina hacia la carrera del uso de los antibióticos.

-sí -reconoció Alfonso- ha ganado la humanidad una batalla temporal o aparentemente la gana cada vez que se usan los antimicrobianos cualesquiera que sean pero también ha

perdido dicha batalla contra las resistencias que en otra epidemia saldrán cada vez más fuertes y difíciles de erradicar, hasta que en unos cuantos años superen nuestra farmacopea pero también nuestra inmunidad natural, si lo dijéramos como un parte militar diríamos que estamos ganado una gran batalla pero vamos perdido paulatinamente la guerra por la vida.
-debes comprender Doctor Cyrus -continuó Alfonso- que sólo están destruyendo a las cepas sensibles dejando a las resistentes que cada vez son más hasta alcanzar la mayoría al ir ocupando los espacios que les vamos abriendo al matar a sus congéneres sensibles así como a otras especies sensibles también, que corresponden a la flora indígena normal de nuestro organismo y que al ocupar estos espacios en forma indirecta, nos están ayudando a defendernos de sus agresiones, en ese intrincado y casi desconocido sistema inmune que nos ha sabido proteger de la micro biodiversidad agresora desde que nació la vida y luego la especie humana.
-la humanidad va en un creciente poblacional mayor que el pronosticado para alcanzar el mayor número de todos los tiempos -intervino Alina poco convencida de los argumentos de Sandoval.
-sí es verdad y las relaciones numéricas entre nosotros y los microorganismos infectantes nos van favoreciendo cada vez más pero esto es temporal y con el tiempo están

cambiando las relaciones numéricas contra nosotros -contestó Guadalupe francamente decidida a defender una corriente terapéutica que en la práctica le había demostrado superioridad frente a otras terapias, y el soporte teórico dejaba con creces una eficacia muy superior y sobre todo natural lo que no lo hacía la alopatía con sus venenos como tratamientos injertados y antinaturales, mientras desarrollan las estructuras cromosomáticas de los diferentes microorganismos enfermantes que les permitan producir la penicilinasa en cuanto a sus necesidades de inhibir la agresión de los penicilánicos así como otras sustancias con las cuales inactivan los venenos a que los exponemos.

-¿sabía usted que la domesticidad desarrolla a una velocidad inimaginablemente mayor a una especie cualquiera comparada contra la velocidad natural? -preguntó Sandoval con una intención doble pues además de la pregunta estaba iniciando la adecuación mental de su auditorio para desarrollar la teoría de la extinción de las especies de Carlos Darwin dirigida a la especie humana consecuente a la agresión de los antimicrobianos, como una respuesta natural de la domesticación microbiana dada en adaptaciones genéticas, pero de actividad infinitamente mayor que la concebida por los domesticadores creadores de nuevas especies que ya nos amenazan.

-sí -contestó Cyrus- y creo que los tratamientos antimicrobianos están sirviendo de domesticación antimicrobiana y es más veloz que la selectividad de los organismos superiores y creo que usted tiene la razón si sólo contamos con los elementos de criterio que nos sustentan.

-ojalá que estuviera yo equivocado, he pensado mucho en ésta situación pero la realidad me ha demostrado ser más terca que mi romántica confianza sobre la posibilidad de superar la humanidad ésta contingencia infinitamente mayor a las que ha tenido que afrontar en el pasado de carácter natural en forma de epidemias, tu estarás de acuerdo Robert que el hombre no tiene en modo alguno el poder de alterar las condiciones absolutas de su vida, en tu larga experiencia y en tus muchos estudios no has encontrado que el hombre haya podido añadir ningún elemento nuevo, ni siquiera ha podido erradicar del contexto de la naturaleza una sola especie de parásitos sub visibles con los miles de toneladas de venenos antimicrobianos arrojados selectivamente, es un error siquiera imaginarse al hombre tratando de influir en la naturaleza para provocar variabilidad en una dirección determinada, sin siquiera analizar su inconmensurable concatenación y peligros consecuentes a cualquier cambio, como lo hacen irresponsablemente tanto los laboratorios de las corrientes de medicina alópata que se encaminan en ésta dirección como los gobiernos que permiten ésta potencial masacre humana este holocausto medicamentoso, y como muchos médicos por no decir la inmensa mayoría que recetan equivocadamente con ese 90% de margen de error dichas terapias, cuando exponen incluso sin intención a los microorganismos a diversas condiciones de vida y es entonces cuando surgen variaciones que no pueden impedir ni contener; entre los elementos decisivos de ésta peligrosa evolución está el factor de selección natural a través de las muchas formas de alcanzar resistencia y mayor competitividad para ocupar el lugar de nuestro organismo que nos pertenece y lo ocupamos con microorganismos saprófitos útiles en los más variados procesos desconocidos en su mayoría, y que cada vez en cada tratamiento vamos perdiendo insensible pero irrevocablemente.

-¿no estás exagerando? -intervino Alina asombrada por la terrible declaración de Sandoval.

-desgraciadamente no y Robert podrá corroborar que los microbiólogos han descubierto con cada vez más inquietud y temor que los microorganismos atacados con antimicrobianos, dados sus antiquísimos mecanismos de adaptación al medio sufren modificaciones variadas, y que estas formas orgánicas existentes son descendientes, por verdadera generación de formas preexistentes de las que atacaron con antimicrobianos y no contaban con estos

nuevos mecanismos o los han heredado con una facilidad abrumadora, mecanismos con que no cuenta el hombre y de los cuales se defiende cada vez más inadecuadamente.
Guadalupe seguía con atención el diálogo entre Sandoval y Cyrus, tenía la seguridad que todo lo expuesto tenía fuerte base científica, ella sabía por ejemplo que a pesar de los innúmeros descubrimientos realizados, la ciencia ignoraba a ciencia cierta a que leyes naturales o a que causas secundarias puede haber sido encomendada esta ordenada sucesión y marcha de los fenómenos orgánicos pero el conjunto de todos conformaba el principio de la selección natural, para ocupar cada especie en la constante competencia el mejor lugar en la naturaleza.
-recuerda -insistió el Homeópata Alfonso Sandoval- que de la analogía con los productos microorgánicos manipulados por el hombre en la domesticación antibacteriana y del principio de la selección natural, podemos deducir que las variadas existencias de microorganismos se han modificado en las líneas más diversas de evolución, pero lo peor de este fenómeno micro orgánico es que, así como en la domesticación de animales visibles seleccionamos a los más adecuados a nuestros fines de acuerdo a las diferencias encontradas en la descendencia para provocar los cambios consecuentes, así también con los antimicrobianos seleccionamos a los microorganismos más resistentes y agresivos y consecuentemente a los mejor

capacitados para quitarnos el lugar que ocupamos en la naturaleza provocando nuestra futura extinción. Es menester considerar que en la propagación de las resistencias por herencia vemos que toda variedad seleccionada tenderá a propagar su nueva y modificada forma, como vemos que lo hace con la transición de éstas, por los cuatro mecanismos que ya conocemos, sin que podamos decir que no hay otras formas de desarrollo de resistencias.

-nosotros también evolucionamos -intervino Robert pero conscientemente sabía que estaba usando una débil barrera, pues nuestra velocidad de reproducción es infinitamente menor que la de los microorganismos y consecuentemente su herencia de adaptación al entorno creado por los antimicrobianos, es astronómicamente más veloz que la nuestra poniéndonos en la más sórdida desventaja.

-si la evolución se cuenta en eras geológicas y la nuestra aconteció en varios millones de años superando las contingencias de la agresión microbiana a pesar de que las relaciones numéricas nos desfavorecieran en las eventuales epidemias, por alguna razón desconocida superamos esa eventualidad; pero ahora que estamos domesticando microorganismos con capacidad cada vez superior de enfermarnos, podemos ver la insuperable velocidad de desarrollo de las resistencias de los microorganismos, pues en sólo unas décadas desde que se inició la locura de ésta terapia de venenos, el balance numérico total ha sido contra nosotros o en el mejor de los casos ha ido superando nuestra capacidad contra estos en el caso de los microorganismos que ya han creado resistencias a diferentes antimicrobianos, y seríamos más acertados en nuestras conclusiones si declaramos que hemos desarrollado nuevas especies microbianas más agresivas que las anteriores y cada vez lo hacemos con mayor número de antimicrobianos para destrucción de nuestra querida especie y que cada vez es mayor esta población, hasta que cubran todas las inocentes esperanzas antimicrobianas desarrolladas por la inteligencia humana, es sólo cuestión de tiempo y si no nosotros sí nuestros hijos pagaran la factura con un holocausto tal que pondrá en peligro la especie humana toda del planeta -concluyó su exposición el Homeópata.

-pero hemos aumentado la expectativa de vida y se han erradicado muchas infecciones -arguyó Alina alarmada.

-sí pero eso es sólo una compensación temporal al haber muerto los microorganismos sensibles y desarrollarse los resistentes y la prueba la tenemos que ésta baja es sólo por el uso de diferentes antimicrobianos, pero de no haber salido las nuevas sustancias antimicrobianas el balance sería distinto y la carrera antimicrobiana dadas las cada vez mayores resistencias y a los más variados antimicrobianos y cada vez más fácilmente asimilados por las más variadas bacterias y microorganismos en general, estaremos conscientes que nos van poniendo en el umbral del apocalipsis, sólo es cuestión de tiempo para llegar al final de este tenebroso callejón sin salida y la OMS lo ha declarado ya con gran alarma.

-pero eso es muy aventurado declararlo -ripostó Cyrus.

-no si consideramos que en la capacitación doméstica a que estamos exponiendo a los microorganismos, en donde hay dos factores preponderantes a saber: la naturaleza del microorganismo o factor interno y la naturaleza de la agresión por los antimicrobianos o agresión doméstica, domesticación o capacitación doméstica o factor externo; el primero de estos factores parece ser el más importante, pues variaciones muy semejantes se originan a veces, hasta donde podemos analizar, en las condiciones más diferentes; por el contrario variaciones diferentes originan cambios en condiciones que parecen ser casi iguales, esto es descubierto por el promotor de "El origen de las Especies" y para nuestra desgracia, ha demostrado un acierto en todos sus planteamientos basamentales pues con el cambio de condiciones se produce un efecto hereditario, por lo tanto si a través de las agresiones antimicrobianas se continúa seleccionando y haciendo aumentar de este modo cualquier particularidad microbiana que les permitan superar nuestra capacidad inmunológica, se modificarán las partes de estas estructuras necesarias para preservar a la especie humana debido a las muchas leyes de correlación.

-y podemos ver que entre otras cosas que debemos de considerar las especies o cepas sensibles a los antimicrobianos forman una formidable barrera imposible de franquear por los microorganismos fármaco resistentes y ahora que los estamos eliminando solo estamos quitando del medio la barrera protectora contra este terrible holocausto que a pasos agigantados se nos avecina y esto es solo un efecto colateral de los muchos que estamos destruyendo para viabilizar la extinción de la especie humana.

-aunque cualquier variación que no sea hereditaria carece de importancia para ésta consideración -continuó con su disertación- sin embargo la experiencia nos ha demostrado que es infinita la diversidad de variaciones de estructura hereditaria, tanto de pequeña como de considerable importancia fisiológica, funcional, metabólica, estructural, etc. que estos fármacos producen los antimicrobianos con lo que están facilitando nuestra desventaja y la consecuente ruta hacia la extinción humana.

-los macabros resultados alcanzados por los agresivos cambios manipulados por los industriales de la farmacia en estos microorganismos, nos permiten proponer que quizá la manera más acertada de ver todo este asunto sería considerar la herencia de todo carácter cualquiera que sea como la regla, y la no herencia como una feliz excepción.

-todo esto me parece como una película de ciencia ficción en la que los héroes triunfadores parecen ser los microorganismos y los industriales de la farmacia los malvados que están inmolando en un diabólico pedestal a la especie humana.

-sí -respondió meditativa Guadalupe, llena de consternación.

-en terapia medicamentosa -continuó el Homeópata- es conocido que para que funcione el antimicrobiano elegido de suyo eficaz es indispensable que los mecanismos de defensa del anfitrión alcancen una respuesta adecuada ya que los antimicrobianos no son capaces de erradicar a ésta en la inmensa mayoría de los tratamientos, por ejemplo los bacteriostáticos por concepto no lo pueden hacer y los bactericidas sólo alcanzan un porcentaje o relación numérica determinada en el control de los microorganismos; por todo esto es razonable que cuando estamos infectados deban ser estimulados los mecanismos inmunológicos necesarios en lugar de querer controlar el entorno dejando a su suerte la parte más importante para nuestra curación verdadera.

-y que sugiere usted para estimular dichos mecanismos caídos en su calidad operativa -preguntó Robert.

-simplemente estimularlos como lo hace la homeopatía, como lo hizo hace dos cientos años el Doctor Hahnemann en diferentes epidemias entre ellas una de cólera y otra de tifus exantemático, o como lo acabamos de hacer Guadalupe y yo en la sierra Huichol sin más medicamentos que unos cuantos frascos de Camphora, Cuprum y Veratrum album en dosis que son más bien conceptuales que otra cosa, ya que ningún análisis cuantitativo podría alcanzar a detectar una molécula de estos fármacos en su presentación y sin embargo se encuentran activos sus niveles energéticos, por lo que al parecer la actividad se encuentra en los puentes de hidrógeno de las soluciones hidro alcohólicas de acuerdo a las investigaciones de los científicos que se han dedicado a esta cuestión, la selección del medicamento es de acuerdo a la deficiencia detectada en los síntomas que presentó cada paciente en su individualidad informándonos cuales eran los puntos deficitarios de su sistema inmune los que debemos estimular para su curación total.

-finalmente te recuerdo que los seres orgánicos deben adaptarse a los cambiantes estados del medio que los rodea y cuando no alcanzan a desarrollarse adaptándose a la velocidad de estos cambios, como lo estamos haciendo los seres humanos contra la velocidad de adaptación de los microorganismos en las relaciones que nos encontramos con ellos como especie, tarde o temprano terminan por extinguirse y al parecer somos la especie humana la peor capacitada para adaptarse a la velocidad que estamos imponiendo a que se adapten los microorganismos patógenos al hostil medio de los venenos antimicrobianos, y con todo esto a superar nuestra actividad inmunológica.

-todo esto es difícil de comprobar -recordó Cyrus acostumbrado a llevar las cosas a un rigor científico fuera de toda duda.

-sí -convino Sandoval- aunque también es cierto que todas absolutamente todas las ciencias están en pañales pero su alcance actual entre otras cosas nos sirve para darnos cuenta del tamaño de nuestra ignorancia y el que no podamos probar una teoría no niega los hechos en la curación de cientos de enfermos controlados satisfactoriamente y que ésta práctica se sigue en todo el mundo a despecho de los médicos alópatas y los industriales de la farmacia deliberadamente cuidadosos en usar a los médicos alópatas como sus agentes de ventas de venenos que irresponsablemente propagan con estudios taimados y afeites lexicológicos para convencer de sus bondades cuestionables o inexistentes, en cuanto a la adaptación al medio no creo que te quepa duda que así es.

-recordemos a Darwin cuando la avalancha de hostilidades que vino en su contra por exponer una teoría nobel y contraria a la verdad conceptual imperante, "aquellos cuya disposición natural les lleve a dar más importancia a dificultades inexplicadas que a la explicación de un cierto número de hechos, rechazarán seguramente ésta realidad."

La canícula había obligado a retirarse a una sombra hospitalaria a los cuatro reunidos en aquella palapa pues el sol al moverse los estaba cocinando lentamente, el tema los había detenido sacrificando su confort para no perder el hilo del diálogo que se desarrollaba con un interés fuera de toda suerte pero el aumentado calor los llevó a mejores sombras.

Ahora que habían amainado los temas para exponer y que el sol estaba incidiendo en un ángulo que dejaba la mesa y sillas expuestas al sol directo y de acuerdo a las peticiones de los hijos de Robert Cyrus para que se fueran a la alberca interior del hotel, todos fueron recogiendo sus pertenencias.

Mientras caminaban al hotel, Sandoval le dijo a Robert -otro fenómeno interesante y digno de tenerse en cuenta es la forma similar de transferirse las resistencias a los antimicrobianos incluso a especies distintas a través del Factor de Transferencia de Resistencias en forma horizontal inclusive a microorganismos distintos por lo que de acuerdo a los descubrimientos de Darwin en algún momento lejano pudieron ser semejantes u originarias de un tronco común, dada ésta particularidad que comparten de antiguo.

Cyrus iba cada vez más meditativo, no se había dado cuenta de hasta qué punto su actividad pacífica y creadora estaba amenazando a millones de seres humanos en esa terrible colaboración de infames resultados, le recordaba que sólo unos años antes Albert Einstein y un grupo de científicos en aras de la paz habían dado a la humanidad el tremendo poder para eliminarse de la faz de la tierra dejándolos como "los científicos del horror."

Aunque se lo hubieran propuesto, la humanidad no estaba preparada para socorrer a sus semejantes sin otro móvil que la satisfacción de ver a sus congéneres felices y satisfechos.

Sandoval con una mordacidad sutil pero sincera le atrajo de su abstracción.

-en las especies microorgánicas su sistema inmune ha probado la prodigiosa capacidad de desarrollar mecanismos de defensa así como transmitirlos a otras especies incluso, logrando en unas cuantas horas la posibilidad de resistir ataques de nuevos antimicrobianos como también la de transmitir dicha información genética a sus descendientes incluso a otras diferentes, ya que ésta forma de actuar la tienen desde tiempos antiquísimos a juzgar por lo tremendamente elaborados que están, así como la complicada interrelación que guardan con los microorganismos de su entorno y pensar que la naturaleza se los dio sólo para defenderse de los antimicrobianos que desarrollara la alopatía, sería razonable considerar que es pueril e injustificado.

-las potencias políticas en disputa por el poder mundial están desarrollando armas bacteriológicas y sin embargo sin quererlo están alcanzando mayores éxitos los industriales de la farmacia, sin proponérselo claro está, pero pronto el resultado sobre la micro ecología de todos y cada uno de los seres humanos será igual a la que desencadenara una guerra bacteriológica a nivel mundial y con los más agresivos microorganismos, y esta situación sobrevivirá por algunas decenas de años matando incontables cantidades de seres humanos. Las curvas de morbilidad y mortalidad que han desviado con su actividad inicial a nuestro favor los antimicrobianos pronto lo estarán haciendo en nuestra contra como lo ha demostrado la resistencia a los pocos antimicrobianos usados en la actualidad.

-así como tuvimos la suerte de superar las resistencias microbianas a las sulfas y a la estreptomicina con otros nuevos venenos antimicrobianos, los microorganismos también presentaron la habilidad de desarrollar nuevas alternativas en su resistencia, elaborando sustancias nuevas que les han permitido defenderse de dichos venenos desconocidos en su anterior funcionamiento, así pronto las nuevas terapias antimicrobianas serán superadas por nuevas y más amplias resistencias, y llegarán a tener resistencia hasta a decenas de venenos antimicrobianos a la vez, en este círculo vicioso incluso a todos los venenos antimicrobianos descubiertos y equivocadamente usados por el hombre en su guerra por superar las relaciones numéricas con ellos, la fármaco-resistencia será el principal problema a vencer en las próximas generaciones y de la capacidad para superar este peligro dependerá la existencia de la especie humana en el planeta y te aseguro Robert -sentenció Sandoval- que no serán las abusivas terapias antimicrobianas alópatas las que permitirán superar el caos provocado con estos venenos que ahora están tan de moda en los consultorios de los alópatas de todo el mundo.

La hermosa tarde era disfrutada por las dos parejas que no descuidaban ninguna oportunidad para continuar su idilio, los hijos de Robert y Alina mientras tanto se entretenían jugando en la fresca alberca cuyos prados esmeradamente cuidados y protegidos con los más frondosos árboles altos y bien podados abrigaban a los huéspedes de los abrasadores rayos del sol que iba descendiendo en su inexorable devenir.

La música viva tan usual en estos lugares estaba siendo ejecutada por unas típicas marimbas yucatecas dando vuelo a la nostalgia de los ayeres vividos por Robert en aquella ciudad años atrás, cuando trabajaba todavía para Darling.

Alfonso se dirigió a estos músicos para pedirles que tocaran la "Canción Mixteca" la cual ejecutaron tras "La Surianita" y posteriormente "La Tarde ésta triste" de increíble sensibilidad artística.
El tema estaba muy lejos de ser agotado por estos profesionales de la medicina los cuales eran capaces de vislumbrar los resultados ecológicos causados por venenos usados en forma tan antinatural en la vital ecología microorgánica del ser humano.
Era una lástima que los científicos de todo el mundo que expresaran a viva voz su creciente inquietud por los alarmantes resultados contra la micro ecología humana y el sistema inmune en general a apenas unos años de iniciada ésta carrera por la supervivencia en abusiva forma, fueran desoídos por los médicos de todo el orbe terrestre y continuaran tan infames prácticas; Sandoval no se refería a las terapias adecuadas y apropiadas para superar infecciones donde estaba indicado un antimicrobiano cualquiera, lo importante era salvar a cada uno de los pacientes que eran mordidos por las infecciones y peligraba su salud y su vida, pero este grupo cubría sólo el 10% de las recetas prescritas por los que se suponía eran los profesionales, ¿qué pasaba con ese 90% de recetas inapropiadas e inadecuadas que estaban poniendo a dos fuegos a los pacientes sin darles ningún beneficio y sólo lo hacían los galenos por las falsas confianzas

deliberadamente estimuladas por los zafios jerarcas de la industria de la farmacia alópata interesados únicamente por el posicionamiento en el mercado, que como buitres se reparten a picotazos un pedazo de carroña?.

Los catedráticos de las universidades médicas en todo el mundo sabían a ciencia cierta ésta incuestionable verdad pero al no contar con otra alternativa terapéutica capaz de superar una infección recetan los antimicrobianos aún para tratar las incontables infecciones de origen viral contra las cuales no se ha descubierto ningún veneno antimicrobiano eficaz.

Así como los mujiks dos siglos atrás amarraban a cuatro viudas en medio de la noche para arar alrededor del pueblo y evitar así que los atacara ninguna enfermedad, así estos catedráticos recetan y permiten que sus alumnos también lo hagan en ese 90% de prescripciones inadecuadas e inapropiadas, quedando como mujiks medievales, dado que no cuentan con otra forma de controlar una infección y el dogmatismo científico no les permite ver hacia los horizontes luminosos de la homeopatía dedicada a estimular favorablemente los mecanismos deficitarios del sistema inmune de los enfermos con los que se ha demostrado una calidad terapéutica muy superior.

Afortunadamente no son todos los galenos los que se dejan engatusar por las infames confianzas que estimulan los laboratorios de la farmacia por medio de sus estudios manipulados y sus aberrantes lexicologías mentirosas, con que afeitan los peligros a que aventuran a los pacientes hacia los que equivocadamente se les recetan estas drogas en forma tan abusiva.

La naturaleza sólo maneja hechos, no intenciones y la lucha moral está fuera del tapete de los resultados, esa área del pensar humano no cuenta en el caos natural de nuestra ecología irremediablemente alterada, no tiene importancia pensar que esta catástrofe fue desarrollada con las mejores intenciones de los profesionales de la medicina dado que la moral no cuenta en los resultados clínicos ni actuales ni futuros.

Intervalos cada vez más largos iban siendo dedicados a la meditación por los cuatro participantes de la conversación de la mañana y un amargo pesar se iba enseñoreando de sus conciencias que habían decidido dejar de aceptar la obscena manipulación de los resultados de los estudios de estos carroñeros industriales de la medicina.

Las invitaciones a asistir en la noche a algún evento festivo en los diferentes salones del hotel les llegaban por primorosas edecanes que con sus impecables uniformes se acercaban al grupo: el bufete de carnes al estilo Alemán en el lobby, la noche Argentina en la enorme enramada al pie de la playa, un salón de baile en la azotea del hotel con un excelente servicio de barra libre, un viaje en yate alrededor de la bahía con los más atractivos puntos del viaje y guiados por los profesionales mejor informados del lugar, en fin las posibilidades de escoger una diversión totalmente satisfactoria prometía cualquier elección, pero el interés por continuar el candente tema que exterminaría y de hecho lo estaba haciendo ya lenta pero inexorablemente y cada vez más rápido a la especie humana al ir alterando irremediablemente su equilibrio complejo de la ecología compuesta por miles de variedades de microorganismos los cuales funcionan en incontables actividades vitales en el ser humano y de cuyas funciones apenas se conocen apenas algunas pero que estas dejan asombrados a los científicos como son la colaboración con algunos de ellos para la elaboración de la vitamina K la B y otras funciones inmunes de la más variada actividad como la recién descubierta por los lacto bacilos capaces de controlar el desarrollo de otros microorganismos lo suficientemente venenosos como para matar a toda la humanidad con unos cuantos kilogramos de su veneno como es el caso de los clostridium que viven en calidad de saprófitos en nuestro intestino sin poder desarrollarse más de lo que permitían otros saprófitos, y así muchas, muchas e ignotas funciones más que al ser destruidas por estos paladines de la industria de la farmacia solamente están orillando a la especie humana a la muerte más espantosa, al bíblico Apocalipsis.

Alfonso Sandoval y Guadalupe Valdez debían regresar a Tepic al día siguiente pues era impostergable el incorporarse a sus actividades profesionales por lo cual los cuatro decidieron posicionarse en aquella noche de una de las mesas del bar al aire libre donde la brisa marina y la música de algún trío los acompañaría sin interrumpirlos.
No habían comido más que algunas botanas y ya la tarde caía sensiblemente por lo cual decidieron ir a comer al mercado donde hasta tarde hay una gran variedad de alimentos de exquisito gusto; Robert estaba acostumbrado a buscar este tipo de lugares en cada población a la que visitaba pues era una forma de identificarse con los lugareños y sus diferentes costumbres le habían dado una vasta cultura y profundo conocimiento de nuestra querida América.
La comida fue opípara y excelentemente condimentada, desde los chiles rellenos con queso hasta las enormes milanesas acompañadas de abundante y fresca lechuga y otros vegetales, el inmejorable arroz rojo con que abrieron todos el menú y los frijoles refritos con un ornamento de queso fresco en cada platillo y las cinco salsas picantes que se distribuían en el largo de la mesa recibían los honores de todos los elogios.
El arroz con leche, los chongos Zamoranos y los duraznos en almíbar deliciosamente fríos, fueron ofrecidos por una preciosa morena ataviada con un delantal de la cervecería

Modelo y cuyas mejillas ruborizadas por el piropo de Bob el hijo de Robert la hermoseaban todavía más.

El retorno al hotel se hizo caminando por el circuito costero para poder digerir lo que llamaron una comida de náufragos y al despedirse para retornar dos horas después Alina besó amigablemente en la mejilla a Alfonso recibiendo Guadalupe otro beso de parte de Robert y salieron en el avejentado VW hacia el Pitillal, a bañarse y cambiarse de ropa para estar confortablemente en la que sería la última noche en este primer viaje a Puerto Vallarta y en los que serían rutinarios tránsitos de trabajo por Sandoval y al que se le uniría unos meses después Guadalupe, cuando realizaran sus nupcias en el pueblo de Tonalá, Jalisco en una pequeña y acogedora iglesia de estilo rústico situada en lo alto del Cerrito de la Reina.

Guadalupe había escogido este pequeño templo dedicado a la Virgen de Guadalupe por ser ésta su patrona y estar con su modestia el pequeño templo hecho de piedra de volcán lejos de las ostentaciones banales de los templos más frecuentados.

Los invitados serían sólo de la familia y escogidos amigos que habían compartido su idiosincrasia desde antaño.

La idea había sido aceptada con entusiasmo por Alfonso pues compartía el concepto de intimidad que debe predominar en un evento tan importante.

Los grandes ojos de Guadalupe estaban irradiando una extraña felicidad desde que regresaran del Tuito en el último punto de su visita a los pacientes de Sandoval, pero además de una cada vez mayor identificación existía en ese compartir todos y cada uno de los muchos elementos que componen las elevadas estructuras morales, intelectuales y afinidades de gustos con que disfrutaban cada uno de los preciosos momentos de su vida, desde que se unieran en la sierra al final del control de la epidemia de Cólera.
En la blusa blanca de cuello y mangas rosas de Guadalupe resaltaba el cuidadoso bordado de gatitos que terminaba en el escote con la pelota multicolor con que jugaban los pequeños felinos.
El short durazno holgado y de cuidadoso corte resaltaba una cadera bien torneada por los muchos ejercicios que acostumbraba en sus actividades de danza moderna que realizara en su juventud, que no terminaba de pasar y el impecable bronceado de sus piernas la ubicaba como una ninfa para envidia del Olimpo.
No necesitaba pintarse las enormes pestañas que sombreaban sus ojos grandes como lagos de una mansedumbre que recordaba las almas tranquilas y dóciles a los dictados de Dios en el amor a sus semejantes. Sus mejillas sonrosadas de natural, estaban algo oscurecidas por el bronceado alcanzado y sólo requerían un poco de crema humectante pero sus húmedos labios si fueron

adornados con un lápiz labial de tono rosado-durazno algo mortecino haciéndola aún más bella.
Alfonso se vistió de playera blanca y short azul claro con las indispensables sandalias que le regalaban agradable confort.
Los equinoccios de Abril y Octubre por su relación con el sol siempre han sido marcados por un celaje límpido y maravilloso.
La luna de Octubre cuando se encuentra en el horizonte de la costa de Puerto Vallarta con esa elevada humedad le da una imagen de aumento muchas veces de su tamaño y de un color salmón iridiscente, como si se viera a ésta a través de un espectro que va desde el tono rubí hasta el topacio y en la tibieza de la tarde rememora el paraíso.
Guadalupe había decidido desprenderse de su querida muñeca Huichol, regalo de Xochitl en la sierra para destinarla a Alina, como manifestación de un cariño que parecía haberse formado de antiguo, tal como las almas nobles realizan sus profundas intenciones.
A la llegada de Alfonso y Guadalupe, Robert y Alina ya los esperaban en el bar del hotel junto a la playa, los muchachos que componían su descendencia habían preferido el salón disco que ejecutaría lo mejor del Rock and Roll de Elvis Presley pues definitivamente no les interesaban los temas aburridos que desarrollaban, como viejos venidos a menos -decía John Cyrus.

Como si se hubieran puesto de acuerdo Robert y Alfonso se habían hecho de una preciosa rosa de rojo subido que resaltaba un discreto ramillete de pino canadiense y un par de botones de nardo de blanco inmaculado que aromatizaba profundamente, para regalárselo a la consorte de su nobel amigo.
En el bar se hizo el intercambio de rosas y la hermosa muñeca Huichol pasó de manos acompañada de un entrañable abrazo con que cifraron una amistad que sería indestructible e imperecedera.
"Reloj no marques las horas" se escuchaba tiernamente cantada por el familiar grupo que los acompañó la noche anterior resaltando las más íntimas manifestaciones de amor entre las parejas, las cuales iniciaron su coloquio recordando la insuplantable época de romance que abrieron estos cantantes con sus mágicas letras de inequívoca belleza.
El mesero fue solicitado de dos "cócteles Margarita" para Alina y Guadalupe un "caballito" doble para Alfonso y un coco con ginebra para Robert.
Cuando regresó este de la barra además de las bebidas solicitadas traía una gran charola de deliciosos embutidos, quesos y mariscos variados, tenedores y galletas saladas para acompañar el concurso de los tragos.
Robert reconoció la certeza de la teoría de Darwin en que las formas de vidas nuevas y perfeccionadas tienden a

suplantar las no perfeccionadas o viejas, como son las cepas sensibles a las agresiones antimicrobianas como también lo son todos los microorganismos de nuestra flora normal que no se adaptan a estas agresiones antimicrobianas adecuadamente, y así fenecen.

La implicación de ésta realidad era la aparición de cepas microorgánicas capaces de producir enfermedades cada vez más incontrolables, tanto por nuestro deficitario sistema inmunológico como la creciente competencia de nuevos antimicrobianos y sólo para que se desarrollaran nuevas cepas más resistentes que destruyeran de nuestro organismo a las variedades sensibles a este nuevo veneno y que fueran también más difíciles de controlar por nuestro sistema inmune consecuentemente acercándonos a la extinción como especie.

-partamos de un principio -expuso Alfonso- y este es oportuno que salga del padre de la teoría de la evolución de las especies, Darwin descubre que hay una tendencia constante a la variación indefinida, y como las minúsculas variaciones incipientes deben ser en todas direcciones en estado natural, tienen que tender a neutralizarse mutuamente y a formar al principio modificaciones tan inestables, que es difícil, si no imposible comprender cómo estas oscilaciones indefinidas, íntimamente pequeñas al principio, puedan nunca constituirse en semejanzas; esto lo debemos ubicar en eras geológicas de millones de años y para que se den estas condiciones que desarrollen las variedades o cepas correspondientes al principio en muchos casos para el desarrollo de una estructura, son necesarias condiciones complejas y de mucha duración y de naturaleza particular y aunque las condiciones raras veces en estado natural se han reunido, haciendo un desarrollo paulatino y con muchos estancamientos, nosotros sin embargo los artífices de nuestra destrucción, de la destrucción de la especie humana, sí hemos sido capaces de crearlas cuidadosa y exitosamente y a una velocidad insospechada, en sólo unas décadas contra millones de años de evolución en estado natural.

-¿por qué nosotros los humanos no nos desarrollamos a la misma velocidad del cambio con que se desarrollan las nuevas especies? -preguntó Alina.

-la velocidad de adaptación antimicrobiana se da horizontalmente pero también verticalmente y esto implica herencia la cual mientras en un ser humano se alcanza en un promedio de veinte años para transmitir los nuevos genes sólo pequeños cambios a su descendencia, en ese tiempo la bacteria se reprodujo infinitamente más, a trece millones de veces por día en progresión geométrica llevándonos una incuestionable ventaja en esos veinte años de comparación. En el terreno de la adaptación y la herencia consecuente para su defensa a las agresiones medicamentosas en este proceso de domesticación con la repetición de las condiciones, los cambios se hacen estables y heredables, no es así cuando su evolución la desarrolla en forma natural, dadas las diferentes y menores necesidades de nuevas adaptaciones al entorno para su consecuente competitividad por la vida -Ilustró Robert.

-sabemos que las formas de vidas nuevas y perfeccionadas de acuerdo a las nuevas condiciones de vida tienden a suplantar a las no perfeccionadas o viejas como son las cepas sensibles a las agresiones antimicrobianas, como también lo son todos los microorganismos de nuestra flora normal que no se adapten a estas agresiones venenosas alópatas -completó Sandoval.

-todo esto es importante porque la siguiente sentencia es nuestra condición de especie en extinción y debemos tenerla en cuenta -continuó el Homeópata.

-el medio ambiente cambia a determinada velocidad y todos los individuos deben adaptarse a dichos cambios, cuando una especie no tiene la velocidad adecuada de adaptación, tarde o temprano termina por extinguirse y nosotros con los dramáticos cambios al medio ambiente de nuestra flora normal así como los de la flora patógena, somos los precursores que nos ponemos en calidad de especies inadaptadas a las nuevas condiciones de vida, por lo cual somos nosotros los causantes de nuestra extinción.

Alina y Guadalupe aunque conscientes de los resultados de los antimicrobianos usados intensiva y extensivamente en la humanidad y sobre todo sin la necesidad que inescrupulosamente exponían los laboratorios de la farmacia en la cruenta lucha por la posición de un mercado, innecesario para atacar infecciones virales y consecuentemente no alcanzadas a destruir por los antibióticos descubiertos, veían el crimen capaz de ocasionar el peor holocausto en la especie que representamos.

-la flora normal de nuestro organismo compuesta por incontable variedad de microorganismos desde antiquísimo tiempo, es parte indirecta pero sólo hasta cierto punto, para el control de la infestación de microorganismos patógenos -había ilustrado Cyrus el cual era un especialista en este campo.

-la economía de la naturaleza es equilibrada tan delicadamente con incontables funciones, que el sistema inmune no escapa a este celoso control, por ejemplo en la vagina al igual que en otras partes corporales se presenta un cuidadoso balance microorgánico en las diferentes etapas de la vida, así poco después del nacimiento de una mujer aparecen en la vagina lacto bacilos, los cuales persisten mientras el pH permanece ácido esto es en varias semanas, después el pH se hace neutro permaneciendo así hasta la pubertad, la flora ahora está compuesta de una mezcla de cocos y bacilos -expuso Cyrus.

-en la pubertad sin embargo los lacto bacilos reaparecen en grandes cantidades y contribuyen a la conservación de un pH ácido mediante la producción de ácido a partir de carbonatos, especialmente glucógeno -concluyó la Doctora Guadalupe.

-este parece ser un mecanismo importante en la preservación del establecimiento de otros microorganismos potencialmente perjudiciales en la vagina -continuó Robert.

-el por qué usa la naturaleza humana a estos lacto bacilos en el control de nuestra flora normal es parte de lo mucho que ignoramos -cerró Cyrus- pero es muy significativo que sean bacilos que se reproducen en los líquidos producidos en las glándulas mamarias y que este mecanismo pertenezca a este grupo en el cual nos encontramos como mamíferos, Pero continuemos.

-sin embargo si los lacto bacilos son suprimidos por la sabia mano de la alopatía a través de la administración de medicamentos antimicrobianos, las levaduras y diversas bacterias dañinas aumentan el número, con su consecuente patogenicidad -concluyó Guadalupe.

-cierto -reconoció Cyrus y continuó con su exposición- y después de la menopausia sin embargo los lacto bacilos nuevamente disminuyen de número en forma natural y la flora mixta reaparece; la flora normal de la vagina, con frecuencia incluye también estreptococos destructores de la sangre y otros muchos microorganismos más, el moco cervical tiene actividad antibacteriana, pues contiene lisozima la cual es una sustancia bactericida.

-también es importante reconocer que en algunas mujeres el introito vaginal tiene una intensa flora, que se parece al perineo y región perianal; cuando otros mecanismos de control inmune no funcionan adecuadamente esto puede ser factor predisponente en las infecciones urinarias recurrentes.

-como ven -terció Sandoval- en el problema del equilibrio normal de la flora que nos acompaña desde que nos conformamos como especie y específicamente el equilibrio del sistema inmune que tan poco conocemos es de tan gran envergadura y vital importancia que intervenir en el en la forma abusiva con que lo están haciendo con los antimicrobianos tan irresponsablemente como lo están haciendo los médicos alópatas orquestados por los industriales de la farmacia, es un acto de impredecibles consecuencias.

-solamente añadiré -continuó diciendo- que la producción de formas microorgánicas nuevas como las producidas por la antibioticoterapia, ha ocasionado la extinción de un número aproximadamente igual de formas viejas incluyendo las saprófitas y las infectantes en la apocalíptica suplantación de microorganismos, pues nuestro espacio corporal no ha aumentado; estos son los beneficios últimos de la terapia a base de venenos como los usados, que crean resistencias y capacitan a estos microorganismos a una agresión más elevada y en buen grado invulnerable a nuestro decaído sistema inmune que se va quedando cada vez más lejos de estar capacitado para superar la contingencia ocasionada.

-tiene que haber ocurrido y ocurre cada vez con mayor facilidad todo este caos, llevándonos con mayor frecuencia a la práctica de que se usen antimicrobianos menos conocidos y más peligrosos en esa carrera que tenemos de antemano perdida, que a menudo una especie infecciosa o de nuestra flora normal de nuevo origen y perteneciente a un grupo que se haya apoderado del lugar ocupado por otra especie perteneciente a un grupo distinto al de nuestra flora normal como ocurre en las infecciones, las cuales son cada vez más agresivas a consecuencia de las nuevas resistencias y de este modo produzca mayor resistencia al recién aparecido tratamiento e incluso a los mecanismos de control de nuestro sistema inmune.

-pero debemos estar conscientes que la variabilidad no es realmente causada por el hombre, este expone tan solo y sin intención a los microorganismos a las nuevas condiciones de vida y entonces la naturaleza con sus muchas leyes de correlación obra sobre éstos haciéndolos

variar para adaptarse a las nuevas condiciones de vida, y tenemos pruebas que la variabilidad, una vez que ha entrado en juego no cesa en el estado doméstico, así vemos que la domesticación que ocurre a través de los antimicrobianos se compara a la ocurrida durante larguísimos periodos y no sabemos si llegara a cesar nunca, pues se producen todavía variedades nuevas en nuestras producciones microbianas más antiguas; todo esto es porque simplemente la homeostasis de cada microorganismo así como de cada ser humano se desarrolla a base de discordancias y se supone que en el cuerpo humano hay alrededor de un millón de interacciones concatenadas cada minuto, todas bajo ese patrón de discordancias formando un todo en la inconmensurable concatenación de acciones y reacciones.
-y para concluir mi intervención -subrayó Sandoval mientras escanciaba su trago- les reiteraré una conclusión aplicada de la teoría de Darwin: los microorganismos de acuerdo a la domesticidad dirigida tan selectivamente hacia su superior capacidad y nuestra inferioridad comparativa, nos llevan hacia la destrucción, ya que aunque no cuenten con una organización muy elevada, están sin embargo muy arriba en esta relación natural que mantenemos inevitablemente si se juzgase por la más decisiva de todas las pruebas, la ley de la lucha por la supervivencia en la que nos están demostrando mayor

capacidad de recursos de supervivencia que los que nos asiste nuestro sistema inmunitario, por lo que tenemos la batalla totalmente perdida.

-"aquellos cuya disposición natural les lleve a dar más importancia a dificultades inexplicadas que a la explicación de un cierto número de hechos, rechazarán seguramente ésta realidad" -recordó Guadalupe el final de la teoría del origen de las especies que estaba leyendo a resultas de estas pláticas, mientras algunas lágrimas rodaban por su cara por el tremendo genocidio provocado a la humanidad en forma de medicamentos.

Era necesario hacer un alto en la plática para vivir el paradisiaco ambiente aquella noche de estrellado cielo, donde se veía la Vía Láctea como antaño en toda su magnífica longitud celeste, el trío de cantantes se acercó a la mesa para tocar "La barca de oro" secundada por Robert y Alina mientras Guadalupe se disponía a solicitar "Por fin" para cantarla en segunda voz con Alfonso, totalmente desafinados.

Ya se encontraba avanzada la noche pues se sentía la brisa de la madrugada que refrescaba agradablemente el ambiente tibio, y mientras disfrutaban la velada los dos matrimonios, los muchachos del clan Cyrus no terminaban de cansarse en las complicadas evoluciones de consumados danzarines ejecutadas en otro salón, al compás de viejas melodías de Rock and Roll.

Haciendo un paréntesis en la interesante plática, las dos parejas se dirigieron a la pista para entregarse al baile aprovechando unas canciones de suave vaivén.
Algunas parejas despistadas como las que conformaban Robert y Alina y Alfonso y Guadalupe bailaban despacio en ese tierno abrazo que une a los que se aman sincera y profundamente, bailaban casi sin moverse y sin descuidar el acompasado ritmo del trío que ahora tocaba "Añoranza" a continuación de "Siempre viva".
Las muchas flores aromáticas que circundaban el singular salón, despedían sus esencias enervantes como para saludar y bendecir a los enamorados que no dejaban de alabar en el altar de Eros su pasión desbordada.
Quedaba por concluir la reunión al desarrollar alguna política encaminada a superar el empantanamiento terapéutico al que habían llevado a la humanidad los industriales de la medicina así como también los médicos alópatas hábilmente desinformados.
Sandoval por su parte seguiría con su modesta participación en bien de una causa que sentía justa a todas luces y sería ésta continuando la práctica de la homeopatía en aquellos muchos pacientes que lo seguían con ciega confianza.
Robert Cyrus también estaba dispuesto a seguir luchando por evitar el holocausto al que estaban metiendo a la especie humana los infames laboratorios de la farmacia.

Dos años después de aquella felonía disfrazada de humanitario tratamiento en que convirtieran en animales de laboratorio a ecuatorianos, bolivianos y malayos, se llenaban los escritorios de los médicos directores de todos los laboratorios Darling, del nuevo antibiótico, de casos inquietantes. La situación era magnificada al hacer mayor la administración del veneno a tanta población ahora diseminada en todo el mundo. El agua pronto desbordó el nivel de las barreras de la criminal discreción y se supo por la prensa en todo el orbe que el Cloranfenicol producía abundantes discrasias sanguíneas graves y mortales.

Las explicaciones de los nuevos representantes de la dirección médica de Darling dando la cara a las cuestionantes de los médicos que usaban el Cloranfenicol bajaron las ventas disminuyendo algunos puntos el valor de las acciones, enfureciendo violentamente a los poseedores de ésta mina lucrativa y compensadora de sus humanitarios sacrificios.

Sin embargo dado el éxito alcanzado en la terapia antibacteriana y su poder muy superior contra el alcanzado por los penicilánicos, mantuvo su predominio y pronto se recuperaron las dolorosas pérdidas trayendo consigo la compensadora tranquilidad en la bolsa de estos paladines de la humanidad.

Sin embargo los microorganismos insensibles al Cloranfenicol, infectantes o comensales al ser atacados por el fármaco y necios a querer morirse, con esa terquedad de la realidad que supera la capa de nuestro terco subjetivismo, desarrollaban a través de antiquísimos mecanismos de defensa las resistencias necesarias para superar la agresión del Cloranfenicol, mecanismos que por transmitirse en cuatro formas fundamentalmente a través de su ARN y capaces de alterar rápidamente su genética nos hace pensar que descienden de un genitor común y llegan a producir las sustancias necesarias para alcanzar y transmitir la impunidad al veneno del S. venezuelae y pronto ésta acción inició la carrera hacia la obesidad terapéutica de este antimicrobiano al igual que lo hicieran los derivados del azufre así como otros antibióticos más como para poder competir con los cada vez más audaces y mejor equipados microbios infectantes.

Una universidad del Oeste de Alemania explicaba a la población no médica en un lenguaje corriente el por qué había dejado de ser todo lo útil el Cloranfenicol contra los tratamientos infecciosos, pero también explicaba su cada vez mayor peligro venenoso en los siguientes términos: "Los microorganismos comensales de nuestro cuerpo al ser atacados por el Cloranfenicol inician la producción de la acetiltransferasa específica como lo hace la E. coli principal bacteria huésped nuestra en el tracto urinario y digestivo, pero además la transmiten a las bacterias infectantes logrando su rápida resistencia al Cloranfenicol haciéndolo inútil en la terapia pero además su efecto nocivo, el del Cloranfenicol, sigue sin alteración haciéndonos todo el daño posible y para adaptarnos a su actividad venenosa a través de las herencias requeriríamos como especie millones de años -y concluía sus comentarios en un gran desplegado en varios periódicos del mundo y confrontada la información con otra universidad del oeste de los Estados Unidos, daba inquietud a los accionistas de Darling.

Estos infames científicos pronto descubrieron con razonable preocupación que las alteraciones sanguíneas producidas en la terapia del Cloranfenicol en las acciones de envenenamiento de ésta, iba rápidamente reduciendo el número de leucocitos en la sangre por debajo de 5.000, disminuyendo el número de plaquetas en la sangre y alterando el desarrollo de la médula productora de la sangre con la consecuente escasez de todos los elementos celulares de la misma y con un resultado mortal, éstas eran las alteraciones descubiertas más frecuentes, causadas por el veneno del S. venezuelae.

No conformes con dañar la imagen de la altruista industria de Darling los infames investigadores que detractaban al noble emporio, recopilaron una serie de "576 casos para ser exactos todos con estas alteraciones sanguíneas dando la disminución por debajo de las cifras normales de concentración de hemoglobina debida a la pérdida o la

destrucción de los eritrocitos o por la falta de regeneración de los elementos sanguíneos en la médula ósea causadas por el Cloranfenicol y en los cuales las alteraciones mencionadas fueron las más frecuentes, a este grupo correspondían el 70% de los casos; los demás eran la agranulacitosis temida por su carácter agudo y caracterizada por la notable disminución o ausencia de leucocitos de la serie mieloide asociada a ulceraciones necróticas de la boca, faringe y otras mucosas y de la piel" enfermedad que afortunadamente -pensaba el Dr. Mengele- "también la producen ordinariamente otros preparados a base de amidopirina y barbiturados, compuestos sulfamídicos, arsenicales, benzol, otros antibióticos, citostáticos, y una interminable lista de medicamentos alópatas más".
También insistieron en forma inhumana estos científicos amarillistas que en su descubrimiento el pronóstico final entre los pacientes con pancitopenia o escasez de todos los elementos celulares de la sangre no parecía guardar relación con la dosis de Cloranfenicol recibida lo cual era del todo cierto, pero no por eso el Doctor Mengele les iba a quitar el calificativo de amarillistas.
Sin embargo, "cuando más prolongado había sido el intervalo entre la última dosis de Cloranfenicol y la aparición del primer signo de las temidas alteraciones sanguíneas, mayor fue la mortalidad, casi todos los

pacientes en quienes este intervalo era mayor de dos meses, murieron".

Y como colofón los muy sinvergüenzas no pudieron callarse el comentario ácido de sus descubrimientos "En la mayor parte de casos, el trastorno por el cual se había empleado el Cloranfenicol no se justificaba su empleo."

-esto es el colmo -decían algunos accionistas que con el deseo de invertir su capital en un negocio que hiciera el bien a la humanidad le estaba haciendo un daño a todas luces y lo peor es que de acuerdo a las conclusiones de los científicos este daño era irreversible.

No era posible hacer una demanda legal a estos científicos diseminados en todo el mundo pues lo peor de todo es que tenían toda la razón y en su angustia por ver a la humanidad rumbo al despeñadero daban insistentes voces de alarma.

Tampoco se les podía mentir más a los accionistas pues el teatro había sido descubierto por gentes ajenas al laboratorio y por lo tanto sin posibilidad de amordazar su información.

En la reunión que tuvo Hoffman con Mengele para saber cómo se iba a manejar ésta situación, el director médico mundial le manifestó que era el momento propicio para recomendar a la población médica mundial la necesidad de usar el Cloranfenicol sólo en aquellos pacientes con infecciones resistentes a otros antimicrobianos menos

venenosos y tal vez más conocidos, era preferible perder una parte del pastel que quedarse sólo con la cuchara.
Esto era el colmo y la FDA inició sus investigaciones meticulosas dando una serie de recomendaciones a los médicos las cuales concordaron maravillosamente con las de Mengele de usar como un último recurso el Cloranfenicol cuando otros fármacos antimicrobianos menos agresivos no fueran eficaces en el tratamiento.
Esta recomendación sería usada en Europa y los Estados Unidos pero sin embargo en países como los del tercer mundo bien podrían seguir usándose indiscriminadamente pues los gobiernos de dichos países son un poco bovinos o dicho eufémicamente algo corruptos y se les puede comprar con cualquier bagatela aun a los médicos usuarios del maravilloso veneno a los que forman el llamado liderazgo de opinión.
A pesar de todo este pandemónium no se retiró el antibiótico del mercado, Darling había sabido usar sus cartas al utilizar a humanos como animales de laboratorio primero en las epidemias con las cuales su éxito fue la llave de entrada en el mundo de la clínica alópata y después en toda la humanidad que se dejara envenenar impunemente a través de sus engañados médicos convertidos en vulgares agentes de ventas, llevando el desamarre de uno de los terribles caballos del Apocalipsis contra nuestra raza, contra toda la especie humana.

El Doctor Mengele contratado sabiamente por Hoffman para dar salida a estas eventualidades estaba incitando a sus médicos, convenciéndolos con una cuidadosa estrategia para que no se dejara de consumir el medicamento por los justificadamente alarmados médicos en todo el mundo, también estaba comprando espacios en las revistas pseudocientíficas para que se expusiera este criterio como una alternativa, que a los médicos prescriptores les supiera a justificación la receta infame que beneficiaba tanto al laboratorio.
Según estas conclusiones médicas tanto las reputadas como las que infamemente detractaron las bondades del Cloranfenicol plantearon que: El riesgo de anemia aplásica -deliberadamente excluyeron el término potencialmente mortal- no contraindica el empleo del Cloranfenicol pero curándose en salud subrayaron la salvedad de, en casos en que es necesario -así en abstracto para no dañar más la lacerada imagen del medicamento que estaba reflotando la economía de Darling -y a continuación aclararon, obliga a pensar que: "El medicamento no debe emplearse en enfermedades leves que pueden tratarse con otros agentes antimicrobianos ni en las situaciones mal definidas". También y de acuerdo a una experiencia de elevada incidencia de los venenosos efectos secundarios, insistieron en que hay que evitar la repetición del tratamiento en todo lo posible ya que la posibilidad de

envenenamiento con una segunda aplicación se aumenta considerablemente.

Los médicos aunque deseaban colaborar con el laboratorio que les diera tan satisfactorias gratificaciones por sus comentarios, sin embargo debían protegerse de situaciones indeseables sobre todo en el futuro.

También incluyó una serie de recomendaciones las cuales sólo sirven de estratagemas en la práctica por no haber responsabilidad legal ni moral en los países de nulos controles a las negligentes recomendaciones que dan los laboratorios a los engañados galenos como debieran ser: "Los pacientes que reciben Cloranfenicol deben ser vistos con frecuencia por su médico para vigilar el estado de la sangre, y hay que suspender el tratamiento en cuanto se manifiesten los efectos venenosos en la médula ósea".

Pero sin embargo no se sigue en la práctica ésta recomendación dada la confianza injustificada sobre este veneno, sobre todo en los países de nula moral o degradada ética con que se hacen las prescripciones.

También se presentó una recomendación en la que hay que enseñar a los pacientes a anunciar inmediatamente la presencia de cualquier tendencia hemorrágica, de faringitis que sugiriera la temible aparición de la mortal aplasia medular así como las fatales alteraciones sanguíneas o de cualquier otro síntoma que pudiera indicar la existencia de un nuevo proceso infeccioso. -aunque este término vago para los pacientes que en su inmensa mayoría desconocen las sutiles diferencias a las que se referían los sesudos médicos de Darling serviría para una utilización de acuerdo a criterios más subjetivos que basados en análisis clínicos y peor aún sin el seguimiento adecuado ni siquiera se daría en el futuro al paciente la información recomendada por estos científicos haciendo el laboratorio posteriormente dudoso su servicio a la humanidad para que en caso de que aparezcan los síntomas de emergencia acudan al médico los victimados pacientes. ¿Para qué inquietarlos más?-pensaba Mengele cínico desarrollando después de ésta infame recomendación que disminuiría las ventas que reputaban a Darling como el líder en el mercado de los antibióticos a nivel mundial.

El Doctor Mengele había sabido salir airoso del tremendo problema que les hubiera obligado a cancelar la producción del venenoso antibiótico, -otro en su lugar estaría a estas horas considerando la cancelación del veneno o negociando con una considerable desventaja ante la FDA el manejo de este prodigio. -pensaba Hoffman en su despacho mientras repasaba las sutiles argucias políticas de su querido Maquiavelo.

-en definitiva -le aseguró Mengele a Hoffman- estas recomendaciones no eran de tipo legal en la gran mayoría de los países y sólo funcionaban para los pocos médicos de

cierto sentimiento de responsabilidad, los cuales podrían contarse con los dedos de una sola mano.
Cuando se trata de médicos de países donde las irresponsables canogías dadas a estos piratas de la salud se dan por gobiernos más preocupados por su puesto o en las canogías infames que les otorgan a estos comerciantes de la salud para comerciar libremente en lugar de defender al pueblo que los sustenta; aquí los pacientes sólo cuentan con la protección de los muy escasos médicos conscientes, que siguiendo las recomendaciones de los investigadores acorralan el crecimiento del mercado del veneno y acortan los ingresos astronómicos, a que inmediatamente se acostumbran los accionistas.
La lucha continuó en ese regateo de canogías y restricciones en gobiernos de acuerdo al pobre control así como a la responsabilidad de cada representante del control de la salud, al cual se le puede comprar fácilmente y por los más diversos mecanismos, éticos o no, para imponer tan degradante abuso.
En una reconsideración de los avances sobre el posicionamiento del Cloranfenicol en el mundo entero en las reuniones informales en la oficina de Hoffman se esbozó el siguiente resumen de las políticas alcanzadas: Las leyendas precautorias en los marbetes de los medicamentos por disposición legal no se hicieron esperar afortunadamente sólo en algunos países de gobiernos

santurrones, no así en los países de gobiernos bovinos o corruptos, afortunadamente mayoritarios -se consoló Mengele- y los valores de las acciones de Darling poco a poco volvieron a su lugar natural en el mercado a donde estaban llamados para dominar las ventas de los nefastos antimicrobianos.

Laboratorios Darling continuaba con la lucha por el posicionamiento del Cloranfenicol en los muchos países que pretendía venderlo y como algunos países se mostraran reacios para la aprobación de la comercialización y consumo del Cloranfenicol por los espeluznantes resultados y la investigación necesaria continuaba su ruta, pronto se supo que aquel poder tan descomunal en comparación contra el alcanzado por otros antibióticos usados en similares terapias, traía riesgos similares a su potencia, el principal era la anemia aplásica que era mortal.

También salieron los médicos defensores de este antibiótico de excelentes resultados terapéuticos tratándose de fiebre tifoidea, infecciones en las vías urinarias, meningitis bacterianas, infecciones producidas por bacterias anaerobias y Rickettsias; pero la recomendación a la prudencia estaba en el aire: "aunque el uso de ésta potente droga sólo está justificada en circunstancias muy poco corrientes. En pacientes gravemente enfermos, el Cloranfenicol puede salvar una

vida, pero deberá reservarse para casos en los cuales no se disponga de otro agente más eficaz y seguro." concluían los científicos de varias universidades del Oeste de los Estados Unidos.
La batalla estaba ganada así por Darling aún con los terribles efectos de envenenamiento llamados con criminal argucia en la diplomacia lexicológica efectos de hipersensibilidad.
Un reputado científico, el Doctor Weisman sin embargo, indignado por los tratamientos engañosos a los efectos venenosos de este como todos los fármacos usados en la medicina alópata elevó en una conferencia internacional sobre antibioticoterapia que a tal suerte se estaba desarrollando en Oslo.
"No hay diferencia de concepto entre los efectos de hipersensibilidad y los de envenenamiento producidos por los antibióticos y otras clases de drogas. Sin embargo son más distintivas las alteraciones biológicas y del metabolismo en el huésped. Incluyendo alteraciones en la flora microbiana normal, infecciones sobreañadidas, e interferencia con la nutrición".
Y para poner en el banquillo de los acusados concluyó "estos efectos pueden ser provocados en grados variables por la administración de cualquiera de los antimicrobianos."

Otro grupo de científicos unos años después y con una fuerte preocupación por la ruta seguida por los laboratorios de la farmacia en el campo de la terapia antibacteriana para la cual recomendaban infamemente con afeites idiomáticos los estudios de laboratorio manifestaron el resultado de las investigaciones de varios años en diferentes hospitales en varias partes del mundo. "el 90% de los tratamientos antibióticos son inadecuados e inapropiados."

-es una lástima que las utilidades se redujeran al disminuir tan drásticamente el mercado por no ganar la simpatía de muchos científicos para la recomendación de este antibiótico en todas las infecciones, lo que pudiéramos llamar el antibiótico de primera elección -le comentaba Mengele al Doctor Sánchez O´Hara.

Pronto salieron en su defensa estudiosos de este prodigioso fármaco que sólo ha dado a la humanidad sus bondades, a cambio del descrédito, por tan sólo unos cuantos cientos de muertos confirmados, y muchos, muchos más muertos, eso si en el más completo y plácido anonimato en los países que dan irresponsables canogías al laboratorio para que explotara este veneno en su indefenso pueblo.

Finalmente después de exhaustivas consultas con los diferentes investigadores de las más reputadas universidades en varios países del mundo se concretaron las pautas para el uso del Cloranfenicol, pautas que serían la base legal de su prescripción en algunos países pero también deberían aparecer en los marbetes e insertos de las cajas del medicamento, en los pocos países que respetan a sus pueblos.

La lucha continuó en las diferentes esferas de la salud a todos los niveles y en los foros de ésta rama del saber humano se discutieron airadamente los pros y los contras de cada grupo de genéricos curativos llegando a conclusiones diametralmente opuestas de acuerdo a los intereses que los conforman en: su peculio, moral, posición social, científica, etc. pero las conclusiones se hacían cada vez más polarizadas obligando a algunos gobiernos a su aceptación y a otros a su rechazo de acuerdo también a la influencia que ejercieran estos prósperos magnates de la salud en su moral, ingresos, imagen social, etc. En los respectivos países de que se estaba tratando.

En el foro de Berna, Suiza el 03 de Octubre de 1949 donde se realizó una reunión mundial sobre los envenenamientos medicamentosos en los que se destacaba el uso y el abuso del Cloranfenicol las conclusiones generalizadas a que arribaron fueron:

"El riesgo de anemia aplásica no contraindica el empleo del Cloranfenicol en casos en que es necesario. Pero nos obliga a pensar que:

1- el medicamento no debe emplearse en enfermedades leves que pueden tratarse con otros agentes antimicrobianos ni en situaciones mal definidas.
2- hay que evitar la repetición del tratamiento en todo lo posible
3- los pacientes que reciben Cloranfenicol deben ser vistos con frecuencia por su médico para vigilar el estado de la sangre, y hay que suspender el tratamiento en cuanto se manifiesten los efectos en la médula ósea
4-hay que enseñar a los pacientes a anunciar inmediatamente la presencia de cualquier tendencia hemorrágica, de faringitis o de cualquier otro síntoma que pudiera indicar la existencia de un nuevo proceso infeccioso".

También se les recomendaba a los galenos a seguir las recomendaciones apegados a cada paciente pero sin embargo Darling con su enorme capacidad publicitaria desvirtuaría fácilmente dichas conclusiones en la práctica facultativa convenciendo al cuerpo médico al uso casi indiscriminado de este prodigioso veneno, en los países en donde las canogías se lo permitían.

Darling haciendo uso de sus relaciones con los personeros corruptibles o de mentalidad obtusa o de plano bobina y que detentaban funciones gubernamentales de adecuado nivel jerárquico en los gobiernos de todos los países donde vendían su Cloranfenicol convenció a estos de lo absurdo de insertar tal información en las cajas y desarrollando las políticas adecuadas de razonamiento desde el soborno hasta el convencimiento; cuando se trataba de verdaderos gobiernos bovinos obtuvo la victoria necesaria para el libre desplazamiento de su veneno dejando a los galenos el libre albedrío de su prescripción, misma que sería manipulada por los estudios taimados y llenos de afeites lexicológicos para animarlos de una innecesaria seguridad para que la practicaran sus galenos.

Cyrus con amargura confirmó al paso de los años que es obvio que la información sobre los venenosos efectos de los antimicrobianos no se les expone a los pacientes pues los laboratorios de la farmacia han hecho bien su papel de dar la equivocada confianza a los médicos de casi todo el mundo los cuales no se toman la molestia de informar al paciente con las terribles consecuencias por los mortales efectos cuando hay predisposición al envenenamiento llamado taimadamente hipersensibilidad, para engañar al galeno y a la población en general, y este continúa con el engaño contra la salud del paciente y consecuentemente de la humanidad misma.

"No perdones a tus hijos, servidores y amigos la primera falta grave si no quieres ser víctima de la última."

Santiago Ramón y Cajal

*Desastrosos resultados contra la humanidad

Ahora por haber perdonado a la industria de la farmacia su primera falta grave al usar a indefensos indígenas, ésta continuaba con su infame práctica engañando a los galenos y terminó con hacerlo con la humanidad toda porque la avaricia no conoce límites.

Los diferentes estudios que se realizaron gracias a la experimentación masiva en la cual dada la tremenda voracidad, la población humana fue el conjunto de los animales de laboratorio y estos fueron condenados a su experiencia por los laboratorios Darling y fueron monitoreados por sus respuestas clínicas en las cuales con o sin justificación se dio el venenoso tratamiento, estos fueron manifestando sus enfermedades medicamentosas secundarias al abuso.

A pesar de este flagrante engaño a la humanidad con una fementida lexicología, finalmente se había logrado el posicionamiento masivo del antibiótico, la lucha de los grupos a favor y en contra de los múltiples intereses de la humanidad en los diferentes grupos que lo conforman se hacía patente, pero la publicidad había dado un

incuestionable poder para difundir las ideas de Darling no así las de los médicos independientes quedando su llamado a la precaución y a la cordura en el olvido, como una artera puñalada a la humanidad toda.
La Cloromycetina alcanzaba su mayoría de edad plácidamente y dando con estos aberrantes tratamientos alópatas, nuevos dolores de cabeza a los victimados pacientes y a la humanidad toda.
Pronto aparecieron los nefastos resultados magnificados en todo el mundo pero continuaron acallados por muchos de los gobiernos y los laboratorios por un acostumbramiento al efecto venenoso; la delicada ecología que condiciona el equilibrio de la flora normal en el ser humano y en calidad indispensable para su desarrollo vital, cada vez más lábil; dañada por estas sucias y/o equivocadas prácticas, necesita buscar compensaciones en el corrimiento del desequilibrio de su hábitat para detener en lo posible su consecuente extinción del planeta gracias a ese 90% de prescripciones antimicrobianas inadecuadas e inapropiadas resultantes de la despiadada publicidad de Darling como de otros laboratorios, para posicionar sus infames y lucrativos venenos.
Algunos años después recordaría el Doctor Robert Cyrus con una desesperante amargura, cuando leyera las conclusiones inquietantes de la OMS sobre la creciente amenaza de la extinción de la especie humana por el

aumento alarmante de las enfermedades infecciosas resistentes a todos los tratamientos antimicrobianos y que estas sólo están creciendo gracias a la domesticación bacteriana, a través de las informaciones de ADN y adecuaciones genéticas dadas por el hombre mismo a través de estos antimicrobianos y la irresponsabilidad de los gobiernos y en definitiva de los galenos que las prescriben en ese espeluznante 90% de recetas inadecuadas e inapropiadas.

También hacía Cyrus dolorosas comparaciones sobre como en los cientos de millones de años que llevan de vida tanto los ancestros de la especie humana como ella misma sin la necesidad de estas nocivas prácticas, habían convivido en una lucha en la cual supo salir triunfante la especie humana, en sus relaciones numéricas o proporciones de humanos en correspondencia con los microorganismos de su entorno, con todas las especies con las que se relaciona y estas proporciones ahora se recorrían a ojos vistas peligrosamente hacia un crecimiento y formación de nuevas cepas por las resistencias microorgánicas que amenazaban con nuestro fin, ahora que neciamente pretendíamos adaptar a nuestro sistema inmune, prácticas infames a modo de Frankestein antimicrobiano.

En contraste con las prácticas certeras de la homeopatía que le enseñara el Homeópata Sandoval en su viaje a Puerto Vallarta años atrás en el viaje que realizara para

compensar a su familia de las muchas privaciones consecuentes a su trabajo.
En cuanto a la potente eficacia y a la indiscutible seguridad de la homeopatía la había probado en el control de la epidemia de cólera, como lo probaran los Homeópatas en estos dos cientos años desde el insigne Hahnemann, en el control de la primera epidemia de cólera en Alemania, pero los intereses de los grandes laboratorios mientras no se vieran beneficiados por estos medicamentos, la homeopatía sería detractada para merma de la salud humana.
Apenas cuatro décadas después de iniciarse esta loca carrera donde a las voces de alarma, lanzadas por los muchos millones de muertes por infecciones resistentes a todos los antimicrobianos, se puede comparar este holocausto con el resultado de una guerra bacteriológica de nivel mundial y de muchos años de duración.
-sólo en los países donde la prescripción médica se responsabilice del consumo de estos venenos se puede controlar en cierta medida muy poca por cierto de acuerdo al 90% de prescripciones inadecuadas e inapropiadas en los lugares más éticos del mundo como son los Estados Unidos, pero que de nada les va a servir si continúa el crecimiento de resistencias en todos los demás países los cuales van a exportarles sus resistencias antimicrobianas, con el consecuente efecto de farmacoresistencia de la

población microbiana, dejando a toda la humanidad al acecho de la piratería de los laboratorios y de inmorales galenos, en esa rapaz lucha por el monopolio de sus perversiones -pensaba uno de los médicos que trabajaban para el laboratorio, asqueado por las bajezas morales, base sobre las cuales se estaban repartiendo la salud de la humanidad por sólo treinta denarios.

En su casa Roig declaraba a Viviana -ésta carrera permite y permitirá por muchas décadas más el peligro de la extinción de la especie humana, como en todas las conquistas con que han vilipendiado nuestra trascendencia con todas las zancadillas, atajos, emboscadas, traiciones, compras de personal clave, infiltraciones de espías, cotos comprados a los gobiernos que lo permiten para la explotación de medicamentos altamente peligrosos y por lo cual son prohibidos o restringidos en casi todo el mundo, donde la población está mejor informada y capacitada para presionar a su gobierno, para que desarrolle leyes que protejan realmente a ésta; pero aún quedan muchos, muchísimos países sin protecciones legales y por supuesto morales.

Tras conocer los sucios planes del laboratorio para no dejarse ganar el mercado comentaba Roig con su esposa.

-más de las tres cuartas partes de la población humana del planeta no cuenta con leyes que protejan a sus representados suficientemente como para que no los envenenen con medicamentos inadecuados e inapropiados como pasa con el 90% de las recetas antimicrobianas -barruntaba amargamente arrepentido de haber aceptado trabajar con tales amorales y sórdidos destructores de nuestra más cara naturaleza.

Por otro lado en su casa el Doctor Grabner director de comercialización de laboratorios Rodo comentaba abyectamente a su esposa -esta situación se da, se dio y se dará en todas las culturas y recordemos como en los Aztecas, la élite: los sacerdotes y los guerreros teniendo como base de su yugo a la religión, simple y primitiva al principio, se le fue complicando llenándose de contenidos mágicos de acuerdo a sus intereses de imperio, formando una terrible teocracia. "Los dioses se animan en la dura piedra de granito y pegan sus fauces en la entraña del hombre; Huitzilopochtli, Tlaloc y hasta el civilizador Quetzalcóatl pedían sacrificios humanos."

-¿por qué no vamos a hacerlo nosotros, gente de mayor cultura y que a cambio de un pequeño sacrificio de estos subdesarrollados, subhumanos y sucios indígenas, le daremos a la humanidad las bondades de la salvación de las enfermedades que es capaz de curar eficazmente la Clorotetraciclina?

Su esposa, mujer inteligente que no humana, mientras se recostaba en el regazo de la hiena, leía un pasaje de la conquista Española a la gran Tenochtitlán en aquel encuentro de Cortés con Cuauhtémoc, conminándole a un armisticio leguleyo y humillante según lo describen sus cronistas: "El español sabiendo hacer buena su querella y aventajándose, mostrándose en todo tenaz y prudente; dispuesto a vencer aventurando menos, sobre no ser pocos ni débiles sus enemigos."

-sí -aceptó Grabner- Cortés el conquistador, pasó a la historia como un civilizador a base de distorsionar la verdad, con un descaro inaceptable para ningún pueblo, es la historia del Homo falsus.

-nosotros, laboratorios Rodo a cambio de una experiencia clínica, les daremos a los bolivianos, o a quien nos necesite en el control de la epidemia que los aflige, el retorno a la salud; eso es equidad, en el sentido más humano de la idea.

-digamos -intervino cínica su esposa- el imperio de la teofagia Azteca, monárquica y clerical después, así como las múltiples formas de dominación de los diferentes gobiernos que como aves de rapiña han sangrado a la gente de América, a esos buenos para nada, ahora les da el turno a ustedes, los curadores, los dioses de la salud.

Las risas de Grabner compartían la sevicia espiritual de su consorte que disfrutaba de una moral orgullosamente desfigurada.

Pero no terminaba ahí la felonía de estos piratas de la medicina, el problema se extendía ahora hacia toda la

humanidad pues las prescripciones de estos antimicrobianos llegaba a los pacientes de todo el mundo y para eso no había ley que regulara tal situación y los daños se estaban viendo y se verían cada vez con mayor claridad en una humanidad condenada a la extinción -concluía con sus meditaciones el Doctor Roig en forma acertada de acuerdo a las estadísticas presentadas unos años después por la OMS. Dependiente de la ONU.
Acaba de declarar la OMS que de continuar con el abuso de los antimicrobianos llegará el día no muy lejano por cierto en que infecciones otrora leves sean de pronóstico fatal por la creciente resistencia antimicrobiana y la mayor virulencia, dada nuestro cada vez mas disminuido nuestro sistema inmune, para defendernos de las invasiones y las infecciones.
Estaba consciente de como los laboratorios que estaban explotando las sulfas, las penicilinas y ahora la estreptomicina desarrollaban políticas de mercadotecnia en los países subdesarrollados o dicho eufémicamente en vías de desarrollo, de una rapacidad muy superior a la que usaran los nazis en sus conquistas, nada los podía detener y si se imponían determinadas objeciones o controles legales, la mercadotecnia a través de la presentación de estudios taimadamente manipulados y con los más estudiados afeites lexicológicos cubrían como con hojas de

parra sus efectos venenosos y superaban cualquier obstáculo.

Había llegado a pensar que la depredación de la especie humana por estos supuestos curalotodo sólo culminaría cuando la conciencia de los médicos alcanzara un nivel de madurez muy superior al actual, pero eso llevaría tal vez una centuria o más, y quizá sería demasiado tarde para la humanidad en ese entonces, y cuando se alcanzaran las resistencias contra estos venenos sería imposible hacerles frente. Ahora sabía que el único camino que le quedaba a la humanidad era el elevar las condiciones funcionales del organismo en este caso, al mejorar sus condiciones del sistema inmune condiciones que sólo la homeopatía podía lograrlo como lo estaba demostrando con las vacunas y otros sistemas desarrollados doscientos años atrás por el eminente Doctor Hahnemann, aunque no fueran de interés a los laboratorios por imposibilitar el lucro voraz al que se habían acostumbrado y con fórmulas tan sencillas de desarrollar, cualquiera las desarrollaría llevando la economía de estas empresas farmacológicas al desastre.

El Doctor Luis Roig estaba moralmente afectado por los vuelcos que tomaban las prácticas aventureras del laboratorio -meditaba con intensa pesadumbre, con esa preocupación natural por un crimen que está a punto de efectuarse, aunque tenga la justificación malsana que le reputaban sus jefes- él los encontraba, como ante un crimen semejante al cometido por los Nazis, a los muchos seres humanos con los cuales experimentaron sus bajezas, en esos arrabales seudocientíficos; ahora que la porfía se hacía más cerrada, obligaba a los laboratorios a la necesaria aceleración en la experimentación, para superar a la competencia; Rodo, en lucha por la supremacía contra Darling y otros laboratorios, justificaba su felonía, obligándolo a la demanda de una raza destinada a ser el medio de experimentación, de esa expoliación indispensable, para superar fácilmente las muchas experiencias que les garantizasen la eficacia y seguridad preponderante e indispensable, para la autorización de comercialización en los gobiernos de todo el mundo; este era el turno de ésta negra área de la ciencia de la medicina, que cuidadosamente defienden los gobiernos a cambio de oscuras compensaciones injustificables; para eso están los habitantes del submundo, los nacidos pobres, los sin derechos, los desheredados; con sus hambres seculares, sus milenarios anhelos imposibles, sus místicas esperanzas, sus desesperaciones, sus blasfemias, sus plegarias, su vulnerabilidad por todo aquel que desee pisotearlos, como lo hacen impunemente estos supuestos próceres de la salud humana.

En los animales de acuerdo a las experiencias que nos legara Darwin, podemos ver que las especies más antiguas las que han heredado a las especies noveles, los cromosomas propios de su descendencia y además las que son capaces de alcanzar cambios, que les permitan adaptarse mejor a las condiciones cambiantes, son las que están destinadas a superar a sus genitores en la dura competencia natural por la supervivencia, con los cuales lucha, y ésta se hace más encarnizada precisamente contra ellos, por las muchas condiciones semejantes.

Esa noche no durmió el Doctor Luis Roig, buscando un sólo elemento que realmente sirviera de justificación moral ante tan inconmensurable crimen que estaba tramando Laboratorios Rodo.

El Doctor Luis Roig recordaría algunos años después en su consultorio médico en la Ciudad de México la denigrante historia de los laboratorios de la farmacia con el abuso de los medicamentos pero la peor que conocía era la de los antimicrobianos y la mala jugada hecha con estos a la humanidad, recordaría como por ejemplo el gobierno de los Estados Unidos impresionado por los resultados y bajo la presión de diversas áreas de su base social e incluidos algunos senadores dio su autorización pronta y los laboratorios derramaron por todo el mundo los antimicrobianos que a la postre pondrían a la humanidad al borde de la extinción como lo está declarando desde 1995 la OMS, consecuente a las muchas resistencias antimicrobianas e incontables microorganismos nuevos llamados eufémicamente nuevas cepas y que no son otra cosa que variedades más resistentes a los antimicrobianos desarrollados a partir de las originales, un nuevo microbio o diversidad más agresiva e incontrolable por nuestro sistema inmune, con mayor resistencia antibiótica y mayor virulencia contra la especie humana; variedades nuevas provocadas por los diversos antimicrobianos utilizados en todo el mundo, en las más diversas terapias antiinfecciosas inadecuadas e inapropiadas en un 90% de las prescripciones; gracias en primer lugar a la falsa información que dan los laboratorios a los médicos, encaminada a dar una equivocada confianza tanto a los galenos usuarios de estos venenos y de cuya prueba, la tuberculosis farmacoresistente es la más representativa pero no la mejor preparada para extinguirnos; ella presenta para nuestro espanto, una mortalidad más alta que en ninguna época anterior a la nuestra, y toda ésta evolución de infecciones contra nuestra especie totalmente está fielmente apegada a la teoría de la evolución de las especies de Carlos Darwin; ellas las especies patógenas y aún las saprófitas han desarrollado a través de las herencias, nuevas cepas ahora capaces de superar nuestra actividad inmunológica y para nosotros alcanzar su poder inmunológico necesitaríamos miles de años solo para reproducirnos lo que ellos hacen en un solo día con la consecuente herencia de resistencias a nuestra actividad inmunológica.

-dicho resultado fue no por caracteres especiales distintos a los de otros microorganismos -les dijo el Doctor Roig a sus colegas en aquella reunión en su casa en una noche dedicada a jugar dominó- sino porque a los bacilos de koch se les enseñó con más insistencia, los mecanismos que deben fortalecer de su inmunología; una inmunología altamente compleja y que funciona en dichos términos en el desarrollo de las temidas resistencias desde muchos millones de años antes que el ser humano poblara la tierra, y que ni siquiera aparecieran en el planeta sus más próximos genitores; por consecuencia son mucho más evolucionados que nosotros en capacidad de adaptación, a vivir bajo la agresión de venenos antibióticos a través de las resistencias, además de su elevadísima capacidad de reproducción con lo cual son capaces de transmisión por vía vertical además de las formas de transmisión horizontal conocidas.

Otros problemas aparecieron desde el inicio de los infames tratamientos, no por su eficacia clínica sino por la poca seguridad con que fueron usados. Además de la alteración ecológica en la flora microorgánica del ser humano, creando una micro biodiversidad nociva con señaladas resistencias estables y mejoradas de generación en generación; se encontraron además en estas aplicaciones las cada vez más peligrosas manifestaciones de efectos secundarios a la administración de dichos venenos antimicrobianos y estas suman miles de casos de envenenamiento en el sistema inmune, sangre, riñones, hígado, articulaciones y muchas localizaciones orgánicas más; pero los fabulosos ingresos que están aportando estos prodigiosos tósigos, proporcionan el poder económico suficiente para desarrollar estudios, los cuales son manipulados y afeitados en un lenguaje con que los laboratorios justifican su uso, poniendo fuera de toda duda a los torpes gobiernos obnubilados o corrompidos, por su milagroso éxito terapéutico, el cual es temporal y con muchos efectos colaterales más como son las temidas resistencias.

En aquella noche de recreo con la familia de Roig y algunos amigos, su esposa fue a la cocina a preparar una taza de café de Córdoba, Veracruz, de la última cosecha y mejorado con técnicas seculares.

-la historia de los antimicrobianos -continuó recordando el Doctor Luis Roig con su querida esposa Viviana cuando se fueron sus invitados- está llena de daños a la economía y a la ecología de los organismos vivos y a la de los humanos en consecuencia.

-a la aparición de los penicilánicos en aquel inicio de la bella época de oro de estos prodigiosos venenos, que como dioses enanos sabían explotar los falsos paladines de la humanidad enferma, y con toda la zafia voracidad de la industria de la farmacia, se descubrió la estreptomicina con su bagaje de bondades más salidas de vendedores ambulantes en cantinas de dudosa reputación que de los prestigiados laboratorios farmacéuticos; bien es cierto que alcanzó insuperables curaciones con los pacientes, pero el abuso de las prescripciones por las falsas seguridades que les dieran los laboratorios a los galenos que las estaban usando, pronto permitió que los microorganismos desarrollaran las resistencias tan temidas por las exposiciones constantes, de todas las prescripciones que como sentencia final nos van poniendo en la puerta del infierno a la humanidad toda.

Los Doctores Viviana y Roig al tiempo desarrollaron ese hábito socialmente establecido por el humeante café de tan inmejorable calidad que se produce en la sierra de Veracruz y Oaxaca, a la sombra de los aromáticos árboles de naranjas, en esos empinados terrenos de toda la sierra; él decidió que era un buen momento para degustar con su consorte otra olorosa tasa hervida en una olla de barro negro de la famosa artesanía Oaxaqueña, mientras aparecía la aurora con todo su mágico influjo; ese ancestral fenómeno que disfrutaban eventualmente al final de su maratónica velada y que ya se estaba haciendo consuetudinaria.

-sin embargo -continuó comentando Roig a su esposa con cierta amargura- como en todo veneno antibiótico su acción no es selectiva a los infectantes del ser humano, como deliberadamente les han hecho creer a los médicos, el ejército de laboratorios al servicio de la rapiña más audaz contra la especie humana, siguiendo los principios del artífice de la mentira Nazi, Joseph Paul Goebbels: "una mentira dicha muchas veces se transforma en verdad", cuando fue ministro de propaganda e información durante el gobierno de Hitler.

-esta realidad, de la destrucción del ser humano por incontables cepas súper resistentes que fueron creadas con los antimicrobianos a partir de cepas sensibles y que vivían en el ser humano como comensales o eran destruidos por nuestro sistema inmunológico en unos cuantos días, sin embargo resultó ser más terca que los arrabales publicitarios de Goebbels y los laboratorios de la industria de la farmacia desatando los caballos del Apocalipsis irremediablemente.

Este grupo de científicos en conjunto con los publicistas de los laboratorios, desparramaron el incontable paquete de estudios manipulados o en el mejor de los casos lexicológicamente afeitados, de sus indeseables efectos nocivos, para enmascarar adecuadamente la dantesca realidad que razonablemente nos asusta tanto; y esta realidad fue más terca que nosotros los humanos y los frentazos alcanzados por la humanidad que se acerca cada vez más a la extinción, por los rapaces intereses de estos paladines de incierta bandera; ese es el mendaz usufructo.

En los laboratorios Rodo, Darling y muchos más, en aquel legendario 1947 de interminables experiencias ilegítimas en humanos, se alcanzó la experiencia que les diera la reputación de milagroso antibiótico; bien es cierto que por las carreras que se desarrollaban entre los laboratorios de la mutua competencia se había hecho definitivo el poner en peligro la vida de miles de semejantes, en países de nulos procedimientos legales para controlar las prácticas infames en los indígenas, que tratados como animales de laboratorio pero animales al fin, en aras de su dudosa ciencia y cierta codicia, eran criminalmente sacrificados.
Roig recordó a su esposa, a Wallace, su exjefe, como con esa irrespetuosa mordacidad puntualizó los principios de los católicos jesuitas "el fin justifica los medios".
En la conferencia nacional sobre control de infecciones a la que el Doctor Roig fuera invitado como ponente declaró para amargura de los laboratorios:
"Definitivamente la humanidad no está preparada para el uso de los antimicrobianos sobre todo por ese alarmante 90% de prescripciones inadecuadas e inapropiadas y la irresponsabilidad de los laboratorios por ocultar los resultados de los nocivos efectos en primera instancia y de los galenos muy de la mano, ya que con sus equivocadas confianzas en la prescripción están empantanando la salud de todos los seres de ésta especie humana que poblamos la tierra".

Pero su voz fue el clamor en el desierto; su preocupación y los resultados de sus experiencias, pronto se diluyeron entre las grandes cantidades de información seudocientífica y de propaganda pagada, en muchas revistas que llegan a los médicos en todo el mundo.

Los gobiernos de los diferentes países hicieron poco o nulo eco a las protestas de los muchos médicos que como Roig presentaron sus inquietudes sobre los resultados de los abusos prescriptivos de los antimicrobianos.

Por otra parte de ese 90% de pacientes a los que les recetan impunemente los antimicrobianos inadecuados e inapropiados para la infección que padecen, son muchos de los que se pueden curar sin la infame participación de estas nocivas sustancias, pues su sistema inmune los puede curar o son pacientes con infecciones virales que espontáneamente se curan sin la intervención de estas agresivas y criminales terapias y así poco a poco, sin alcanzar ningún beneficio a la humanidad, lenta pero inequívocamente nos están llevando a la extinción a la especie humana toda.

"Estos crímenes, que avergüenzan a la especie humana, deben ser conocidos por todo el mundo para remediarlos"

José Eustasio Rivera.

*El desastre continua

En las instalaciones de Darling en Miami el Doctor Mengele leía el compendio de varios estudios realizados por sus subalternos en varias partes del mundo.
Lo que llegó a sus manos fue el siguiente resumen:
'Informe sobre las actividades de la Cloromicetina en las pruebas de laboratorio en humanos después de ser tratados por Darling'.
La Cloromicetina inhibe el crecimiento de una amplia variedad de bacterias grampositivas y gramnegativas, y de Rickettsias. Esto hace que pronto alcance a ser el medicamento de elección en la fiebre tifoidea, y es además eficaz en la meningitis por H. influenzae, recientemente se experimentó su infalible eficacia en el tratamiento de varios humanos con Tifus exantemático con excelente resultado en el campo de la eficacia, también se trató a pacientes con infecciones por Salmonella y Shigella todos en humanos, con espectacular resultado. Además, es activo contra la mayoría de los microorganismos anaerobios, con inclusión de las especies de bacteroides. Y

de acuerdo a las investigaciones de mercado esto lo pone en el primer lugar de eficacia contra dichas invasiones infecciosas por lo que no dudamos que sea el antibiótico de primera elección en la consulta externa y aún a nivel hospitalario desplazando sin lugar a dudas a los penicilánicos.
También se han alcanzado a descubrir ventajas como la administración oral en contraposición de las penicilinas que requieren ser administradas en vía parenteral.
"La Cloromicetina es eficaz cuando se administra por vía oral; aparecen niveles terapéuticos en sangre 30 minutos después de la ingestión". Sin embargo tenemos en desventaja con las penicilinas, "en aquellos pacientes que requieren una administración que sea muscular o endovenosa, porque la absorción intramuscular es errática. La dosis oral o intravenosa debe ser de 50 mg/Kg/día repartidos en dosis cada 6 horas".
"También se han encontrado efectos negativos en dosis superiores a ésta o en tratamientos prolongados para tratar los microorganismos infectantes resistentes, por lo cual en casos excepcionales, microorganismos moderadamente resistentes pueden requerir hasta 100 mg/Kg/día, pero estas dosis grandes deben disminuirse rápidamente por su potencial efecto negativo en los pacientes".

"Se ha descubierto en los cadáveres de los humanos sensibles a este veneno que la agresión principal se encontraba en la médula ósea y en contra de los diferentes componentes de la sangre a los cuales destruye irremediablemente con efectos potencialmente mortales".
"La Cloromicetina puede producir depresión de la médula ósea con neutropenia, agranulocitosis o, en los casos más graves, anemia aplásica. Es imposible proteger contra ésta complicación potencialmente fatal, incluso monitorizando el recuento sanguíneo".
Aunque al Doctor Mengele le había caído como una molesta necesidad tener que advertir al cuerpo médico de sus devastadores efectos sanguíneos, sin embargo las políticas de la FDA así lo establecían, y él no iría a la cárcel por impulsar ningún veneno en los Estados Unidos pero si bien en éste, la información a los galenos se realizaría de acuerdo a las restricciones legales, en otros países se podría efectuar una serie de adecuaciones lexicológicas para dar al médico la confianza necesaria para que como nefasto agente de ventas de Darling, el cuerpo médico desplazara en sus pacientes el agresivo tósigo, no sería el primer medicamento que se usara con el abuso de un lenguaje afeitado y una dirección calificada de criminal en otras latitudes, para eso eran los médicos bovinos o corrompibles con las muchas formas, desde los estudios manipulados hasta aquellos que no les importa mucho la

salud de sus pacientes, Maquiavelo ya lo había hecho notar con su pensamiento "en política lo importante es ganar" y el predominio del mercado es una guerra en la que hay que ganar cueste lo que cueste -pensaba lúcido el nuevo director médico de Darling degradándose vilmente en lugar de respetar el juramento hipocrático.
-si en los Estados Unidos el 90% de las prescripciones de antimicrobianos se realiza en forma inadecuada e inapropiada como prueba de que se puede manipular la opinión de los galenos, ¿por qué no se podrá hacer lo propio en otros países menos rigurosos en su legalidad? -meditaba el honesto médico.
"Una mentira entre más grande es, se convierte en algo creíble más fácilmente". Había leído alguna vez en los pensamientos de su idolatrado Tercer Reich por su amado Goebbels cuando fuera el encargado de la publicidad nazi bajo las instrucciones de su gran líder Hitler. Ya había tenido innúmeras oportunidades de hacer valer dicha filosofía en los países de América Latina cuando necesitaba dar a los galenos la confianza necesaria para la venta de verdaderos venenos cuyo rango terapéutico era equivalente al tóxico en muchos de los pacientes o en porcentajes elevados como lo es la dipirona o metampirona, el paracetamol y los terribles corticoesteroides sin embargo los desplazamientos por el recetario hablaban a las claras la validez de la filosofía de la

mentira que tanto explotara Hitler y con tan buenos resultados por lo que seguía siendo válida.
-pero además -reafirmaba su tesis con la solidez de su lúcida mentalidad- ésta situación adquiría aquí una mayor validez ya que los médicos eran convencidos para que envenenaran a sus pacientes sin la presión de una dictadura y aún en contra de sus propios intereses más elementales no sólo los éticos sino también los de supervivencia pues sus pacientes que son los que les dan de comer son, envenenados impunemente y hasta pagan por tan criminal envenenamiento.
La historia de la medicina estaba corriendo como una película en la mente de Mengele, el último siglo tan solo podría llenar la biblioteca más grande del mundo de los ardides publicitarios, políticos y toda clase de argucias de mercado llevadas a cabo para vender los más equivocados géneros terapéuticos.
Oh bendita publicidad sin la cual ningún laboratorio hubiera podido superar los escollos de la realidad de sus desproporcionados efectos nocivos, los cuales eran su principal talón de Aquiles en la próspera industria. Y veía como el ala oscura de la depravación que era necesario extenderla hacia pacientes y galenos al recordar que: "Ningún medicamento de factura alópata ha sido capaz de alcanzar las bondades que se le imputaban sin causar daño al paciente a través de los efectos colaterales y en muchas,

muchísimas ocasiones los efectos venenosos superan en demasiado a los curativos".

-sí, podríamos empezar por la Talidomida y no porque fuera la más dañina al ser humano sino porque la publicidad la puso en el banquillo de los acusados, haciendo perder muchas decenas de millones de dólares al laboratorio que lo descubrió y sólo por ser sus daños más evidentes a los profanos de la medicina pero cuántos muertos ha dejado la metampirona sin que por esto se haya prohibido en el generoso mercado de América Latina -recordaba mientras su Habano era aspirado agradablemente- o allende los océanos cuando desde 1938 se restringió severamente su uso aquí en los Estados Unidos por tantas muertes y morbilidades injustificadas.

-ahora los antimicrobianos serían usados por todo el médico alópata en las terapias, chapuceras o no, eso era cuestión de enfoques -se justificaba el flamante director en ese resquemor de conciencia que se va perdiendo con los crímenes contra ella, contra la humanidad misma.

Viendo el reloj de oro de su escritorio decidió dar por terminado el coloquio con sus tenaces remordimientos que ya le estaban cansando, como a niño injustamente regañado y continuó con la lectura del informe.

Por ésta razón, "la Cloromicetina no debe usarse, a no ser que esté claramente indicada por una infección grave; no

debe usarse en infecciones triviales ni tampoco como profiláctico" -le recomendaban sus investigadores.
Eso lo discutiremos nosotros sin la ayuda molesta de los aguafiestas que viven del laboratorio clínico y sin embargo con estas actitudes lo están traicionando -pensó el impoluto Mengele irritado por el cruel comentario.
"El uso prolongado de grandes dosis puede causar una detención de la maduración reversible de los precursores de los glóbulos rojos, y un aumento abrupto del nivel de hierro en el suero" -pero esto no será óbice para su generalizada prescripción, el recurso del método nos favorecerá, si hubiera alguna queja por parte de cualquier gobierno, institución o galenos.
El Doctor sabía los peligros que presentaban este tipo de anemia medicamentosa en sus variadas formas, reconoció para sus adentros -ya buscaremos una justificación adecuada, se dijo y continuó la debeladora lectura.
"Los niños recién nacidos que son sometidos a más de 25 mg/Kg/día, han desarrollado el llamado síndrome del niño gris que es un estado de colapso cardiovascular con distensión abdominal, letárgica, sufrimiento respiratorio y cianosis cuadro que es fatal si se continúa con el medicamento".
-eliminar a los infantes de menos de un año de la terapia del Cloranfenicol nos representaría un 25% a 40% de disminución de prescripciones, tenemos que buscar la

forma de que se utilice con las salvedades de cobertura ética -consideraba cínico el infame director de Darling.

El cuadro se origina de acuerdo a nuestra experiencia por las concentraciones sanguíneas excesivas de Cloranfenicol y debidas a un mecanismo que es deficiente en cuanto a la conjugación del ácido glucorónico propio de los niños de dicha edad, más una disminución de la función renal y en ambos casos, es normal en el recién nacido, especialmente el prematuro.

En un informe recién insertado con la leyenda de altamente confidencial se presentaba "un estudio realizado en la recién controlada epidemia de Tifus exantemático en Haití con cuatro niños tratados con Cloromicetina murieron los cuatro intoxicados".

En el recién nacido puede aparecer toxicidad mortal, en especial cuando es prematuro -¿por qué será la realidad más terca que nosotros? meditaba el sabio al continuar con su escalofriante análisis "la Cloromicetina se acumuló en la sangre de estos pequeños alcanzando una concentración muy elevada al cuarto día de tratamiento aproximadamente, los cuatro niños murieron de colapso cardiovascular después que recibieron 200mg/Kg de peso corporal" -más adelante exponía el estudio -la enfermedad suele iniciarse entre los dos y nueve días-cuatro fue el promedio en los siguientes estudios que realizaron los

médicos de Darling en bien de la humanidad dando dicho resultado después de iniciado el tratamiento.
Los seis estudios que se presentaban en diferentes partes del mundo tratando diversas infecciones en recién nacidos y todos tratados exclusivamente con Cloromicetina se encontraban cuidadosamente encuadernados y el resumen al final concluía: "Las manifestaciones en las primeras horas fueron vómitos, rechazo a la succión, respiración irregular y rápida distensión abdominal, periodos de cianosis y evacuaciones líquidas de color verde".
"Al terminar el primer día todos los niños estaban graves; durante las 24 horas siguientes, sufrieron flacidez, tomando un color ceniciento y les bajó la temperatura. La muerte ocurrió en un 40% de los 56 niños tratados, esto ocurrió por lo general al quinto día de la vida".
Por lo general los que se recuperaron no sufrieron secuelas al quinto día de la vida. -por fin algo bueno en relación al maldito veneno pensó respetablemente Mengele y continuó leyendo.
"En los adultos, la disminución de la función hepática o renal, puede reducir la capacidad de metabolizar y excretar el medicamento, y la dosificación puede ser necesario ajustarla por esto".
Bonito medicamento es el que se me están presentando para alcanzar a reflotar al puñetero laboratorio -se decía

en un estado casi cataléptico el oficioso médico al concluir el resumen del medicamento.
En fin la publicidad hará lo demás para posicionarnos en el mercado mundial sin que esta intervención me involucre demasiado.
Ya sumaban cientos de substancias que tras costosas investigaciones realizadas por los muchos laboratorios de la farmacia dedicados a obtener antibióticos, daban al traste con efectos tóxicos muy superiores a los beneficios esperados en la terapia buscada o en el mejor de los casos las dosis toxicológicas eran muy cercanas a las curativas y en muchos pacientes dada su sensibilidad algo mayor al promedio de las personas los efectos venenosos eran muy superiores y los laboratorios a pesar de las ingeniosas manipulaciones de las investigaciones para dar una imagen de seguridad aceptable, cuando tocaba la fase de prueba a gobiernos tan estrictos como el de los Estados Unidos y los de Europa, en los tres años de fase de investigación para dar el permiso de elaboración y comercialización en su país, eran rechazados, pero no así el permiso de elaboración para exportación a países capaces de dar canogías irresponsables a estos laboratorios, dañando la salud de su propio pueblo, por la negligente confianza dada a estos zafios laboratorios de la farmacia, como sucede con casi todos los medicamentos venenosos de venta irrestricta y una prueba fehaciente estaba en la dipirona,

en todos estos flagelados países con ese comercio intérlope que afanados practican, era solo el regreso al Medievo lleno de crímenes de este tipo.

-la explotación era sólo cuestión de enfoques, era tan sólo el recurso del método adecuado para su venta -continuó meditando Mengele.

Las cuantiosas inversiones acumuladas en el campo de investigación y desarrollo de este género de medicamentos sumaban miles de millones de dólares que se habían perdido en desafortunados fármacos y Darling al parecer, no iba a seguirles dicho derrotero, no mientras estuviera el Doctor Mengele al frente de su honorable cuerpo médico.

Los laboratorios de la farmacia, con sus venenosos antibióticos habían podido pillar a gobiernos bovinos con las múltiples argucias de que se puede valer un industrial con dinero suficiente para pervertir a los funcionarios necesarios, y obtener el permiso de producción y comercialización, pero el desastroso resultado que venía después, sobre todo cuando se trataba de incluir un medicamento en los países exigentes de la seguridad social, donde las pérdidas eran cuantiosas y no compensaban las utilidades obtenidas con la explotación realizada, todo esto hacía necesario evaluar cuidadosamente el lenguaje utilizado en cada promoción así como dirigir los tratamientos hacia destinos lo menos

conflictivos posibles, para evitar problemas en aquellos casos en que se diera tal realidad.
Los desastres publicitarios y la consecuente cancelación de los permisos correspondientes para envenenar impunemente coronarían la aventura, pero sobre todo dejarían un nefasto precedente moral difícil de olvidar por los galenos honestos y respetuosos de la vida humana.
Al siguiente año y dado el impulso que recibiera ésta investigación para alcanzar pronto el éxito en su infame ruta, que acortara prácticamente la certeza de la seguridad con la eliminación de los estudios en animales para darle a la humanidad esa garantía moral a que tiene derecho el ser humano, pero al fin se trató a subhumanos, bárbaros e ignorantes, a los cuales se les salvó de la muerte inminente por la trágica epidemia de tifus; la Cloromicetina finalmente era aceptada como antibiótico para uso humano con el nombre comercial de Cloranfenicol.
Las acciones de Darling en la bolsa de New York duplicaron su valor nuevamente y finalmente los propietarios de ésta inversión estaban cobrando su colaboración desinteresada con la humanidad, la sociedad les estaba agradecida por la humanitaria decisión de invertir en la salud humana y el pago justo era la retribución por ésta panacea que tantas vidas estaba salvando en todo el mundo.
En 1948, el Cloranfenicol empezó a producirse en cantidad suficiente para la aplicación clínica, y así se pudo

comprobar que era eficaz en el tratamiento de muy diversas infecciones.

Los ingresos alcanzados por Darling así como los constantes aumentos al valor de sus acciones por este afortunado laboratorio hicieron de la noche a la mañana el líder en la línea de antibióticos a nivel mundial.

Todo era miel sobre hojuelas y constantes premios y gratificaciones a los investigadores así como a los comercializadores y demás miembros de la cadena de distribución que enriquecía incansablemente las arcas de Darling.

Dentro de la fase de distribución por el contacto con los médicos, a los diferentes miembros de cada área de comercialización de cada filial fueron otorgados premios en efectivo, diplomas, autos rifados, viajes y subvenciones de todo tipo pero en especial para los mejores representantes médicos de cada equipo.

Se les dio a los representantes médicos toda la información del medicamento en el que se veían los alcances antimicrobianos, pero también se les llenó de argumentos lexicológicos, para explicar eufémicamente los envenenamientos poderosos en el campo de las agresiones al paciente, pero a cada resultado de los adversos efectos secundarios graves y mortales que fueron apareciendo, el eufemismo necesito de todas sus argucias para limpiar el légamo de la infamia desarrollada por Darling en los pacientes victimados; no obstante los médicos deslumbrados con los resultados antiinfecciosos y socorridos con una lexicología mendaz, continuaron con estas aplicaciones, esto iba aunado a las informaciones científicas llenas de argucias para minimizar los terribles peligros, a los cuales se estaban exponiendo todos los enfermos puestos a dos fuegos el bacteriano y el del Cloranfenicol; las revistas médicas salidas de los hospitales, universidades y asociaciones médicas libres de compromiso con los laboratorios de la farmacia exponían por su parte los resultados de las agresiones con el Cloranfenicol pero estas revistas no llegaban a los médicos de los países de escasos recursos y las que se imprimen para obsequio a los médicos en aquellos lugares tan lejanos de Dios, son patrocinadas por los laboratorios los cuales en su compromiso están amordazadas en cuanto a la información que dañe la imagen de los laboratorios, esto fortalece toda una plataforma de distribución para los fármacos que produce y vende Darling en cada país.

La teoría de la realidad objetiva nos recuerda que ésta se manifiesta ajena a todos los conceptos subjetivos, y así se hizo presente en esos aguafiestas moralistas y pendencieros científicos dedicados a la investigación libre de la academia, y ajena a los intereses de Darling, ellos hicieron su aparición con resultados sorprendentes contra el Cloranfenicol, panacea de los tratamientos

antimicrobianos, recién autorizada en varios países de gobiernos bovinos o bribones, esos que facilitan las licencias de comercialización sin ningún reparo, casi sin ninguna vergüenza de permitir que se envenene a sus respectivos pueblos como sucede con tantos medicamentos cuya frontera terapéutica está con la tóxica. Los problemas que no se tuvieron en cuenta a la hora de la responsabilidad de prevenirlos en la etapa preclínica la cual se superó sin contratiempos, pues no se realizó, y a los gobiernos bovinos o incluso los gobiernos que a cambio de alguna regalía personal prácticamente vendían la salud de su pueblo, se les presentó sólo las milagrosas curaciones calificadas de únicas en la historia de la medicina.
Estando apenas el Doctor Mengele disfrutando su flamante nuevo puesto en la cúspide de la industria de la farmacia le llegaron los más inquietantes resultados del Cloranfenicol, claro está en los pacientes susceptibles a producir estas notables afecciones, personas débiles, susceptibles al envenenamiento, casi culpables de ésta causa.
"En 1950 se confirmó que el medicamento producía alteraciones sanguíneas graves y mortales".
Este resultado no inquietó más de lo previsto a los estrategas de la mercadotecnia con los cuales se reunió Mengele, pues dos años de uso del antibiótico en el mercado y con la eficacia alcanzada, bien podía superar el embate de las experiencias de los efectos secundarios

mortales, en muchos casos incluida la que se estaba presentando ahora con las alteraciones de la sangre en las más diversas formas.
Sin haber tenido una base fundamental de seguridad en los seres humanos es cierto, pero sí con los resultados tan espectaculares que le dieran el liderazgo en cuanto a la eficacia se podía permitir este pequeño descalabro.
También es cierto que debían poner coto a tan inquietantes declaraciones pues el mercado de los medicamentos es un mercado altamente susceptible a bajas por desconfianza, sobre todo por los últimos consumidores esto es los pacientes, así como por los médicos que prescriben los medicamentos, ya que sus enfermos son los que les dan de comer y consecuentemente son los médicos después de los pacientes los principales afectados, en estos casos y para estas situaciones se desarrolló un cúmulo de estudios realizados por Darling en todo el mundo en los cuales los resultados saltaban a la vista en cuanto a la seguridad, y la manipulación lexicológica hacia el resto, para dar la confianza a los médicos bombardeados incansablemente por las incontables revistas científicas, pagadas por los mismos laboratorios de la farmacia.
Definitivamente el mercado pertenecía por completo a los antibióticos, pero estos en su calidad de sustancias producidas por microorganismos para detener el desarrollo

de los microorganismos vecinos o mejor aún de eliminarlos del entorno a través del envenenamiento, desarrollan siempre un cúmulo de efectos nocivos en la práctica clínica humana, que los hacen inútiles para muchos tratamientos, y de cientos que habían sido investigados con las consecuentes fortunas invertidas y perdidas por inservibles, estaban llevando a ésta noble industria al borde de la bancarrota, no así a Darling laboratorio al que se le dio la autorización necesaria para la producción y exportación de su veneno y todo eso se lo debían en primera instancia al incorruptible Doctor Mengele.
A la presentación de ésta desafortunada información en diferentes revistas científicas de reconocido prestigio, también se desplegó en un movimiento de zapa para los periódicos de información al vulgo no médico, e incluso al medio profesional con el fin de tranquilizar a la profana población consumidora y a los prescriptores, y que se continuara envenenando a cambio de las crecientes arcas de valores de la casa Darling, pero también obligó al laboratorio a presentar un informe pormenorizado a los accionistas, que inquietos como ratas en quemazón insistían en la seguridad de su inversión o retirarían su capital y este grupo es todavía más sensible que el de los prescriptores de medicamentos, o por lo menos es capaz de hacer más daño y más rápido que el otro grupo.

El reporte sobre todos estos múltiples efectos secundarios desde los leves hasta los graves y mortales fue presentado por el Doctor Mengele a los accionistas.
El resumen anual al gobierno fue cambiado varias veces para evitar todo lo dramático que se presentaba en los laboratorios experimentales, en las varias partes del planeta en que se controlaron exitosamente diferentes epidemias, y que la población ajena a las prácticas antimicrobianas vio solamente los resultados exitosos y no los muertos que fueron cuidadosamente cargados a la culpabilidad de la enfermedad, y no a las enfermedades provocadas por el Cloranfenicol así como tampoco las incontables muertes acaecidas en la práctica diaria del ignorante galeno prescriptor.
Fueron muchos los reportes periodísticos pagados por el laboratorio en ese argot llamado papelotarapia para que los desplegados alcanzaran un mayor impacto publicitario, así como 'acondicionados' los resultados arrojados en los campos de salud establecidos por los cuerpos de paz a cargo del Doctor Parker el cual dada la importancia del momento, debía informar directamente al Doctor Mengele independientemente de su curso normal de la clínica protocolar.
No podían desaparecer los resultados expuestos por Cyrus cuando fuera trabajador de Darling pues está tipificado como delito por la FDA, ni tampoco podían ocultar ningún

detalle y para colmo el Doctor Robert C. en su acostumbrada forma de realizar sus informes desapasionados y meticulosos, no dejaba lugar para ninguna duda de lo que exponía ni de sus conclusiones, y lo peor es que ya la FDA tenía una copia fiel del resumen original.

Por una parte estaban las más altas personalidades de la administración de Darling presionando para que se evitaran situaciones que dieran el toque de alarma que provocara la desbandada de los accionistas, que como cucarachas fumigadas al oler la posibilidad de un medicamento condenado al retiro en todo el mundo, como había sucedido con otros antimicrobianos por sus poderosos efectos venenosos muy superiores a los beneficios que podrían otorgar a los pacientes en el tratamiento dado, retiraran sus capitales.

En este campo podíamos ver desde las moléculas de las cuales se derivó posteriormente el paracetamol como otros medicamentos de severos efectos venenosos y que eran tratados con una lexicología muy especial para que tanto el cuerpo médico y los pacientes tuvieran la suficiente confianza para envenenarse.

También se podían ver cientos de venenosos antimicrobianos, limitados los corticoesteroides en muchos países e infinidad de drogas alópatas señaladas en Europa y Estados Unidos con ciertas y peligrosas restricciones.

Con todas las decisiones que tomara la presidencia de Darling para suavizar el panorama de envenenamiento del Cloranfenicol, no cabía el eufemismo en los daños mortales que se tuvieron que presentar, por la importancia del caso y las violaciones en que incurrirían los personeros del laboratorio por esconder evidencias, ya que otros informes habían sido realizados por la renombrada universidad de Harvard y les había turnado copia de los resultados, cuyo original también descansaba plácidamente en los archivos en la FDA.

El primero de estos deleznables estudios propios de un traidor al equipo donde se juega -consideró Mengele puesto ahora en un aprieto legal de los que con facilidad estaba acostumbrado a salir airoso fue este- "En el recién nacido puede aparecer toxicidad mortal por el Cloranfenicol" los científicos manifestaron que el antibiótico se acumuló en la sangre del pequeño y alcanzó una concentración muy alta al cuarto día de tratamiento aproximadamente.

Una reunión se realizó para considerar todos estos estudios y en dicha reunión que presidía el Doctor médico del laboratorio, se expuso la necesidad de acallar a los investigadores sobre sus resultados con el Cloranfenicol, pero esto debía hacerse con mucho tiento y cautela para eso tenían todo un bagaje de buenas mañas.

El Doctor Mengele leía para sus compañeros el informe de otra Universidad, cuyos científicos expusieron con su imparcialidad característica y concluyeron:

"En relación a los pacientes adultos con deficiencia hepática, cuando se administra este antibiótico" -reafirmó Mengele- "suele producirse depresión en la producción normal de la sangre y en mayor grado cuando hay ictericia y ascitis".

En la tarde después de la comida se inició la reunión de los más altos funcionarios de Darling, para finalizar el nuevo informe para los accionistas.

El reporte en cuestión después de más de cincuenta cambios e incontables correcciones lexicológicas para suavizar la realidad, se concretó en el siguiente resumen:

"Las reacciones de hipersensibilidad, aunque poco comunes fueron las erupciones en forma de manchas debidas a hemorragias intersticiales o congestiones, también se observaron manchas vesiculares de la piel las cuales son a veces producto del envenenamiento o sensibilidad al Cloranfenicol. Puede presentarse fiebre a la vez que la erupción o ser la única manifestación. El edema localizado de naturaleza autoinmune que afecta la cavidad oral y las vías respiratorias superiores es una complicación rara. Poco después de la administración del Cloranfenicol han aparecido en algunos casos hemorragia grave, que abarca la piel y las mucosas y serosas del intestino, vejiga urinaria y boca, y se ha atribuido a una reacción de envenenamiento".

"Se cree que la inflamación de la lengua con disminución del volumen y el peso de este órgano, con una capa negra en la lengua o sin ella, tiene el mismo origen de envenenamiento".

"El Cloranfenicol es el medicamento que causa más escasez de todos los elementos celulares de la sangre con más frecuencia".

Y como colofón se exponía: "los cambios de la sangre periférica son reducción del número de leucocitos en la sangre por debajo de 5000, disminución de plaquetas en la sangre, y desarrollo incompleto de la médula ósea con escasez de todos los elementos de la sangre y es de curso mortal".

Lo peor es que "esta reacción no se relaciona con la dosis ocurre casi en forma exclusiva en las personas que se someten a tratamiento prolongado, y especialmente en quienes se exponen al medicamento más de una vez, cuando el desarrollo de la médula ósea es incompleto o defectuoso, la mortalidad es casi del 100%".

Solamente el registro fósil pudo establecer el hecho, en realidad sorprendente, que la extinción es el destino común de las especies.

Charles Darwin

Y a este nos está llevando el abusivo consumo de antimicrobianos.

El Tábano
Alberto Ricardo Llorente Bousquets.

*El desastre se afirma

A su regreso a California la familia Cyrus Tuvo cambios en cuanto a la actividad profesional de Robert, este se presentó en la Universidad del Estado de California con su currículum vitae e interminables recomendaciones para desarrollar investigaciones en el campo de la microbiología así como para trabajar en la docencia.
Sus exposiciones desarrolladas en algunas revistas médicas así como su inequívoca maestría con que llevó a cabo las investigaciones para los avances preclínicos del Cloranfenicol le daban un aura de aceptación fuera de toda duda para cubrir el puesto vacante que estaba solicitando.
En sus diferentes entrevistas con los investigadores así como con las autoridades universitarias había mostrado la duda aceptable en cuanto al lanzamiento de este y otros antimicrobianos; este debía hacerse antes de una

experiencia pormenorizada que ofreciera la garantía mínima a los pacientes de todo el mundo en cuanto a eficacia pero sobre todo en cuanto a la seturidad en un experimento de tan inconmensurables dimensiones; aunque los médicos profesores de la Universidad de California a la que entró finalmente para el año escolar 48-49 compartían la inquietud, sin embargo no contaban con las suficientes bases para manifestarse totalmente convencidos que el abuso de los antimicrobianos fuera tan lesivo, como lo estaba manifestando Robert Cyrus, el cual había desarrollado una extraordinaria conciencia a partir de las pláticas con el Homeópata Sandoval y su esposa.
Esto lo movió a estudiar a la Tuberculosis tanto como enfermedad así como las múltiples terapias utilizadas en todo el mundo, desde que la humanidad tenía conocimiento de este padecimiento, hasta que se inició el uso de los antimicrobianos y su lamentable actual situación.
No era que en la tuberculosis encontrara la respuesta a las muchas inquietudes que como científico honesto al servicio de la humanidad se le iban apareciendo y llenando de una zozobra cada vez mayor, era que este camino terapéutico bien podría servir de ejemplo para probar que la humanidad estaba usando el peor de los caminos en cuanto a rutas terapéuticas, y que los intereses de los laboratorios de la industria de la farmacia a cambio de los

astronómicos ingresos, tenía cada vez menos reparo en sacar al mercado sus potentes venenos sin los suficientes estudios sobre seguridad y eficacia.

Tenía fuertes inquietudes en cuanto a los formidables resultados que había tenido la homeopatía a lo largo de estos dos cientos años, desde que el Doctor Samuel Hahnemann apareciera en la escena de los tratamientos antiinfecciosos con el control de las diferentes epidemias y otros tratamientos más con igual éxito, pero sobre todo con tan incomparable rango de seguridad y sin desarrollar las fatales resistencias que nos están llevando cada vez más rápido a la extinción humana.

Se daba cuenta también que las vacunas de consecuente origen homeopático, eran sólo parte de la ciencia homeopática, también estaba el vasto campo de los "sarcodes" cuyo término tenía sus particulares aceptaciones pues a diferencia de las vacunas sacadas de nosodes, estos no tenían que ver nada con sustancias obtenidas de microorganismos infectantes, y muchas eran hasta obtenidas de sustancias aparentemente banales a la salud humana.

-"creo en mi fuero interno que no debo tomar nada como absoluto"- concluía cada vez más convencido de los resultados de sus nuevos estudios.

Y esta conclusión la basaba en que Luis Pasteur, la más alta figura de la medicina científica, no era médico. Ni lo fue

Ehrlic, Premio Nobel en medicina en 1908 y fue el hombre que le dio a la medicina el remedio mejor y más específico de toda su historia, Ni lo fue Haffkine, que combatió la peste en la India mejor que ningún caballero con título lo ha hecho jamás, ni lo fue Metchinkoff descubridor de los fagocitos y que sólo Pasteur le antecede en grandeza; estos hechos le demostraban que el hombre que lucha contra la enfermedad podía alcanzar el éxito como lo estaban haciendo los Homeópatas en todo el mundo, sin siquiera tener su nombre en el registro de médicos y tan sólo por banales intereses de catedráticos innobles que se dedicaban a detractar tan noble ciencia, rebuznando amparados de la toga y el birrete detractaban sus avances científicos; no es necesariamente un pillo o un necio el que busca el saber en otras rutas fuera de las que establecen los dogmas de la alopatía, la ciencia es hasta ahora de reducidísimos alcances contra la realidad objetiva y había que trillar los necesarios caminos en bien de la preservación de la especie humana.

Recordaba como el Doctor Virchow se rió del Doctor Koch cuando vivía y lo ultrajó.

Spahlienger, un pensador científico grande y original no médico él nos ilustró: "Si continuamos pretendiendo que todo es malo fuera de la profesión médica oficializada y todo es bueno dentro de ésta, será la muerte del progreso científico".

Cyrus dada su alarmante preocupación, había sido tratado con un cortés escepticismo por los compañeros de trabajo en cuanto exponía sus experiencias con el Homeópata Sandoval, y las muchas posibilidades de valorar la epidemia como protagonizada por una especie de cepa de cólera morbo de sensibilidad al sistema inmune en una determinada fase de su acción infecciosa que lo ponía en desventaja, todo era posible, pero lo que no había posibilidad aceptable era la de creer que los venenos de los industriales de la farmacia no tenían el poder letal de exterminar a la especie humana donde una catástrofe de tan extraordinarias magnitudes no podía exponerse en una forma tan superficial y ningún eufemismo soportaría tal afrenta a la humanidad.
Los tratamientos homeopáticos habían sido totalmente probados en cuanto a su eficacia y seguridad en el transcurso de doscientos años, en varias enfermedades que en su momento fueron la peor calamidad de la especie humana y sería improbable que en todas las ocasiones en que se usó con su probado éxito sobre estos terribles infectantes se tratara de cepas susceptibles a morir al poco tiempo de haber aparecido, y que los tratamientos homeopáticos habían sido utilizados innecesariamente; sin embargo fuera de los tratamientos a base de vacunas no se aceptaban fácilmente los resultados.

Que diferentes eran los medicamentos homeópatas con sus dosis infinitesimales que por sus efectos tan disímiles en cada persona y en cada padecimiento era necesario un estudio pormenorizado de síntomas y un seguimiento muy cercano, donde no existían síntomas sin valor clínico como inocentemente declaraban los alópatas, para dar de lado a temas que desconocían en absoluto.
Si pudiera llegar a probar las bondades de la homeopatía si por lo menos los catedráticos de ésta rama de la medicina tuvieran una disposición a escuchar sin temor de ser acusados de "herejes", por romper con los sagrados clichés de una ciencia que a pesar de ser experimental se fundamenta en su práctica diaria en dogmas calificados de absolutos por la mediocridad imperante, si sus colegas simplemente se dispusieran a abrir su mente a lo que experimentaran directamente ellos mismos, haciendo caso omiso a las imposiciones de científicos que ponían en duda su reputación con esos desplantes y a comprobar los resultados terapéuticos, él se habría dispuesto a traer a Alfonso Sandoval para que expusiera sus experiencias y más aún a probar sus terapias pero el veto de los catedráticos había desilusionado el propósito; al parecer las decisiones estaban fuera del contexto estrictamente científico y había intereses de mayor envergadura a los que él llamó como aberraciones de criterio, obnubilaciones científicas, posiciones pueriles de alópatas contumaces.

Entonces recordó como la historia por el poder en esta noble ciencia siempre había sido una historia del submundo del saber, donde catedráticos imponían sus criterios para ser desbancados unos años después por otros "científicos" que ridiculizando las teorías impuestas, imponían otras nuevas en un vicioso círculo, y rememoró como el libro de "corporis humani fabrica" de vesalius "tuvo un éxito extraordinario en su tiempo sin embargo de científico no tenía nada, ni por su contenido ni por su interpretación este método detestable mediante el cual, generalmente algunos efectuaban la disección del cuerpo humano, mientras otros juzgaban sus partes y, finalmente, todos como cuervos, desde su silla alta... graznaban con arrogancia las cosas que nunca habían investigado, pero que habían aprendido de memoria en los libros donde los lúcidos dogmas habían sido impuestos como pabellones de una cierta aristocracia pseudocientífica".

En cuanto a muchos de los médicos con que estaba tratando, se daba cuenta que por diversos intereses nada científicos, se habían convertido en la canalla de una profesión verdaderamente noble y gloriosa.

A pesar de su habilidad para conocer o dilucidar los muchos intereses ocultos en una determinación personal, particular o general de un grupo cualquiera para hacer determinadas declaraciones o recurrir a determinadas artimañas o sinceros aunque equivocados actos, se cerraban temerosos los profesionales de cualquier declaración que estuviera fuera de la palabra escrita por sus líderes o catedráticos, vaya se trataba de los líderes de opinión, aunque rebuznaran, le era imposible alcanzar a comprender que de triunfar los tratamientos homeópatas, como el gobierno iría prestando atención a ésta alternativa y los destinos económicos para la docencia se terminarían por repartir con estos médicos calificados por los alópatas como una científica borregada de charlatanes, que cantidad de intereses se estaban presentando en una lucha feroz y no precisamente en favor de la humanidad o de la verdad, fin supremo de toda ciencia, sino como intereses particulares que se habían hecho intocables a lo largo de dos milenios, desde que Hipócrates describiera las dos rutas terapéuticas: la alopatía y la homeopatía según su forma de acción para tratar un padecimiento cualquiera.

Muchos que quisieron traer luz, fueron colgados de un farol.

S. Jerzy Lec

Se continuaron relacionando las dos familias a través de cartas, telefonemas y eventualmente reuniéndose en alguna parte de México o en alguna visita vacacional que hicieran a los Estados Unidos Alfonso y Guadalupe.

No podían hacer mucho desde la posición en que se encontraban, y la humanidad tenía en contra un monstro de interminables cabezas y tentáculos, una industria de utilidades millonarias capaz de exterminar a la especie humana antes que ésta pueda defenderse del desfalco de la salud de toda la especie a la cual se deben, y sin embargo sacrificaban impunemente en aras del vulgar y zafio lucro.

Sandoval en las largas cartas con que se correspondían, le expresaba la necesidad de trabajar con ahínco pero con cautela, pues un imperio de tan inconmensurables dimensiones no se podía destruir con el control de una epidemia, ni siquiera con la superioridad manifiesta de los tratamientos alcanzados en el mundo entero; era necesario el convencimiento de muchos cientos de miles de galenos los cuales poco a poco servirían de ejemplo e irían minando el poder de los que detentaban el control, tanto en los gobiernos contumaces como de la docencia refractaria, a siquiera escuchar las experiencias terapéuticas homeopáticas las cuales eran ridiculizadas con comentarios del tamaño de su ignorancia, y los alumnos o

subalternos de estos líderes de opinión tenían gran temor de cometer "herejía científica".
Por otra parte estaba Cyrus tomando conciencia de una situación que durante su trabajo en Laboratorios Darling jamás se había dado cuenta, y es que en la docencia había un grupo numeroso de médicos desesperados por el cada vez más peligroso cauce que tomaban las cosas, en cuanto a administrar medicamentos altamente peligrosos y ser recetados por médicos que ni siquiera hacían el estudio necesario del pasado del paciente, y ni siquiera conocían el estado actual del mismo; les recetaban tratamientos capaces de matarlos, sabía que era necesario que muchos pacientes fueran cuidadosamente seguidos e informados en cuanto al riesgo de la aparición de algunas enfermedades, como consecuencia a los medicamentos utilizados pero esto tampoco se llevaba a cabo y no sólo con antimicrobianos sino casi con cualquier medicamento de boga.
También estaba desarrollando una conciencia cada vez mayor, del estado que guardaban las relaciones entre los laboratorios con un numeroso grupo que componen los médicos ajenos a las universidades, y que sólo se dedicaban a trabajar en sus consultas particulares los cuales sumaban un incalculable ejército de recetadores, y así prácticamente eran agentes de ventas de los laboratorios de la farmacia, engañados y manipulados por

las visitas de los representantes médicos con estudios falseados, por una lexicología llena de afeites para ocultar la realidad existente.

Este innúmero grupo de médicos recibía en su mayoría sólo información de los vademécum o libros prontuarios que muchas veces les regalaban los mismos laboratorios, para que tuvieran a mano el pronto acceso a la información necesaria para la prescripción, pero dichos libros estaban totalmente afeitados en un lenguaje que cortaba o disminuía la información indispensable y real, del poder venenoso de los medicamentos alópatas dejando al galeno con una falsa confianza en las prescripciones, las cuales llevaban a estados morbosos o incluso a una muerte segura al paciente, y de esto nada sabían ni siquiera los galenos prescriptores.

Desgraciadamente en casi todo el mundo ésta situación ni siquiera es considerada en la legalidad de casi todos los países, menos aún en los países en desarrollo moldeables más fácilmente por los intereses zafios de los laboratorios, dramatizando la situación real aún más.

Se estaba dando cuenta cómo en los países de todo el mundo se usan los medicamentos antibióticos sin siquiera hacer el antibiograma correspondiente con lo cual si la cepa infectante es lo suficientemente resistente al antibiótico en cuestión, lejos de curar al paciente le deja un estado de doble agresión pues por un lado le está atacando sin la adecuada eficacia la infección, y sus efectos venenosos sí están atacando al organismo del paciente, y por otro le están atacando la infección con los efectos propios de ésta; en cuanto a los antimicrobianos en su calidad venenosa alteran la economía del paciente en sus muchas actividades en el organismo, como son los riñones, el hígado, la sangre, la piel, los dientes y otras muchas localidades más, matando a cada vez más semejantes y cuyas muertes ni siquiera son monitoreadas por organismos responsables, pues no existen siquiera sistemas epidemiológicos adecuados en nuestros países del submundo, y solo existen en Europa y Estados Unidos pero que les deja a los laboratorios explotar las muchas lagunas legales, o de procedimientos médicos en estos países en desarrollo, haciendo todo el mal posible, solo por un puñado de dinero; y dichas muertes por no contar con estas organizaciones humanas de monitoreo de drogas farmacológicas, los envenenados entran en el cómodo esquema de muerte por causas naturales, pero lo más peligroso es que cada vez usan los galenos este cúmulo de venenos con menos interés en el resultado de la salud del paciente, conscientes que es el precio de su salud de acuerdo al amoldamiento moral que les están imponiendo los laboratorios de la industria de la farmacia en sus muchos desplegados, en las revistas médicas que les llegan gratuitamente, efectos que mientras los médicos sin compromiso con estos emporios aconsejan que se hagan estudios antes durante y después del potencialmente morboso o mortal tratamiento, y sin embargo los laboratorios los recomiendan como el medicamento de primera elección, aún antes de tener el antibiograma y ni siquiera estudian el pasado del paciente para considerar los peligrosos riesgos potenciales.

También se estaba dando cuenta el Doctor Robert Cyrus que el problema no sólo alcanza al uso de los venenos antimicrobianos sino que también alcanza a todos los demás medicamentos alópatas, pero con los antimicrobianos el problema se centuplica al desarrollar nuevas especies más virulentas y mortales y con los desplazamientos de tantas personas en todo el mundo las infecciones fármaco resistentes traspasan fronteras en cualquier dirección y sentido.

En 1952 sin embargo y consecuente a una infame práctica masiva en todo el mundo y a que los laboratorios de la farmacia no experimentaron cuidadosamente estos fármacos suficientemente en animales, aparecían las preocupantes secuelas de anemia aplásica mortal como el principal efecto venenoso del Cloranfenicol, apagando el impulso de este laboratorio hacia la consagración de ser el antimicrobiano de primera elección que pensara el médico. Las tetraciclinas también estaban condenadas por las terribles secuelas y las resistencias con que estaban

actuando estos microscópicos infectantes y aguafiestas sin importarles que con esto acabarían con los astronómicos ingresos de Rodo.
Las fuertes campañas publicitarias sobre los dos antibióticos nacidos de los venenos de los Streptomyces hacían sus más extensas acciones en todos los espacios posibles de las revistas que regularmente llegan a los médicos en todo el mundo, para alcanzar su convencimiento de la receta diaria.
Tanto Darling como Rodo estaban recibiendo un caudal de ingresos como nunca lo vieron los laboratorios de la farmacia en toda su historia, pero también estaban soltando las amarras de uno de los cuatro caballos del Apocalipsis que ya brioso levantaba las patas dando coces a diestra y siniestra, afanado en correr con su jinete que degollará con su guadaña de resistencias antimicrobianas a la tercera parte de la humanidad.
A dos años de salida al mercado la Clorotetraciclina de Rodo salía otro veneno derivado de ésta molécula, la oxitetraciclina y su estructura química sirvió para que salieran otros agentes venenosos de semejante acción como la demetilclorotetraciclina la que para facilitar su nombre se acordó llamarla demeclociclina la cual estuvo al alcance de los médicos que desearan envenenar a sus pacientes, claro con fines terapéuticos desde 1959.

La rolitetraciclina siguió en el carrusel macabro de venenos al servicio de la farmacopea alópata, que a cambio de curaciones temporales desarrolla cepas más virulentas y resistentes.
La metaciclina, un derivado de la oxitetraciclina fue introducida al mercado en 1961, la doxiciclina se puso al servicio de ésta actividad encaminada a desarrollar resistencias en nuestros sub-visibles enemigos, que están poniendo a la humanidad al borde de la extinción con tantas cepas capaces de resistir a las nuevas agresiones de los noveles antimicrobianos.
Los diferentes laboratorios que fueron descubriendo o sintetizando estos derivados de la Clorotetraciclina, en encarnizada lucha pelearon los espacios publicitarios para insertar sus descubrimientos fementidos así como también fueron comprando estudios de los diferentes investigadores para allanar el triunfo o el posicionamiento en el mercado de los tratamientos a base de venenos antibióticos.
A la cúspide en que se encontraron los primeros años los laboratorios de Rodo y Darling, fueron llegando otros inoportunos laboratorios como llegan las aves carroñeras para compartir un putrefacto cadáver, compitiendo en zafia lucha por el cadáver de la humanidad, los depredadores más fuertes de la macabra industria.

En ese dantesco peregrinar fueron apareciendo las infelices víctimas con una interminable secuela de efectos de envenenamientos secundarios a la ingesta de la Clorotetraciclina como sus dañinos antibióticos derivados, así como a la aparición de nuevas cepas más resistentes y tenaces por lo que estaban más preparadas para eliminar de la tierra a la tercera parte de la población mundial como lo expresa el alarmante Apocalipsis.
En una lucha tenaz también aparecieron los médicos y científicos honestos y desesperados en los diferentes niveles y ramas afines a la noble ciencia, y expusieron en las revistas medicas de universidades y reputados hospitales los resultados alarmantes de sus investigaciones como también fueron exponiendo sus angustiosas conclusiones; la humanidad indefensa por su poca cultura en este campo dejó en manos de los infames expertos el uso prescriptivo de tan abigarrado arsenal, para que a su mejor criterio fueran destruyendo un equilibrio microbiano delicado y altamente dinámico, en el cual nuestro sistema inmune juega el papel principal para alcanzar nuestra preservación, pero que ahora dado el inconmensurable desequilibrio alcanzado por las resistencias provocadas por ésta irresponsable administración del 90% de las prescripciones de antibióticos inadecuados e inapropiados, está haciendo más difícil el control de tan flagelante cúmulo de enfermedades medicamentosas acaecidas a la

humanidad y estaba trayendo sutil pero inexorablemente la extinción de la especie humana, por la peor plaga que ha azotado a la naturaleza en toda su historia, se estaba afanando el galope de uno de los caballos del Apocalipsis en contra de la humanidad doliente.

Así como las poblaciones son interdependientes en los animales visibles, así también lo son las poblaciones sub visibles que componen nuestra flora normal, la cual es diez veces mayor que el número de células que componen nuestro cuerpo, y así como en cualquier grupo natural de población, las especies guardan entre sí relaciones de interdependencia, así también nuestro organismo mantiene el delicado equilibrio entre miles de variedades de microorganismos que viven desde antiguo en nuestro ser, y cualquier cambio afectará primeramente al organismo mismo de cuya flora dependemos en sus muchas formas de relación, y esta va siendo alterada cada vez mas incluso preparandose con nuevas resistencias a los microorganismos saprófitos e infectantes.

Finalmente descubrieron los científicos que las tetraciclinas eran capaces de producir efectos venenosos como son las reacciones de envenenamiento llamadas eufémicamente de hipersensibilidad, los efectos tóxicos e irritativos de la más amplia gama y en casi todos los lugares de la economía corporal con capacidad de producir desde molestias leves y agresiones reversibles hasta la muerte;

estos científicos cada vez más alarmados por el irresponsable derrotero de los laboratorios interesados más en su lucro que en la salud de la humanidad expusieron los efectos biológicos, distintos de los alergénicos o tóxicos en un desplegado lleno de soportes clínicos de muchos miles de pacientes los cuales habían sido inmisericordemente victimados, por los galenos denigrados de su digno trabajo de médicos a vulgares agentes de ventas de tósigos de dudosos o temporales beneficios a cambio de la trascendencia de la humanidad.
La conclusión a la que llegaron en Oslo en 1974 en la reunión de médicos de las más reputadas universidades y de acuerdo a éstas se declaró que "como todos los antimicrobianos, las tetraciclinas administradas por la boca o por vía parenteral pueden originar el desarrollo de infecciones sobreañadidas que suelen depender de cepas de bacterias o levaduras resistentes a estos agentes".
"No son raras las infecciones bucales, faríngeas e incluso generalizadas, con levaduras y hongos, en particular Candida a., y tienden éstas a presentarse sobre todo en los individuos con trastornos como la diabetes, la leucemia, el lupus eritematoso generalizado, la vasculitis difusa y el linfoma, especialmente si están recibiendo los peligrosos corticoesteroides en combinación en su terapia medicamentosa".

Y a continuación como para destruir irresponsablemente todo el trabajo de estos laboratorios encargados de salvaguardar la salud humana.

"La frecuencia de las infecciones sobreañadidas con tetraciclinas es mayor que con penicilina o estreptomicina".

Las conclusiones continuaron en ese descorrer de velos infamemente puestos a los ojos de los galenos por los industriales de la farmacia en su afeitar lexicológico, los resultados de los estudios sobre sus efectos ponzoñosos y otras terribles aberraciones y en el colmo de su ingenuidad estaban usando estos venenos como de primera intención en el tratamiento de sus enfermos incluso sin tener aún un indispensable antibiograma para conocer la susceptibilidad a ser destruido el infectante -no fuera a cambiar de opinión el médico de usar su Clorotetraciclina de primera intención y usar después otro antimicrobiano dejándolos fuera del recetario- comentaban los jerarcas de la mercadotecnia en laboratorios Rodo.

El sistema inmunológico desconocido en casi su totalidad está siendo inmisericordemente destruido, con las consecuencias terribles que nos están poniendo cada vez más cerca de la extinción como especie, y los descubrimientos sobre este corrimiento del equilibrio vital de nuestra interrelación con los microorganismos que ha desarrollado en varios millones de años la especie humana y sus ascendientes en ese laborioso devenir en la lucha por la existencia, en la cual a pesar de los miles de variedades de microorganismos que habitan nuestro organismo como indispensables compañeros, así como las no menos decenas de miles de variedades de infectantes controlados directa e indirectamente por nuestro sistema inmunitario en una relación numérica que ha favorecido a la especie humana, dándonos la supremacía en el planeta, sin embargo con los tratamientos antimicrobianos se está haciendo de una estabilidad lábil y cada vez más insostenible por las muchas resistencias alcanzadas por los infectantes gracias a estos tósigos, que les enseñan a los infectantes a producir genéticamente como si fueran domesticados, una forma de superar la agresión del antimicrobiano pero también a superar la capacidad de control de nuestro sistema inmune irremediablemente destruido.

En Suiza se realizó el simposio sobre trastornos de la sangre auspiciado por la Universidad de Berna en 1980 y en ésta se expuso a través de un impresionante cúmulo de estudios realizados en todo el mundo con los más avanzados controles clínicos donde los resultados fueron definitivamente de un nivel de alarma por la catástrofe.

Se trataron trastornos heredados del metabolismo y la membrana de los glóbulos rojos de la sangre, Anemia por destrucción de la sangre producida por alteración del sistema inmunitario, Anemia producida por la falta de regeneración de los elementos sanguíneos en la médula ósea los cuales se reproducen a una velocidad capaz de cambiar la sangre en el ser humano cada cuatro meses en promedio y muchos otros aspectos más, y entre los hallazgos declarados fueron: "De la anemia aplásica causada por drogas o productos químicos el primero es el Cloranfenicol con el 61% de todos seguido por la Fenilbutazona con el 19% de todos los casos estudiados", declarando que el Cloranfenicol es la droga que más frecuentemente se relaciona con este mortal proceso y también se mencionó a los sulfamídicos con un 3% de caución.

Darwin en su teoría de la evolución de las especies había explicado que para que el cambio de un individuo fuera de importancia en la evolución, este cambio debía ser heredable y los muchos estudios que mostraban el carácter heredable, favorece a los que proporcionan los antimicrobianos pero además de los muchos trastornos que aparecen, los trastornos en la sangre de los cuales estaban directamente involucrados con las alteraciones genéticas provocadas por los antimicrobianos por el uso del Cloranfenicol en cuanto al mayor uso por Kg de peso corporal del paciente, hacía necesario dar una voz de alarma en todo el mundo para controlar la alteración

genética bacteriana que nos pondrá al borde de la extinción de continuar con esa infame práctica.
Lo que hiciera la naturaleza humana en varios millones de años de evolución, la exitosa industria de la medicina lo está destruyendo en sólo unas cuantas décadas, eso solo tiene un nombre productividad.
-le estamos ganando en sabiduría a la naturaleza en los diferentes alcances creativos -comentaba el Doctor Alexander con ofensiva mordacidad a su auditorio- para superar sus alcances.
En otros congresos científicos se fueron develando dantescos descubrimientos sobre el crecimiento de las resistencias y variedad de infectantes.
Los primeros sobre este angustioso tema se expusieron en aquella reunión de la OMS con conclusiones como ésta: "Entre las sobreinfecciones más importantes derivadas del uso de las tetraciclinas están las del conducto intestinal, las cuales ocurren tanto con el tratamiento por vía oral como parenteral".
"La colitis estafilocócica puede aparecer en cualquier momento del tratamiento con una tetraciclina o poco después del mismo y se caracteriza por diarrea intensa con heces líquidas que suelen traer sangre, la tinción descubre que la tetraciclina ha alterado la composición de microorganismos y va desarrollando sobreinfección" la cual técnicamente no se califica como tal solo porque se trata

de nuestra flora normal peligrosamente crecida, pero de hecho lo es sólo que provocada por microorganismos saprofitos los cuales han sido alterados en su genética y estos superan la capacidad de nuestro sistema inmune desastrosamente.

Laboratorios Darling también tenían serios problemas y tal vez más que los que afrontaban los laboratorios poseedores de las patentes de las tetraciclinas, por los dramáticos descubrimientos hechos por estos científicos y publicados en revistas que no se dejaban comprar, pero que afortunadamente para Darling eran las menos difundidas por no contar con el potencial económico de la industria de la farmacia y llegaban poco a sus médicos prescriptores y gracias al mismo potencial económico de la industria de la farmacia, las excusas, los afeites lexicológicos y por último el no tener los galenos en el mercado otra alternativa alópata mejor que los antimicrobianos, estos se continuaron usando indiscriminadamente.

Darling compró algunos de los estudios que desnudaban el terrible daño provocado en la salud de los pacientes pero otros muchos estudios fueron saliendo en los más variados Journals y revistas científicas que se encontraban fuera de su control.

Todo este magnífico cuadro de infames agresiones a la naturaleza humana se quedó corto contra los macabros

hallazgos recientes en la médula ósea, que algunos médicos horrorizados expusieron.
Desde 1962 y hasta 1969 fueron apareciendo incansablemente estudios que aconsejaban un uso muy cuidadoso con este veneno y sólo cuando no hubiera otro antibiótico menos peligroso a su disposición.
En 1969 un grupo de médicos incondicionales al servicio de la humanidad y que no permitieron que se amputaran sus estudios con tratamientos lexicológicos tendientes a engañar a la población médica y expusieron en varios Journals científicos así como en los más prestigiados foros de medicina que "los cambios en la sangre periférica son una reducción dramática del número de leucocitos en la sangre por debajo de 5000, con destrucción de los trombos causando una peligrosa disminución de la coagulabilidad de la sangre y un desarrollo incompleto o defectuoso de la médula productora de sangre con la consecuente escasez de todos los elementos celulares de la sangre misma y de consecuencia mortal y lo más alarmante era que no había relación con la dosis para determinar el grado de envenenamiento en los pacientes tratados".
Los alarmantes resultados clínicos continuaron toda la década de los 60, y en los 70s era conocida su poderosa calidad venenosa a pesar de los muchos desplegados por los laboratorios que venden el Cloranfenicol para ocultar su venenosa realidad, obligando a estos a reconocer y

consecuentemente recomendar la cautela que habían declarado inicialmente los científicos honestos.

Sin embargo los afeites lexicológicos en los vademécum continuaron para aquellos galenos despistados, capaces de convertirse en agentes de ventas de estos infames venenos, o bien cuando se trataba de galenos obtusos o de escasa vocación hacia sus pacientes a los cuales no les importaba recetarles cualquier medicamento aunque se expusiera con esto su preciosa vida.

Afortunadamente para Darling el Doctor Mengele contratado antes del lanzamiento del prodigioso tósigo estaba acostumbrado a luchar contra estos científicos que se afanaban por destruir la imagen del laboratorio y su veneno utilizado como antimicrobiano potente.

El equilibrio entre las diferentes fuerzas que luchan por imponer unos la cordura al usar el Cloranfenicol de acuerdo al criterio mesurado y una sola vez en la vida del paciente, y otros por usarlo como un medicamento de primera elección aún sin saber lo equívoco del tratamiento, sin antibiograma y sin conocer los peligros a que se expone al paciente con esto, finalmente alcanzó al igual que todos los otros antimicrobianos el 90% de las prescripciones inadecuadas e inapropiadas, pero los reveses alcanzados en la práctica de cada galeno les iba dando una horrorizante medida, del engaño de una infame publicidad por encima de la razón.

Otros cambios menos espectaculares que las resistencias, pero más rápidos que aquellas, se han observado en algunas especies de microorganismos infectantes en los últimos 25 años. Estos cambios han sido observados generalmente en poblaciones que representan un alto grado reproductivo y son por consiguiente, capaces de producir un gran número de generaciones en un corto tiempo. Un ejemplo lo tenemos en las especies bacteriológicas del Staphylococus aureus, llamada por los especialistas "Cepa Staph", el cual es comensal nuestro viviendo en la punta de las fosas nasales sin hacernos daño, hasta antes de la aparición de los antimicrobianos.

Antes de 1945, las bacterias de esta población se consideraban como agente infeccioso moderado, al introducirse en heridas abiertas porque causaban infecciones locales, que eran controladas por los propios mecanismos de defensa del cuerpo, sin embargo después de 1945 en que se usaron los antibióticos -especialmente la penicilina- para lograr un control más rápido y efectivo de esas infecciones que remitían solas, y tras aplicar durante diez años este tratamiento, los médicos reportan en estudios epidemiológicos, la aparición de cepas más virulentas llamadas "Staph-hospital", para puntualizar la existencia de cepas nuevas diferentes a las originales pero nacidas a partir de aquellas que controlaba nuestro sistema inmune, sin la necesidad de los antimicrobianos, y ya no eran exterminadas ahora con el tratamiento de la penicilina con lo cual estaban liberando a gran velocidad el caballo de la muerte del bíblico Apocalipsis.

Por el año de 1960, hospitales de todas partes de los Estados Unidos se alarmaron por la fuerte virulencia de las infecciones de Staph. Desde entonces se tomaron ciertas medidas de control. Pero las nuevas y más virulentas poblaciones de "Staph-hospital" y representan una amenaza que puede decirse que casi no existía unos cuantos años atrás, antes del uso de los antimicrobianos.

Estos resultados señalan que se realizan cambios que no son necesariamente visibles y que implican genes que controlan el funcionamiento interno de las bacterias ya se trate de infectantes o comensales invasoras, y no son controladas por nuestro sistema inmune adecuadamente dichas cepas en nuestro organismo.

Y con este comentario que dejaba pensando a la población médica mundial en la catástrofe, sin embargo los laboratorios de la farmacia irresponsablemente hicieron más fuertes sus exposiciones promocionales ante los médicos, para diluir en algo las anteriores declaraciones y de acuerdo a su pobre ética, lograron superar los resabios producidos por aquellas alarmantes declaraciones a los incontables obnubilados galenos, aún consuetudinarios prescriptores.

La lucha por predominar en el mercado de los antimicrobianos que resultaba cada vez más lucrativo compitiendo en utilidades con el mercado de las armas y ahora el de la informática, o del narcotráfico, pronto dio producto de sus incansables investigaciones, con el descubrimiento de un microorganismo llamado Cephalosporium acremonium el cual defendiendo su entorno con su veneno fue la primera fuente de las cefalosporinas.
En 1948 una muestra del agua del mar cerca del desagüe de aguas negras de la costa Sarda fue aislada por los científicos de Laboratorios Wolf.
En cuanto a las cefalosporinas la investigación y desarrollo se realizó en esa rapiña de patentes y se desarrollaron siete variedades, todas con parecidos efectos secundarios como con similares efectos directos así como mecanismos de acción por lo cual la publicidad de estos laboratorios que ostentaban el derecho de patente en esa encarnizada lucha por superar la competencia en los consultorios de los médicos se hizo más rapaz.
Los filtrados brutos de los cultivos de este hongo inhibieron in vitro la proliferación del Staphilococo aureus resistente a los penicilánicos, y curaron las infecciones estafilocócicas que ya se habían vuelto peligrosas y hasta mortales entre las que descollaba la fiebre tifoidea en el hombre.

La lucha continuó en ese sordo error de desarrollar microorganismos cada vez más resistentes al control del sistema inmune de la especie humana, y sólo a cambio de temporales victorias sobre batallas cada vez menos espectaculares; el peligro de la extinción de la especie humana se estaba elaborando cuidadosamente en esa lucha tenaz con una codicia ingeniosa y audaz.

A los científicos al aislar el núcleo activo de la cefalosporina C, les fue posible producir compuestos semi sintéticos con actividad antibacteriana mucho mayor que la de la substancia original.

A partir de este principio se desarrollarían la Cefalotina, Cefazolina, Cefapirina, Cefaloridina, Cefalexina, Cefradina y Cefaloglicina y otras más de generaciones posteriores, aún más capacitadas para desarrollar la nueva diversidad microbiana que nos ha puesto en el patíbulo de la extinción.

Los filtrados brutos de los cultivos de este hongo inhibieron in vitro al principio la proliferación de Staphilococo aureus, microorganismo que vive como parte de nuestra flora normal como otros miles de especies de microorganismos y que por varias causas ha migrado a otras localidades de nuestro organismo volviéndose productor de enfermedades, y consecuentemente ha obligado a los médicos a su erradicación en las zonas donde puede hacer daño pero lo peor es que lo ha hecho con antimicrobianos

y esto ha hecho una carrera loca hacia el desarrollo de nuevas cepas más resistentes y agresivas.
Laboratorios Wolf, laborioso en esa actividad de desarrollar antimicrobianos que alivien temporalmente la avalancha microbiana que a cambio nos está poniendo al borde de la extinción, desarrolló otros derivados.
La intrincada resistencia y sensibilidad que fueron presentando los disímiles microorganismos enfermantes se fue controlando temporalmente con unas o con otras cefalosporinas.
Los varios laboratorios que venden estos antimicrobianos ya sea porque son desarrolladores de dichas patentes o simplemente se los compran a Wolf o a los otros emporios, fueron ocupando poco a poco la cúspide del mercado por su venta sobre otros genéricos más.
La actividad con que destruían los nuevos microorganismos específicamente la actividad mortal de la cefalosporina C, era a través de la producción de cefalosporinasa cuya enzima también tiene actividad de penicilinasa, en resumen los microorganismos estaban adaptándose al entorno hostil en sólo ocho años de haber sido descubierto el temible veneno, ahora orgullosamente teníamos en contra a microorganismos más resistentes y virulentos contra el ser humano y así estos afanados laboratorios están ensillando el caballo apocalíptico.

Así nacieron en diferentes casas de ésta noble industria otros terribles venenos para fortalecer el arsenal microbiano de resistencias y multiplicar su poder agresivo.
Todos con las mismas actividades venenosas en las diversas áreas de la economía de la naturaleza humana, todos con las mismas limitaciones curativas y todos con la misma poderosa capacidad de desarrollar las cada vez más temidas resistencias, con que inexorablemente están abriendo de bulto el libro tenebroso del Apocalipsis.
El caballo de las enfermedades infecciosas se estaba ensillando con su más lujosa guadaña que le patrocinara la industria de la farmacia, para degollar a la especie humana.
La lucha continuó y el enriquecimiento siguió siendo en medida directamente proporcional a los desafortunados descubrimientos de los científicos al servicio de ésta inclemente y voraz industria.
Por otro lado los laboratorios que iniciaran con la estreptomicina y después la Gentamicina en el mercado pronto sacaron otros aminoglucósidos como la Neomicina, Kanamicina, Tobramicina, Amikacina y Netilmicina, todos con poderosa actividad venenosa sobre el octavo par craneal produciendo sordera y envenenamiento renal que llevó a la muerte a muchos miles de pacientes a los cuales trataron de salvar con una prescripción equivocada, los médicos engañados por este engañoso grupo de medicamentos antimicrobianos.

La Eritromicina, Lincomicina y la Clindamicina también usurparon la actividad inmune de nuestro organismo con sus macabros aportes en el desarrollo de nuevas especies y daños en nuestra ecología orgánica haciendo a la larga más daño que bien a la flagelada salud humana.
Las tetraciclinas que continuara investigando laboratorios Rodo fueron representadas por los descubrimientos de la Oxitetraciclina, Demeclociclina, Metaciclina, Doxicilina y Minociclina y conformaron un ingrediente importante en la destrucción del delicado sistema de defensa de nuestro sistema inmune y sólo fue para enriquecer a los industriales de la farmacia.
La Vancomicina y el Metronidazol en alegre satisfacción de los industriales fue insertado en el macabro carrusel de fármacos que dañarían irreversiblemente el equilibrio vital de nuestro sistema inmune con la micro vida de la cual no hemos podido eliminar una sola especie dañina, a pesar de los cientos de miles de toneladas aplicadas en todo el mundo a los pacientes, matando sólo a sus variedades sensibles y sin embargo a cambio de la vida de estas, hemos desarrollado la aparición de las variedades resistentes a todos los antimicrobianos y que ahora ocupan el lugar de auqellos microorganismos sensibles y nos quitarán el lugar que hemos ganado en la naturaleza en millones de años de supervivencia.

Tal parece que la barrera natural que forman los microorganismos sensibles se está destruyendo irremediablemente poniendo a la especie humana en los nominados a la extinción irreparable más agresiva.
La lucha contra el abuso de estos industriales fue condenada desde el principio por incontables científicos honestos, pero las diferencias astronómicas de capital permitían a los laboratorios de la farmacia seguir publicando sus taimados arreglos en las publicaciones de su propiedad que gratuitamente obsequian a los galenos para que continúen con el daño a la ecología humana en sus ignotas e intrincadas relaciones con dichos microorganismos.
John Cyrus, su padre Robert y todo un ejército de investigadores iban a la zaga en cuanto a la posibilidad de alertar a la humanidad del peligro que acechaba tras las prescripciones inadecuadas e inapropiadas de los conscientemente equivocados galenos.
A los pacientes que enfermaban de enfermedades infecciosas les daban cualquier antimicrobiano para curarse y no les importaba toda esa jerigonza de las equivocadas terapias, sólo se preocupaban por su salud los pacientes que alcanzaban las lesiones, disfunciones y otros envenenamientos y también los familiares de los pacientes que fenecían en aras del enriquecimiento de estos paladines de la salud, y muchos, muchos cientos de miles

de familiares ni siquiera sabían lo que había sucedido con sus sacrificados deudos.
Los laboratorios se encargaron cada uno por su cuenta de que se retardaran las organizaciones gubernamentales de monitoreo y control, de los envenenamientos en los países donde se abusa de los antibióticos; poderoso caballero es don dinero, por otro lado los gobiernos obtusos y bovinos o los francamente corruptos les siguieron el juego, al detener la actividad de estas organizaciones que se formarían para controlar el infame trasiego de influencias que tantas vidas costaban, y por lo tanto era algo inaceptable que fuera a costa del enriquecimiento de estos nobles emporios honestos y laboriosos, en la ingente tarea de la muerte de la humanidad.
Los microorganismos morían por billones de billones en cada tratamiento adecuado o no, pero sólo los sensibles, sin embargo los que alcanzaban resistencias y las desarrollaban lanzando a su entorno información genética en forma de segmentos de ARN para que los tomaran otros microorganismos incluso de otras especies desarrollando las nuevas variedades de cepas más resistentes y haciéndose más virulentos que antes, esos son los que están cavando la sepultura de nuestra especie.
A cambio de ganar algunas batallas la humanidad va perdiendo irremisiblemente la guerra, una guerra que desarrollaran los industriales de la farmacia por los

caminos menos adecuados y más peligrosos, caminos que nos han conducido a la consecuente extinción de la especie que representamos en el planeta.
Esta situación aumentó la ya de por sí elevada magnitud de error de prescripciones antimicrobianas, pero sin embargo los gobiernos de los países cuyos pueblos son sometidos a tan terrible flagelo, eran comprados con criminales regalos o sus funcionarios presionaban con una avejentada legalidad y los industriales se preocupaban porque no se rejuveneciera con adecuaciones pertinentes; además los organismos que debían controlar los resultados clínicos con los monitoreos consecuentes, haciendo estadísticas de las morbilidades y mortalidades en sus muchos pacientes tratados con estos venenos, eran interminablemente postergados por los más distintos argumentos de las excusas.
Todo esto hizo que los organismos de las diferentes universidades de todo el mundo cuyos profesionales angustiados por el mortal curso al que se estaba dirigiendo la humanidad continuaran realizando sus conclusiones en los más variados simposios de todo el mundo.
En 1976 en el simposio que se realizaba en Suecia sobre daños y beneficios de los antimicrobianos después de muchos estudios presentados por diferentes organismos se llegó al documento final donde se resumía que: a menudo, los agentes antibacterianos se usan sin una indicación

adecuada como son las enfermedades víricas o incorrectamente con malos resultados clínicos, La utilización incorrecta más frecuente es, probablemente, en el tratamiento de la fiebre per se, pero se ha demostrado que la fiebre no siempre se debe a una infección bacteriana.

A continuación recomendaban: Si no hay una evidencia clara de invasión microbiana sensible, se debe posponer este tratamiento, si es posible, hasta que los estudios clínicos de laboratorio confirmen la presencia de una infección y den la pauta para la elección del fármaco apropiado.

Las conclusiones terminaban con una relación de los errores prescriptivos de estos venenos.

"Los usos inadecuados y errores más comunes incluyen:

1- Elección de un antibiótico ineficaz.

2- Dosis inadecuadas o excesivas.

3- Empleo en infecciones víricas no complicadas.

4- Vías de administración incorrectas.

5- Continuación de su uso tras el desarrollo de resistencias bacterianas.

6- Continuación de su empleo en presencia de reacción grave tóxica o alérgica.

7- Interrupción prematura de un tratamiento eficaz.

8- No cambiar un tratamiento cuando aparecen sobreinfecciones por organismos resistentes.

9- Uso inapropiado de combinaciones inapropiadas de agentes antibacterianos.
10- Confianza excesiva en la quimioterapia o la profilaxis hasta el extremo de excluir una intervención quirúrgica.

Esto era la dantesca espiral del 90% de las prescripciones inadecuadas e inapropiadas que nos estaba acercando cada vez más a la extinción, aunque seguía enriqueciendo a los laboratorios infames.

Nuevamente se vio el poder de los laboratorios de la farmacia cuando para ocultar o disminuir el efecto de dichas conclusiones se apuraron a diseminar por todos los consultorios médicos del planeta, donde tenían buenos prescriptores, un cúmulo tal de estudios falseados por ese lenguaje taimado y falaz dejando en el olvido las atinadas pretensiones de miles de científicos, destinadas a salvar a la humanidad de la terrible mortandad por la que se estaba acercando cada vez más y a velocidad mayor al fin de nuestra especie al desarrollar microbios más agresivos y en la medida que estaba rompiendo la barrera de contención con esos microbios sensibles que ocupan el lugar de nuestro organismo, evitando así sean ocupados por microorganismos más agresivos a nuestro entorno.

Los científicos responsables continuaron luchando contra el arrabal seudocientífico consecuente al submundo de la medicina, a los zafios intereses de los accionistas que sólo estaban interesados en acumular riqueza a costa de los millones de enfermos, los cuales para engrosar su riqueza debían aplicarse a esas venenosas patentes.

En 1980 se reunieron sustanciales evidencias de los erróneos tratamientos usados por los ignorantes galenos, que por su comodidad en el recetario pasaban a formar el enorme ejército de agentes de ventas de los medicamentos intoxicantes, recetados sin justificación alguna.

Muchos científicos acudieron ésta vez a Oslo para representar a los colaboradores que signaban los diferentes estudios donde se señalaba a los médicos equivocados de sus terapias a base de venenos antimicrobianos; sus cómodos motivos eran los estudios que les entregaban los laboratorios ayudándoles a pensar equivocadamente, pidiendo que utilizaran sus mercaderías como "el antibiótico de primera elección, aún sin tener los resultados del antibiograma" y otras muchas argucias más de la mal utilizada mercadotecnia.

El eminente Doctor japonés A. Woong encabezaba la interminable lista de científicos aterrados por el crecimiento de resistencias antimicrobianas y sus múltiples seguidores junto con él concluían el simposio con este desplegado: "Las enfermedades víricas no responden a los antibióticos; además, en los casos susceptibles de sobreinfección por bacterias patógenas se emplean antibióticos para prevenir complicaciones, tratamiento que no es del todo acertado".

"La eficacia de este tratamiento es discutible, ya que el empleo indiscriminado de antibióticos en las enfermedades víricas puede ser contraproducente.

A este error comprenden buena parte del 90% de los errores prescriptivos de antimicrobianos del recetario del galeno".

A continuación resaltaba el poder homeopático de las vacunas exponiendo: Las vacunas antivíricas eficaces en el uso general para conferir inmunidad activa incluyen... y desplegó una enorme lista de enfermedades controladas por el hombre con ésta ruta terapéutica de enfermedades que antes de las vacunas, diezmaran a la humanidad.

Las políticas de los grandes laboratorios no se hicieron esperar tampoco ahora, presentando a los inocentes galenos un cúmulo de controvertibles estudios que opacaron las conclusiones de los científicos de Oslo.

Muchas bacterias que se anunciaban como susceptibles eran en realidad comensales comunes, crecidos en el colmo de las alteraciones del sistema inmune humano a consecuencia del abuso indiscriminado de antimicrobianos usados anteriormente como la E. coli, y que con sólo estimular dichos mecanismos de defensa del organismo a través de la homeopatía, se lograba una relación numérica saludable, pero que ésta ciencia deslustrada por la aberrante propaganda la está haciendo aparecer como parte de un oscurantismo inaceptable, o en el mejor de los casos es apenas utilizada por los pacientes que no creen ya en las prescripciones alópatas.

Pronto y para horror de los laboratorios que estaban enriqueciéndose a costa de este chapucero tratamiento de los antimicrobianos, algunos científicos se dieron cuenta que las diferentes cefalosporinas iban siendo resistidas por nuevos microorganismos cada vez más agresivos a la especie humana, disminuida en su vital sistema inmune, como resultado de la atrofia causada por la acción antimicrobiana de dichos venenos, pero también como resultado de las nuevas actividades que adquirían los microorganismos a través de los plásmidos que obtenían de otros microorganismos resistentes, en su transmisión horizontal de estas, a las bacterias saprófitas ahora invasoras y con resistencia antibacteriana.

La penicilinasa y la cefalosporinasa con que se defendían los microorganismos, diluían rápidamente todo el imperio del veneno de las cefalosporinas y eran producidos cada vez más por los más variados microorganismos a consecuencia de las transmisiones de resistencia con que funcionan desde hace muchos millones de años, mecanismos tan sofisticados que son capaces de compartir con los más diversos microorganismos por medio de la transmisión de segmentos de ADN a través de plásmidos y

que sueltan al medio ambiental para que otros microorganismos los conecten a su ADN y así desarrollen también el asombroso anti veneno.
Los efectos de envenenamiento también iniciaron su carrera cada vez más señalada por las crecientes masas humanas "hipersensibilizadas" con ésta aberrante práctica.
Algunos científicos comprobaron que "el 5% de los pacientes que recibían la cefalosporina Cefalotina mostraban fenómenos de alergia consecuente al uso de este agente venenoso, además podía haber fiebre, formación y acumulación de un número extraordinario de células eosinófilas en la sangre y ésta formación anormal se debía al uso de cualquier cefalosporina"; "también podía aparecer enfermedad del suero la cual consistía en una alergia a consecuencia de la inyección caracterizada por urticaria, hinchazón por acumulación de líquidos en los tejidos, dolores articulares, fiebre y postración".
"Entre los días décimo y vigésimo del tratamiento, se presentó en algunos pacientes la alarmante reacción de Coombs positiva directa" la cual demostraba "la sensibilización de los eritrocitos en pacientes que requerían dosis de 12 o más gramos por día o cuando había disfunción renal señalando la actividad de los anticuerpos contra los eritrocitos a los cuales estaban atacando".
Otro estudio que reiteró la llamada de atención a los industriales y a la población médica, fue que los efectos de

envenenamiento eran más frecuentes en los pacientes que habían usado anteriormente penicilinas presentado alergia con estos, y dada la amplia difusión del primer veneno los dejaban en una situación limitada para explotar su novedad antibiótica.

Nuevos descubrimientos anunciaron que "el efecto de envenenamiento causando lesiones renales ocurre con dosis mayores de 6 gramos al día está presentando el paciente muerte abundante de las células de los riñones que realizan la limpieza de la sangre".

Aunque el cuadro que presentaba la chapucera terapia con cefalosporinas alcanzaba a siete nuevos venenos, cuatro para la vía parenteral y tres para la vía bucal sin embargo los científicos recomendaban a los médicos familiarizarse sólo con dos de estos agentes, uno para la vía parenteral y otro para la vía bucal dado que hay poca diferencia de estos compuestos tanto en eficacia como en la capacidad de lesionar el organismo.

La Eritromicina, Lincomicina y Clindamicina ingresaron con la misma rapacidad de las otras recomendaciones falaces y desesperadas de los ideólogos de la mercadotecnia de la farmacia, y en el arsenal que está ocasionando respuestas en la micro-biodiversidad de agentes infectantes y saprófitos con fuerte capacidad de crecimiento anormal y patológico, a tal grado que el daño ecológico a nuestro organismo es irreparable, y pronto mostró su verdadera realidad, pero lo peor es que continúa y continuará dicho uso indiscriminado hasta que sea demasiado tarde para que el cambio de mentalidad de los médicos alópatas, sea consecuente con el principio de la supervivencia humana.

Las tetraciclinas también crecieron y se fortalecieron con muchos estudios manipulados lexicológicamente, para dar la fementida confianza a los galenos que como prescriptores y consecuentes agentes de ventas, estaban entregando a la humanidad en el séptimo infierno de Dante donde en el frontispicio se lee "Perded toda esperanza."

La Vancomicina el Metronidazol y la Rifampicina en el macabro carrusel, alcanzaron el reparto de las utilidades de las participaciones del mercado de los antimicrobianos, mientras desarrollaban las consecuentes resistencias a sus asesinos tratamientos; iban participando así en las gruesas rebanadas del pastel de las utilidades de ventas de dichos fármacos.

Nuevos descubrimientos llenaron los bolsillos de estos genocidas con piel de cordero y a la Isoniacida y el Etambutol continuó la Espectinomicina los polipéptidos y las Sulfamidas de los cuales con el Sulfametoxazol con Trimetoprim corono la ruta de estas investigaciones temporalmente antimicrobianas y que más pronto que tarde se voltearían contra la ecología de la especie humana en el campo de la inmunología, diezmándonos.

Los agentes antimicrobianos específicos, los que actúan en lugares localizados también fueron utilizados en la explotación humana en menoscabo de la ya dañada salud.
Los agentes específicamente utilizados para infecciones urinarias dieron el salto a la inmortalidad con la Nitrofurantoína el Ácido Nalidíxico la Cinoxacina el Mandelato de Metenamina y el Hipurato de Metenamina y todos fueron pronto superados por las no menos necedades de la realidad, en la que sólo les daba a los seres humanos una temporal ventaja sobre tan poderosos microorganismos.
El desarrollo de resistencias es tal en estos momentos que dichos medicamentos poco se usan ya por sus empobrecidos resultados.
Darwin en su ley de la extinción de las especies había advertido sin proponérselo la conducta resultante de estas prácticas y la codicia brutal y despiadada de los industriales de la farmacia, que estimuló a los galenos haciendo de su noble profesión, la conductora de la humanidad hacia la extinción e iba en el ávido tren de voracidades insuperables, afanado en afilar la guadaña del jinete del Apocalipsis mientras terminaba de desamarrarlo.
Sin embargo y a pesar de los muchos descubrimientos que llegaron al galeno, ninguno como el que descubrió en sus estudios epidemiológicos la OMS, y horrorizaron a muchos

científicos al saber amenazada la especie humana con la extinción.

En 1995 aparecieron en sus declaraciones de alarma que por primera vez lanzara en toda su historia esta noble organización, el crecimiento brutal y sostenido de las más variadas plagas infecciosas tanto en variedad, voracidad y extensión geográfica y aunque por un pudor o aberración científica no hicieron recomendaciones de cautela con el uso de los antimicrobianos alópatas, todos los galenos responsables sabían o presentían, el oscuro origen de este pavoroso cuadro.

Ya se estaba terminando de ensillar la macabra montura del apocalíptico caballo de las enfermedades infecciosas.

La lucha voraz por el lucro inmisericorde sin embargo continuó como caballo de hacienda, las astronómicas sumas de dinero invertidas en la publicidad se hacían ya no sólo en los medios de difusión exclusivos del consumo de los galenos, sino aún en los medios masivos de información más amplios, destinados a la población en general con la autorización de los gobiernos corruptos que lo permitían, para que compraran los engañados pacientes directamente el medicamento venenoso, sin la intervención de los galenos, aumentando así la velocidad hacia la extinción a la especie que representamos.

El punto de equilibrio entre la capacidad de asimilación de este terrible ataque a los organismos humanos y el envenenamiento en las más variadas manifestaciones antimicrobianas se estaba recorriendo cada vez más rápidamente hacia unas relaciones numéricas que nos ponían en el camino de la extinción, hasta llegar a comentar reputados científicos como el que declarara en el simposio sobre microbiología infecciosa en Zúrich, el Doctor B., "el punto ya no es si venceremos a los microorganismos patógenos o no sino cuando exterminaran a la especie humana con ésta peligrosa tendencia".

En un desplegado que aclaraba los peligros de alterar la flora normal del ser humano, declaraba que "las poblaciones son interdependientes: La mayoría de los ecólogos sostienen que en cualquier grupo natural de población, las especies guardan entre sí ciertas relaciones de interdependencia." Y esto traducido en lenguaje vulgar declaraba que si se alteraban ciertos grupos de microorganismos creándoles resistencias, estos alterarían toda la flora normal superando posiblemente la capacidad inmunológica de la especie humana, amenazándonos con la extinción a través de plagas insuperables de múltiples y nuevas enfermedades infecciosas.

La medicina alternativa como la homeopatía, sin embargo continuaba luchando a contracorriente y sin recursos casi de ninguna clase y aunque entre estas alternativas se encontraban algunas con la suficiente capacidad como para presentar una respuesta razonable a los intereses de la salud humana, la alopatía y sus incansables industriales presionaban con su cúmulo de clichés con los cuales presumía su incuestionable avidez y esta industria de la farmacia defendía así su macabro monopolio, incluso convenciendo a médicos prestigiosos calificados como vanguardias de opinión.

Por un lado en su supuesto razonar científico estaban organizadas estas corrientes del imperio de la farmacia decididas a no prestar oídos ni razones de esto a las corrientes que se opusieran a la suya, como una dictadura de carácter pseudocientífico reviviendo así el oscurantismo del medioevo de este milenio que acaba de terminar, aunque con los métodos propios de su poder sobre los medios de información masiva esto es, oscureciendo las informaciones que resultaban de las más honestas investigaciones e impresas en las más reconocidas revistas médicas.

Zafar las amarras del apocalíptico caballo costaba ya no digamos las inmensas fortunas que se acumulaban a través de las bolsas de valores en todo el mundo sino lo más querido de la especie humana la vida misma de la humanidad toda.

Grupos de científicos ecologistas asociados en todo el mundo bajo diferentes banderas y preocupados por la preservación de la especie humana, continuaron estudios con los más diferentes medicamentos alópatas pero preponderantemente los antimicrobianos y consecuente a sus estudios continuaban presentando sus conclusiones en revistas prestigiadas por los muchos científicos reunidos para defender a la humanidad del flagelo de los laboratorios de la farmacia interesados casi exclusivamente en el lucro producto de la explotación de sus irresponsables venenos.

Las conclusiones presentadas en el foro internacional de médicos ecologistas en el año 2000 se resumieron en la siguiente declaración:

New York 03 Octubre de 2000

Dentro de las rutas de investigación para controlar las agresiones microbianas a nuestra especie, la humanidad cursó en dos vías principalmente, una de parte de la alopatía; como toda su pobre ciencia atacando los síntomas, las causas o peor aún curando de acuerdo al inocente nombre dado a la enfermedad.

En este campo la absurda adaptación al ser humano de la antibiosis de los mohos, actinomicetos y bacterias de diversas especies microorgánicas y que son capaces de producir substancias químicas con poder de reprimir la proliferación de otras y aún destruirlas, en ese intento de usar substancias derivadas de un organismo vivo para matar a otro resultó ser la base.

Sin embargo en su praxis no se excluye la agresión y extinción de la especie humana en el injerto aberrante, como lo prueban las angustiadas declaraciones de alarma de la OMS, que desde 1995 emitiera el Doctor A. K. director de ésta importante organización donde se reúnen casi todas las naciones del mundo y que tal situación no es otra cosa que el resultado de las resistencias alcanzadas, así como la mayor virulencia actual a costa de pálidos triunfos, batallas ganadas en el pasado y aunque este intento de usar la antibiosis es tan viejo como la medicina misma, ya que se han encontrado en los escritos médicos chinos de hace 2500 años así como en las culturas precolombinas de toda nuestra América indígena tales prácticas, ahora la pretensión de la industria de la farmacia de enriquecerse con estos venenos en terapias de limitada justificación, en sólo el 10% del total de los casos tratados de acuerdo a las investigaciones realizadas por reputados científicos, los resultados son la amenaza de la extinción de la especie humana, por microbios que hemos hecho resistentes a todos los antibióticos y por supuesto más agresivos que sus ancestros; los microorganismos originales los susceptibles a estos antimicrobianos a los cuales matamos con los antibióticos, dejando para nuestro poster exterminio las cepas resistentes y potencialmente capaces de superar nuestra actividad inmunológica y por lo tanto de llevar a cabo ésta macabra tarea, la de nuestra extinción como especie.

Como si una guerra bacteriológica mundial y de décadas de criminal acción, así terminara con todos nosotros los seres humanos en afanada carnicería.

Y para demostrar lo declarado exhibían una cronología de un microorganismo de nuestra flora normal alterado por los antimicrobianos.

Después de 1945 "se usaron antibióticos -especialmente penicilina- para lograr un control más rápido y efectivo de esas más virulentas poblaciones de Staphylococus aureus Representan ahora una amenaza que puede decirse que casi no existía hace unos cuantos años."

Actualmente ya se conocen centenares de antibióticos, pero por su elevada toxicidad los han descartado gobiernos de diferentes países y han quedado apenas algo más de 60 sancionados como útiles por la escuela alópata, en ese dudoso y peligroso balance de riesgos de envenenamiento contra beneficio curativo en el tratamiento de las enfermedades conocidas por los alópatas como enfermedades infecciosas.

Aunque la sobre ponderación hecha de estos venenos en su actividad terapéutica les ha puesto a los médicos alópatas la aureola de la santidad, después de su canonización por este mundo médico de la alopatía, sin embargo el escozor de la experiencia de las innúmeras muertes ocasionadas como cualquier otro vulgar veneno, producto de la caprichosa mentalidad de los laboratorios que aunque orquestados por algunos centros de docencia de las más reconocidas universidades así como muchos gobiernos que actúan ajenos a los intereses vitales de la humanidad que los sustenta actualmente, y cada vez más les ha tenido que apuntar incansables señalamientos de alerta roja, por su capacidad mortal en los respectivos tratamientos.

El ser humano funciona en ese conjunto de fenómenos inexpugnable, a nuestros conocimientos que llamamos vida, y su actividad es a través de infinidad de funciones, interfunciones y cofunciones que se concatenan en las más disímiles discordancias para adaptarse al cambiante medio, y que en su reacción de unas con otras se mantiene el interequilibrio de todas a su vez, dándonos la función de la vida.

Este fenómeno llamado por los alópatas homeostasis y por los Homeópatas fuerza vital es el mismo y es la base del fenómeno llamado vida, a cualquier nivel que se trate.

"Todos los mecanismos vitales, tan variados como son, tienen un sólo objetivo: preservar constantes las condiciones de vida." Explicara Claude diciendo en otras palabras, el fenómeno de la vida que los médicos detractaban con sus terapias.

Por lo tanto si en estado de salud se mantiene este fenómeno en equilibrio y en estado de enfermedad desaparece o se recorre por exceso o defecto de sus múltiples funciones o de sus componentes por las más variadas explicaciones, el equilibrio ya sea por falta de reactividad de los mecanismos de respuesta para alcanzar el nuevo equilibrio de las diferentes funciones o deficiente en la respuesta de cualquiera de estas, consecuentemente aparecen los síntomas de la patología, es a estas deficiencias a las que hay que controlar para que se restablezca la salud y no atacando los síntomas o las causas últimas, o pretender curar de acuerdo al nombre de la enfermedad como puerilmente lo hace la medicina alópata actual.

Y firmaban los más de treinta mil científicos pertenecientes a ésta organización preocupada por preservar la vida de la especie humana.

Otros alópatas estaban preocupados por la preservación de la especie humana, y conscientes de la terrible alteración del equilibrio de la ecología microbiológica del ser humano y su delicado entorno, expusieron en sus declaraciones:

Se ha descubierto que lo que logra finalmente la curación del paciente son los mecanismos de defensa tanto humorales como celulares, mismos que estimula ésta terapia homeopática como lo demuestran las vacunas así

como los muchos tratamientos a base del principio del Simillimum descubierto por el Doctor Hahnemann.
El principio planteado como del antibiótico ideal expuesto: "Para que un antibiótico tenga valor práctico en el tratamiento de la infección, debe actuar sobre los microorganismos invasores sin causar daños en las células del huésped" nunca pudo alcanzarse por las terapias alópatas, por lo cual debieron ponerle apellido al término daño por daño grave, daño ecológico y daño irreversible, pero dejaron un tanto ambigua la concepción en ese necio proceder de los científicos galenos.
Dándole sin proponérselo, reconocimiento a las terapias de la homeopatía los científicos incondicionales de la búsqueda de la verdad concluyeron: Debemos recalcar que los agentes antimicrobianos, aun los más poderosos, no curan, salvo en casos excepcionales la infección, simplemente en virtud de su actividad contra el microorganismo causante, y tal vez los compuestos bactericidas necesitan también la intervención de los mecanismos de defensa humoral y celular del huésped y estos mecanismos sólo han podido estimularse exitosamente por tratamientos homeopáticos como las vacunas y los tratamientos a base de agresiones, como las que hacen los medicamentos que son similares a los síntomas presentados por el paciente como lo hacen los medicamentos homeopáticos y como lo hacen las vacunas.

Sin embargo con la más abyecta actitud, los gobiernos continuaban dando las autorizaciones fácilmente a los laboratorios de la farmacia, para hacer sus envenenamientos medicamentosos en una humanidad ignorante del peligro a que los exponen estos aventureros de la farmacia, aún sin contar con la autorización en los países líderes o haberla perdido al comprobarse su nocividad en estos estrictos controles, eso era sabido de antiguo pero el comercio intérlope ha hecho superar la pudorosa barrera, dejando irresponsables canogías a los industriales y de estos gobiernos bovinos se aprovechan todos los laboratorios, para imponerse en el codiciado mercado además de ser estos países los grandes consumidores de fármacos restringidos por su peligrosidad comprobada, en los países de controles estrictos, y consecuentemente los países en desarrollo son los que revitalizan económicamente a los grandes laboratorios en su fracaso de investigación y de las consecuentes millonarias pérdidas.

Y así en estos países del mundo de ligeras o nulas leyes de control hacen el campo de batalla por el posicionamiento de sus venenos disfrazados de medicamentos, estos inhumanos laboratorios que se enriquecen a costa de la salud de la humanidad doliente.

Recordando el pensamiento del científico George Gaulord Simpson y aplicándolo al proceso que estaba angustiando a la humanidad, John Cyrus recordaba:

"Los hechos del código genético y de reproducción nos dicen por qué las bacterias son más o menos como sus progenitores. Los hechos de mutación y recombinación nos dicen por qué las bacterias nunca son exactamente como sus progenitores".

Es sorprendente que la lucha por la existencia haya producido un continuo perfeccionamiento en los microorganismos, hasta lograr los terribles aspectos que nos ponen al final de la existencia como especie.

Unos años después era invitado John Cyrus el hijo de Robert para trabajar en el grupo que representaban los Estados Unidos frente a las Naciones Unidas.

John que había terminado sus estudios de médico general y se especializó posteriormente en infectología, alcanzando notas de sobresaliente, obtuvo una beca para continuar sus estudios en la Universidad de Harvard donde terminó su maestría, realizando su tesis sobre los insectos vectores de infecciones al hombre, y su crecimiento.

Posteriormente realizó su doctorado sobre la misma línea, ahora con la presentación de su tesis sobre el aumento de las variedades de especies microbianas infectantes que flagelan al hombre, encontró varios cientos de miles de cepas diferentes de las decenas que originalmente fueran atacadas con antimicrobianos, y que por su sensibilidad a estos quedaran eliminadas con los venenos de los hongos, actinomicetos y otros microorganismos formando la diversidad de microbios que nos está llevando a la extinción como especie; la teoría de Darwin le sirvió de base para exponer su tesis y alcanzar el calificativo de tesis innovadora en la concepción del daño al entorno humano en relación con el microbiológico suyo.

Algunos laboratorios calificaron los pronunciamientos de John Cyrus de alarmistas, pues a partir de este descubrimiento se iniciaron algunas campañas para responsabilizar moralmente a los galenos que usaban los antimicrobianos, con ese 90% de error en las prescripciones por ser inadecuadas e inapropiadas, disminuyendo las ventas de estos venenos en todo el mundo.

Los mecanismos de control tan sofisticado y sistemático que funciona en EU como las organizaciones que dan seguimiento a las enfermedades y muerte por el uso de medicamentos, no existen o no funcionan en decenas de países de gobiernos bovinos como el de México, y esto fue denunciado en su tesis.

Toda ésta información John Cyrus evidentemente no la pudo expresar en su totalidad pero si logró que se escuchara su inquietud, en cuanto a las recomendaciones de una comisión de monitoreo de dichas drogas farmacológicas en cada país y que se extendiera hacia el fondo de la OMS, para controlar su desarrollo así como la instauración de medidas legales, pero gracias al enorme poder de ésta industria fueron dejadas en el olvido, el poder de la farmacia acalló ésta cruel realidad con los más ingeniosos mecanismos de la publicidad.

Esta acción de los industriales que continuaron con su macabro trasiego, sólo le sirvió para tener un cada vez mayor acercamiento a las muchas enfermedades ocasionadas por los microorganismos resistentes que desarrollaran los antimicrobianos en el mundo entero.

El primer trabajo de John Cyrus en la OMS consistió en la recopilación de las estadísticas que envía cada país sobre las enfermedades infecciosas, tanto de carácter epidémico como endémico su relación poblacional y otros aspectos, como los ingresos de los pacientes que eran mayormente afectados en las endemias y pandemias de cada localización.

Ahora recordaba aquellas pláticas con el Homeópata Sandoval sobre los efectos de los antibióticos tanto en los pacientes como en los microorganismos infectantes y aún en los comensales comunes, en la playa de Guayabitos en el Estado de Nayarit cuando a consecuencia de sus exámenes de médico obtuviera su título de alópata, y la familia Sandoval Valdés lo invitara a pasar una semana de vacaciones con ellos; su explicación de estos desarrollos a

través de la teoría de la evolución de las especies, de Charles Darwin, señalaba a la especie humana como la perdedora la extinguible por su lenta adaptación a las agresiones de estos venenos, ya que es una adaptación hereditaria y los microorganismos como los que triunfarían por su elevara capacidad de reproducción y consecuentemente de transmitir su herencia al final de ésta loca terapia alópata, de los venenos antimicrobianos.
Cuando realizó sus estudios sobre la tuberculosis y sus diversas formas de control tanto alopáticas como homeopáticas, desde que se tuvo conocimiento en los anales de la historia hasta el sistemático ataque a ésta plaga en el siglo actual, se dio cuenta dolorosamente que por equivocadas prácticas de control con antibióticos, cada vez quedaba más sola y vulnerable la especie humana.
'Por una atención Sandoval como para conocer su opinión le envió una copia de mi trabajo'.
Así inició la carta para la familia que conformaban Alfonso Sandoval, Guadalupe Valdés y ahora sus tres vástagos.
Queridos hermanos ahora desde la cúspide de la información mundial en el campo de la salud puedo ver muchos de los problemas a los que te adelantaste casi con cincuenta años, desde aquel memorable año del 48 que nos comentaste en Puerto Vallarta tus angustiosas inquietudes, ahora vemos la terrible tragedia en una de las peores plagas que ha azotado a la humanidad desde sus

albores y que gracias a los antimicrobianos nos amenaza con la extinción a cada vez más millones de personas.
Inició en su conclusión que se difundiría a cada gobierno en el resumen anual en "The World Health report: "La Tuberculosis es una asesina ancestral. Ya afligía a los incas del Perú mucho antes de que los europeos llegaran a infestar América con sus epidemias. Atacó a los egipcios en la época esplendorosa de ésta fabulosa civilización, hay escritos de tiempos remotos que muestran que afectaba a nobles y plebeyos en las antiguas civilizaciones de Babilonia, Grecia y China" -Así continuó con su exposición a través de los siglos.
Al llegar al siglo XVIII -puntualizó- y hasta comienzos del XX la tuberculosis fue la principal causa de muerte en el mundo occidental.
-no podía dejar de incluir al médico alemán Robert Koch el cual en 1882 anunció oficialmente el descubrimiento del bacilo que produce la terrible enfermedad, tampoco dejó de mencionar el siguiente hito de la historia del avance contra la flagelante epidemia. -trece años después, Wilheim Röntgen al descubrir los rayos X, hizo posible explorar los pulmones de los sujetos vivos para detectar signos de lesiones tuberculosas.
La presencia de la actividad homeopática era de una evidencia incuestionable, el cuerpo humano tenía capacidad de controlar ésta terrible plaga y así lo

demostraron los científicos franceses Clamate y Guérin cuando en 1921 estimularon los mecanismos de defensa humana con una vacuna que llamaron BCG (bacilo de Clamate-Guérin) en honor a ambos.

También tuvo que reconocer que hasta la fecha era la única vacuna por lo tanto de carácter homeopático, contra la terrible enfermedad, era el único camino que había demostrado eficacia y seguridad a través de estas décadas.

La tuberculosis sin embargo continuó cobrando un gran número de vidas ya que la vacuna por ser inútil para los laboratorios para lucrar en la forma que lo hacen con otros medicamentos, no se difundía en todo el mundo, sobre todo en los países pobres -reconoció con tristeza- pero peor es el uso abusivo de los antimicrobianos ya que ha desarrollado tal grado de resistencias que ha hecho de la vacuna algo menos que inútil, y lo peor de todo esto es que es la tuberculosis el ejemplo que seguirán otras infecciones hasta ahora controladas por medio de vacunas o hasta del sistema inmunitario solamente.

Dentro de las terapias alópatas contra la tuberculosis -expuso- nació la Estreptomicina descubierta por médicos estadounidenses y fue el primer antibiótico temporalmente eficaz contra ésta enfermedad, a su descubrimiento le siguieron rápidamente otros medicamentos antituberculosos. Por fin se pensaba que los enfermos podían curarse, aún en su propia casa.

Por este camino las tasas de infección descendieron por un tiempo drásticamente, así que las perspectivas eran engañosamente halagüeñas. Los gobiernos dejaron de suministrar fondos para la investigación. Se abandonaron los programas de prevención, y los científicos y los médicos engañados por el ilusorio triunfo alópata, buscaron nuevos retos en el mundo de la medicina.

Aunque la tuberculosis todavía causaba muchas muertes en el mundo sin embargo se pensaba que era un problema del pasado, y a la estreptomicina le siguieron el ácido etacrínico, la isoniacida, el etambutol y otros muchos antituberculosos, los cuales fueron dejados poco a poco de lado por ser incapaces cada vez más para curar a los pacientes infectados ahora con cepas tuberculosas fármaco resistentes las cuales son más virulentas.

Y así la teoría de Darwin más apegada a la realidad, demostró que al alterar el entorno de estos terribles microorganismos, lo único que estaba haciendo la medicina alópata era destruir a las cepas sensibles, las que no estaban capacitadas para defenderse de estos antimicrobianos, al alterar el entorno creando uno más hostil al morir estas cepas sensibles y dejando solas a las fármaco resistentes para que acabaran con la humanidad -recordaba Cyrus- las cepas resistentes ocuparían el lugar de las sensibles y desarrollarían las resistencias que harían ineficaces a estos y otros medicamentos pero además más

agresivas a las cepas que superaron la agresión antimicrobiana.
Todo era cuestión de tiempo para que se manifestara la terrible realidad de los antimicrobianos -le había dicho Sandoval años atrás y ahora se lo reconocía este.
A mediados de los años ochenta, la tuberculosis empezó a hacer una espantosa y mortífera reaparición dándole la razón al Homeópata Alfonso Sandoval.
En Abril de 1993, la Organización Mundial de la Salud en el departamento de detección y control de plagas en la cual estaba trabajando John Cyrus declaró el estado de emergencia mundial contra la tuberculosis, y añadió que la enfermedad truncará más de treinta millones de vidas en la próxima década a menos que se tomaran medidas de inmediato para frenar su propagación. Fue la primera declaración de este tipo en la historia de la OMS y estaba llena de angustia.
Desgraciadamente las medidas buscadas continuaron por el mismo sendero alópata hacia el callejón sin salida que señalara Alfonso Sandoval a Robert Cyrus en Puerto Vallarta años atrás, cuando le manifestó que intervenir en los fenómenos de supervivencia microorgánica en esa forma era sólo para alterar el entorno y rápido se adecuarían a él desarrollando los mecanismos de adaptación necesarios, todo esto era temporal y al final del callejón a donde nos arrinconaban los industriales de la

farmacia quedaba solo el apocalíptico caballo esperándonos con su filosa guadaña.
Desde entonces ninguna medida inmediata ha detenido la propagación de la enfermedad -le escribía John a Sandoval con un sentimiento de angustia y amargura y continuaba- de hecho la situación ha empeorado cada día.
Y continuando su carta le expuso
-hoy tuvimos que redactar un comunicado a tres años del primero en el que comunicamos que murieron en 1995 más personas de tuberculosis que en cualquier otro año de la historia y de acuerdo a nuestras apreciaciones también tuvimos que advertir que en los próximos cincuenta años podrían infectarse 500 millones de personas; pero lo peor de toda ésta situación Alfonso, es que una cantidad creciente de casos se está reportando provocada por cepas de tuberculosis resistente a todos los antibióticos, la cual es tan contagiosa como la primera y esto es por el abuso de estos antimicrobianos, con los cuales no hemos podido erradicar de nuestro entorno una sola especie de microorganismos infectantes, a pesar de los miles de toneladas de antibióticos derramados selectivamente en todo el orbe terrestre.
Parece que empieza a cabalgar el jinete del Apocalipsis toda vez que hemos soltado sus amarras con el abuso de los antibióticos.

También debo decirte -continuó John con su exposición en aquella carta que llenaría de amargura a Guadalupe y a Alfonso- otra razón del resurgimiento de la tuberculosis es la cantidad creciente de personas pobres y desnutridas que viven en las ciudades superpobladas, y aunque la enfermedad infecta democráticamente a ricos y pobres sin embargo las condiciones antihigiénicas y el hacinamiento, facilitan su transmisión de persona a persona y a los pobres además de que su sistema inmunológico esté demasiado débil para combatir la enfermedad el riesgo del contagio es mayor.
La lectura de la carta tuvo que detenerla Guadalupe por nublarle la vista las lágrimas que le provocaban, un factor final que dificulta la lucha antituberculosa es ésta aparición de cepas fármaco resistentes, como una vez lo comentaste que aparecerían, cuando la farmacia ya no contara con más venenos antimicrobianos cuando llegáramos al final del callejón sin salida, pero lo más peligroso de esto que te comento es que estas súper cepas, amenazan con convertir nuevamente la tuberculosis en una enfermedad incurable, tal como en la era anterior a los antibióticos -qué razón tenía Darwin cuando expuso su teoría de la selección natural y cuánta razón tuviste cuando este principio lo aplicaste al desarrollo de estas superinfecciones.
De acuerdo a las experiencias alcanzadas en la OMS calculamos que hay 100 millones de personas en todo el

mundo que están infectadas de cepas tuberculosas fármaco resistentes, algunas de las cuales no se curan con ningún medicamento antituberculoso conocido.
"Su competitividad es tal que estas cepas letales son tan contagiosas como las comunes".
Por todo lo anterior te comento que a mi entender por la vía alópata y en las condiciones de economía corporal precaria de estos pacientes no hay ninguna posibilidad de que se elimine por fin ésta plaga que azota a la humanidad -y concluyó- tal vez por las prácticas homeopáticas de las vacunas y de los tratamientos que desarrollara Hahnemann al estimular el sistema inmune se pueda lograr, si es que aún nos queda tiempo.
El Doctor Arata Kochi como secretario de la OMS en su declaración sobre ésta situación y concibiendo la solución como especie humana recalcó que "por su propio interés, los países ricos deberían ayudar a los menos desarrollados en la lucha antituberculosa, antes de que sus propios territorios se conviertan en campo de batalla".
Sin embargo las naciones ricas agobiadas con problemas que consideran más urgentes, no han acudido a este llamado de auxilio, siendo que en buena parte sus laboratorios son los que crearon el monstruo que nos extinguirá tanto a ellos como a nosotros los gentiles de países en desarrollo, ya que este es el análisis de sólo una de los cientos de enfermedades infecciosas que está

desarrollando la industria de la farmacia con sus venenos antimicrobianos y las políticas de aplicación de estos a los pacientes, es cada vez más inadecuada e ineficaz.
A estas alturas queridos hermanos en que la ecología microorgánica normal del ser humano ha sido tan alterada por los venenos antimicrobianos y la diversidad de microorganismos infectantes ha crecido en millones de variedades de cepas nuevas, el equipo de investigación de la OMS de infecciones en humanos nos recuerda el axioma tan temido *ya no nos preguntamos si alguna vez venceremos a estos infectantes sino cuando extinguirán del planeta a los humanos*.

Los quieren mucho la familia Cyrus.

Las muchas plagas que han sido controladas por la actividad homeopática de las vacunas como la BCG que controlara la tuberculosis, sin embargo están dejando de ser todo lo útiles que fueron al principio gracias a las alteraciones genéticas desarrolladas por los antimicrobianos en estos microorganismos infectantes.
También se desarrollan con creciente angustia las enfermedades producidas por los microorganismos que son nuestros comensales comunes, los que viven con nosotros en nuestro organismo desde hace millones de años -estaba considerando John Cyrus mientras revisaba los estudios que recibiera de todo el mundo -y colaboran

en nuestras incontables funciones normales de las cuales muchas son apenas conocidas y otras muchas más totalmente desconocidas y algunas más solamente sospechadas.

Se detectan treinta nuevas enfermedades infecciosas cada año sin que se pueda controlar eficazmente casi ninguna y todo porque los tratamientos baratos de las vacunas y otros recursos homeopáticos no cuentan con el patrocinio suficientemente fuerte como para producirlos, para proteger a tan enorme cúmulo de semejantes -esto no es lucrativo y los laboratorios de la farmacia no son instrumentos de caridad pública- ahora recordaba de nuevo los agudos análisis de Sandoval en cuanto al norte zafio y voraz de ésta industria distorsionada, en lo que deberían ser éstos sus más nobles propósitos.

Poco a poco se va acelerando el correr al grito de devastación del caballo del Apocalipsis, para cabalgar cegando cada vez más vidas que en su correría del año anterior -la Sagrada Biblia no se ha equivocado, Darwin tampoco- barruntó apesadumbrado.

Los industriales de la farmacia aún a sabiendas de toda ésta pandemia en la que sacrifican a la humanidad con su despiadada venta y sus infames recomendaciones plagadas de falsas confianzas a los galenos, con la cual han alcanzado la supremacía económica contra muchas industrias y el poder absoluto sobre la ciencia médica alópata se esfuerzan inhumanamente en la zafia empresa pues si no recetan los galenos sus venenos, sólo les quedan las alternativas naturistas y la noble homeopatía es detractada cuidadosa y sistemáticamente para inactivar su empresa, dejando a galenos y pacientes, sin ninguna alternativa real.

"Y fueron desatados los cuatro ángeles, que han estado preparados para la hora y el día y mes y año, para matar a la tercera parte de la humanidad"

Leía ahora en su reclinatorio en medio de gran sufrimiento Rodrigo, del libro de Revelación 9:15 de la sagrada Biblia, un sacerdote amigo de la familia.

F I N.

Notas:

-La importancia de informar por cada médico a los pacientes de los síntomas de alarma incluso el obligar a los gobiernos a que elaboren leyes en las cuales se establezca la ineludible aplicación de insertos en cada caja de estos medicamentos con la información pormenorizada de los síntomas de alarma y los caminos a seguir en cada caso es una pauta ineludible a seguir.

-La necesidad de establecer una comisión de monitoreo de drogas farmacológicas como se hace en los países de Europa y los Estados Unidos se debe instituir en cada país donde se vendan estos medicamentos y dicha institución es decisiva para que se proteja a la población humana de estos abusos de la industria que más daño está haciendo a la humanidad en lugar de ser lo contrario dado el poderoso imperio controlado de los medios de comunicación a su deleznable servicio.

Los diferentes gobiernos de los países con nulas o viejas legislaciones sobre la protección de sus pueblos y sin interés por desarrollarlas, son el blanco del comercio de medicamentos prohibidos en Europa y los Estados Unidos, y su abuso es tal que las muertes de origen medicamentoso son una causa enorme y criminal.

-La metampirona es un congénere íntimo de la amidopirina y por sus efectos mórbidos y letales dado que son similares así como sus restricciones en los Estados Unidos y Europa en muchos más se usan como analgésico-antipirético de primera elección en forma infame; pregunto ¿Por qué en países como México desde 1938 en que ocurrió ésta restricción en los Estados Unidos, se continúa vendiendo tan irresponsablemente? ¿Acaso doce sexenios de gobierno en México desde que se desarrollaran medidas legislativas para proteger al pueblo norteamericano no han sido suficientes para que se desarrolle toda una legislación adecuada para defender los más caros intereses del pueblo mexicano? ¿O es que nuestros pueblos continúan siendo los blancos de explotación de estos infames laboratorios, de su comercio intérlope?

*Bibliografía

Las bases farmacológicas de la terapéutica sexta edición Alfred Goodman Gilman, Louis S. Goodman, Alfred Gilman. Sexta edición. Editorial médica panamericana. Herschel 153 México 5 D. F.

Bartz, Q. R. Isolation and characterization of CHLOROMYCETIN. J. Biol. Chem., 1948, 172, 445-450.

Ehrlich, J.; Gottlieb, D.; Burkholder, P. R.; Anderson, L. E.; and Prindham, T. G. Streptomyces venezuelae, N. sp., the sorce of Chloromycetin. J. Bacteriol., 1948, 56, 467-477.

Erslev, A. Hematopoietic depression induced by CHLOROMYCETIN. Blood, 1953, 8, 170-174.

Polak, B. C. P.; wesseling, H.; Herxheleimer, A.; and Meyler, L. Blood dyscrasias attributed to chloranphenicol. Acta Med. Scand., 1972, 192 409-414.

Skinnider, L. F., and Ghadially, F. N. Cloranphenicol induced mitochondrial and ultrastructural changes in hematopoietic cells. Arch Pathol. Lab. Med, 1976, 100, 601-605.

Smadel, J. E., and Jackson, E. B. Chloromycetin, an antibiotic with chemotherapeutic activity in experimental richettsian and viral invections. Science, 1947, 106, 418-419.

Wallerstein, R. O.; Condit, P. K.; Brown, J. W.; and Morrison, F. R. Statewide study of chloramphenicol therapy and fatal aplastic anemia. J.A.M.A., 1969, 208, 2045-2050.

Tetraciclinas

Dowling H. F. Tetracycline. Medical Encyclopedia. Inc. New York. 1955.

Leper, M. H. Auromycin chlorotetracycline). Medical Encyclopedia. Inc., New York, 1956 (769 references.)

Musselman, M. M. Terramycin (Oxytetracycline). Medical Enciyclopedia. Inc., New York, 1956 (664)

Lepper, M. H., and Dowling, H. F. Treatment of pheumococcic meningitis with penicillin plus AUROMYCIN: studies ilcuding, observations on apparent antagonism between penicillin and AUROMYCIN. Arch. Intern. Med., 1951, 88, 489-494.

Gopalakrishna. K. V., and Lerner. P. I. Tetracycline-resestant pneumococci. Increasing incidence and cross resistance to newer tetracyclines, Am. Rev. Respir. Dis., 1973, 108, 1007-1010.

Neu, H. C. A symposium on tetracyclines: a mayor appraisal. Introduction. Bull. N. Y. Acad. Med., 1978, 54, 141-155.

Clinicas médicas de Norteamérica: trastornos hematológicos volumen 4/1980 editorial interamericana pagina 603.

Materia médica homeopática del Dr. James Tyler Kent.

Edición Porrua, S. A. se terminó de imprimir esta obra el día 24 de junio de 1992, en los talleres de Imprenta Andina Rosell y Sordo Norieba, S. de R. L. Obrero Mundial #201 México D. F.
Pags.: 268 a 272, 364 a 374, 869 a 871.

La primera epidemia de cólera asiático que asoló a Europa fue la de 1830. El Dr. Hahnemann tenía entonces 75 años, residía en Koethen y en tal oportunidad indicó los remedios aptos para combatir la epidemia, que pudo así ser controlada en Viena y en otros puntos.

Respecto de esa pandemia (las seis primeras duraron diez años cada una) opinó que tenía como agente "a animales infinitamente minúsculos, de un orden inferior", intuición certera de lo que luego se conocería como "Vivro cholerae" gracias a Roberto Koch (1843-1910).
Información de la materia médica homeopática del Dr. James Tyler Kent Página 371

Organon de la medicina del Dr. Samuel Hahnemann Editorial Porrúa, S. A.
Quinta Edición 16 de Octubre de 1992.

Homeopatía escritos médicos menores aforismos y preceptos de Dr. James Tyler Kent.
Editorial Albatros Mayo 1990

Escritos médicos menores del Dr. Samuel Hahnemann
Editorial B. Jain Publishers (P) Ltd. 1921, St. 10th. Chuna Mandi, Paharaganj, New Delhi-110055 (India)
Primera Edición 1966

Enfermedades Crónicas del Dr. Samuel Hahnemann
Editorial Porrúa, S. A. 10 de junio de 1993
México, D. F.

Materia médica homeopática
Dr. James Tyler Kent
Editorial Porrúa, S. A. 24 de Junio de 1992

El origen de las especies
Carlos Darwin
Editorial Bruguera, S. A.
Edición especial. Marzo de 1973

*Notas

Las dos epidemias de Tifus que fueron controladas por el Cloranfenicol a unos meses de que se descubriera en Venezuela fueron reales y fueron tratados los humanos infectados en Bolivia y en Malaysia, la epidemia de Cólera fue real en Alemania, pero fue recreada en la sierra de Bolaños usando el escenario de la población Huichol, en las tres hubo éxitos contra las enfermedades infecciosas pero el recurso de la homeopatía no dejó secuelas de resistencias cosa que si las dejó el Cloranfenicol como ya las presenta en la actualidad, además de los terribles efectos secundarios entre los que contamos con la anemia aplásica que es mortal y se presenta en el 61% de las anemias medicamentosas presentadas.

La cantidad de Cloranfenicol de que disponía Laboratorios Darling se utilizó en el control del Tifo epidémico en Bolivia con resultados espectaculares.

Los Bolivianos tenían por un lado sus miserias y hambrunas centenarias desde que inició la secular explotación española, seguida después por los muchos terratenientes de turno y ahora al doloroso panorama que vivían se sumaba la infección que les producían sus viejos compañeros, los piojos.

Las ratas ahora pululaban por doquier con sus abundantes insectos cargados de las temibles Rickettsias protagonistas de Tifus exantemático, sin que hubiera en sus depredadores naturales quien les controlara en sus crecientes relaciones numéricas, y los controles a base de raticida utilizada sólo en las casas de los terratenientes, era insuficiente.

Sólo contaban estos semejantes caídos en la más deplorable desgracia con su humanidad flagelada por centurias.

Para defenderse de tales agresiones de microorganismos solo contaban con la ayuda de Dios y el andaba muy ocupado en alguna otra cosa pues de ellos no sabía nada y así los tenía olvidados a su suerte y a la voracidad de los laboratorios que como ratas se adueñaban de los rescoldos de salud que apenas les quedaban.

Por otro lado son considerados casi animales por el trato que reciben de los poderosos terratenientes pero de ahí a hacer publicidad con tal situación era diferente y lo peor de todo este cuadro, era el creciente aumento de pacientes de baja condición socioeconómica hacinada en sus casas de cartón renegrido.

En 1980 en el resumen de "Clínicas médicas de Norteamérica" dedicado a los trastornos de la sangre aparecía un cuadro de espectaculares resultados

"Anemia aplásica causada por drogas o productos químicos.

Cloranfenicol 61%

Fenilbutazona 19%

Anticonvulsivos 4%

Etc." ....

www.ingramcontent.com/pod-product-compliance
Lightning Source LLC
Chambersburg PA
CBHW020852180526
45163CB00007B/2474